Der (Un-)Sinn der Beratung

Sarah Mönkeberg

Der (Un-)Sinn der Beratung

Psychotherapie, Coaching
und Seelsorge im Vergleich

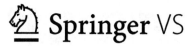 Springer VS

Sarah Mönkeberg
Kassel, Deutschland

Dissertation an der Universität Kassel, Fachbereich Gesellschaftswissenschaften

Datum der Disputation: 11. April 2018

ISBN 978-3-658-27944-8   ISBN 978-3-658-27945-5   (eBook)
https://doi.org/10.1007/978-3-658-27945-5

Die Deutsche Nationalbibliothek verzeichnet diese Publikation in der Deutschen National-
bibliografie; detaillierte bibliografische Daten sind im Internet über http://dnb.d-nb.de abrufbar.

Springer VS

Springer VS ist ein Imprint der eingetragenen Gesellschaft Springer Fachmedien Wiesbaden GmbH
und ist ein Teil von Springer Nature.
Die Anschrift der Gesellschaft ist: Abraham-Lincoln-Str. 46, 65189 Wiesbaden, Germany

Danksagung

Die vorliegende Arbeit ist im Rahmen einer Promotionsstelle an der Universität Kassel entstanden und wäre ohne die damit gegebenen Strukturen und Finanzierungsmöglichkeiten nicht realisierbar gewesen. Mein Dank gilt allen Kolleg*innen und Freund*innen am Fachbereich Gesellschaftswissenschaften, die mir nicht nur in inhaltlichen Fragen zur Seite standen, sondern auch in formalen Belangen immer ein offenes Ohr für mich hatten.

Prof. Dr. Kerstin Jürgens hat diese Arbeit als Erstgutachterin betreut. Ihr möchte ich meinen tiefsten Dank für das Vertrauen aussprechen, das sie in mich als Soziologin gesetzt hat. Sie hat mich in jeglicher Hinsicht unterstützt und über sämtliche Umwege und Abzweige begleitet. Prof. Dr. Heinz Bude hat die Arbeit als Zweitgutachter betreut. Ich danke ihm sehr für die Gespräche, die wir miteinander geführt haben, und die mich darin bekräftigt haben, meinen eigenen Weg zu gehen. Kerstin Jürgens und Heinz Bude haben mir den Mut gegeben, diese Arbeit so zu schreiben, wie sie geworden ist.

Meine Familie hat es mir ermöglicht, den für Außenstehende nicht immer unbedingt nachvollziehbaren Weg in die Wissenschaft zu gehen. Über die Jahre hat mich mein Partner auch in Krisenzeiten unterstützt. Dies in Worte zu fassen ist schwierig, aber auch dafür möchte ich mich bedanken. Alex und Herrn Schmidt danke ich, dass sie die Welt neben meiner Promotionsinsel am Leben erhalten haben.

Nicht zuletzt gilt mein herzlichster Dank allen Interviewpartner*innen für ihre großartige Offenheit bei einem sehr persönlichen und nicht immer leichten Thema. Ohne das Vertrauen, das sie mir entgegengebracht haben, wäre diese Arbeit nie zustande gekommen.

Kassel im Juni 2019   Sarah Mönkeberg

Inhalt

1 Los!

„Kein Pilot darf allein im Cockpit sein. Das ist die Konsequenz, die die größten deut-schen und mehrere internationale Airlines aus dem Germanwings-Absturz ziehen" (I1)[1]. Erinnern Sie sich noch? Ein Airbus A320 ist am 24.03.2015 während des Flugs 4U9525 von Barcelona nach Düsseldorf in den französischen Alpen auf eine Felswand geprallt. Alle 150 Insassen kamen ums Leben. Im Schock hielt man inne – und begann auf der Stelle mit der Ursachensuche.

Bevor die Maschine um 10:53 vom Radar verschwunden war, hatte sie auffallend an Flughöhe verloren. Mit einer Sinkrate von ca. einem Kilometer pro Minute erweck-te es fast den Anschein, als wolle sie zur Landung ansetzen. War diese Veränderung bewusst herbeigeführt worden? Wenn ja, wann und warum hatte man aber die Kon-trolle über das Vehikel verloren? Da die Wetterlage gut war, wurde in Pilotenforen über einen Druckverlust in der Kabine spekuliert, der zu Bewusstlosigkeit geführt haben könnte. Waren dort giftige Dämpfe ausgetreten? Das Triebwerk ausgefallen? Oder war beides passiert, sodass das Triebwerk ausfiel, die Piloten auf Sinkflug um-stellten „und zeitgleich gelangten durch das kaputte Triebwerk giftige Dämpfe in die Maschine, die die Kabinenluft kontaminierten" (I2)? Nichts von dem war eingetreten. Das Wetter war gut und die Technik funktionierte einwandfrei. Die Auswertung des Sprachrekordes aus dem Cockpit ergab, dass niemand bewusstlos geworden war. Der Co-Pilot hatte die Maschine in die Felswand gesteuert, als der Kapitän das Cockpit verließ: „Nur ein Pilot war beim Absturz im Cockpit" (I3). Man hört wie der Sitz zurückgefahren, die Tür geöffnet, wieder geschlossen und verriegelt wird. Das ist seit dem 11. September 2001 noch Dienst nach Vorschrift. Dann aber betätigt Andreas Lubitz wohl ein paar Knöpfe und die Maschine beginnt zu sinken. Bis zum Ende der Aufnahme hört man ihn ganz normal und ruhig atmen:

> „Apparently he was breathing normally, so this is not someone having a heart at-tack, for example. You don't get the impression that there was any particular panic, because the breathing is always the same. The breathing is not panting. It's a clas-sic, human breathing" (I4).

Umwelteinflüsse, technische Fehler und körperliche Ursachen wurden ausgeschlossen. Was bleibt übrig? Der Absturz war nicht höherer Gewalt geschuldet, sondern eine „Gelenkte Katastrophe" (I5); eine „Wahnsinnstat" (I6). Im kollektiven Entsetzen nahm

---

[1]   Die verwendeten Zitate und Ausführungen zu den Geschehnissen um den Absturz der Germanwings-Maschine wurden größtenteils durch eine Internetrecherche gewonnen. Alle Onlinequellen werden im Fließtext mit I1 bis In gekennzeichnet und entsprechend im Verzeichnis nachgewiesen.

© Springer Fachmedien Wiesbaden GmbH, ein Teil von Springer Nature 2019
S. Mönkeberg, *Der (Un-)Sinn der Beratung*,
https://doi.org/10.1007/978-3-658-27945-5_1

man sie kollektiv auseinander: Was war im Kopf des Co-Piloten vorgegangen? Die Ermittler*innen durchsuchten seine Wohnung und rekonstruierten seine Identität. Bereits als Jugendlicher hatte er seine Liebe zum Fliegen entdeckt; seinem Umfeld galt er als netter junger Mann, „lustig und vielleicht manchmal ein bisschen ruhig" (I7). Niemand traute ihm zu, das Flugzeug absichtlich zum Absturz gebracht zu haben. Aber warum hatte er 2009 eigentlich seine Ausbildung unterbrochen? In der Wohnung fand man schließlich „Hinweise darauf, dass der 27-Jährige psychisch krank war" (I8). Um welche Hinweise und welche Erkrankung es sich handelte, blieb zunächst offen, dann aber ließ sich „aus der Gesamtschau der entdeckten Dokumente [.] eine Krankengeschichte rekonstruieren" (I9).

Von zerrissenen Krankschreibungen, auf den Zeitraum vom 16. bis 29. März 2015 datiert, war die Rede. Der Lufthansa hatten sie nicht vorgelegen und worum es konkret ging, unterlag der ärztlichen Schweigepflicht. Im Februar und am 10. März 2015 hatte Lubitz außerdem die Uni-Klinik Düsseldorf aufgesucht. Weitere Nachforschungen ergaben, dass er „vor seiner Karriere als Berufspilot als suizidgefährdet eingestuft und in psychotherapeutischer Behandlung" (I10) war. Er hatte auch irgendein Problem mit den Augen, das er untersuchen ließ. Im März 2016 berichteten die Medien diesbezüglich von einer E-Mail an seinen Psychiater, in der er, zwei Wochen vor dieser „Amoktat eines psychisch Kranken" (I11), offenbart hatte, er habe Angst zu erblinden, weil er die Realität und insbesondere die Farben verändert wahrnehmen würde. Ständig kreisten seine Gedanken um diese Angst, diese „Fixierung auf die Augen" (I12). Von rund 40 Ärzten wurde eine organische Ursache ausgeschlossen, Lubitz aber hielt daran fest: „Wenn die Augen nicht wären, wäre alles gut" (ebd.).

In den Medien verbreitete sich schlussendlich die Nachricht, dass der Co-Pilot (akut) psychisch krank war. Damit schien der Grund des Absturzes festzustehen und es folgten Diskussionen über den Umgang mit psychischen Erkrankungen im Flugverkehr, über die Ärztliche Schweigepflicht und die Angehörigen der Opfer begannen, die Lufthansa zu verklagen. Sie hatte zu verantworten, warum Lubitz nicht aufgefallen war. Hatte es niemanden interessiert? „Depressionen, Alkoholsucht, chronische Müdigkeit und Überarbeitung werden [.] oft totgeschwiegen" (I13). Anstatt den offenen Umgang mit solchen Problemen zu fördern, herrsche im Luftfahrtsektor „ein Klima von Verdrängung und Karriereangst" (ebd.). UNO und ICAO (Internationale Zivilluftfahrtorganisation) plädierten daher nach dem Unfall für die Einführung von Beratungsangeboten sowie medizinischen und psychologischen Tests, die „regelmäßig sowohl die psychische als auch die körperliche Fitness der Piloten prüfen" (I14).

Im April 2017 wurde die Zwei-Personen-Regel im Cockpit wieder aufgehoben. Man stufte die Terrorgefahr aufgrund der so in das Vehikel kommenden Bewegung nun doch höher ein als die Gefahr durch einen ‚Seelenkranken' (vgl. I15).

Sinn erfahren

Neben all der Trauer und all den Spekulationen darüber, ob es sich wirklich so zugetragen hat, wie „die da oben" (I16) Bericht erstatteten, offenbart sich am Absturz von Flug 4U925 eine Praxis des Umgangs mit Unfällen, die über den entsetzlichen Fall hinausverweist: Damit es weitergehen kann, muss das Ereignis, muss der abrupte Stopp der Bewegung *als etwas* bestimmt werden; Schock und Trauma werden in der Suche nach ihrem Sinn verarbeitet. Nicht nur der Co-Pilot der Germanwings-Maschine suchte im Vorfeld des Absturzes mit jedem Arztbesuch nach einer Erklärung für seine Augenprobleme, die ihn in Angst und Schrecken versetzen und sein bisheriges Leben und seine Identität bedrohten. Auch die Ermittlungen in der Folge des Absturzes zielten darauf die Ursache zu finden, um anschließende Maßnahmen in die Wege leiten und zu etwas anderem übergehen zu können. Diese Ursache wurde in einer psychischen Erkrankung gefunden. Sie schien nicht nur imstande, ein Flugzeug zum Absturz zu bringen, sondern legitimierte auch die Einführung von psychologischen Tests und Beratungsangeboten für Pilot*innen, um solche Ereignisse in Zukunft verhindern zu können. In dieser Hinsicht stand der Grund des Absturzes fest und war wahr. Und ebendiese Wahrheit scheint in ihrem Entstehungskontext eng mit ähnlichen Ereignissen wie dem Absturz des Airbusses in den französischen Alpen verbunden zu sein.

Begriff und Idee der psychischen Erkrankung besagen grundsätzlich, dass „der Geist krank sein kann, ohne dass es dafür einer organischen Ursache bedürfte" (Ehrenberg 2008: 23). Sie besagen, dass der Grund einer Blockade am denkenden Individuum zu suchen ist und mit psychologischen Mitteln bearbeitet werden kann. Seit dem ausgehenden 19. Jahrhundert ebnet diese Annahme der Psychoanalyse, -therapie und den vielfältigen Beratungstechniken den Weg, die heute unsere Gesellschaft durchziehen. Als Entdecker dieser Wahrheit der modernen Psychologie gilt Sigmund Freud. Dass sie sich verbreitet hat, ist aber nicht nur seinem wissenschaftlichen Kampfgeist oder jenem Bruch in unserem Denken über die Welt zu verdanken, der den Menschen in ein psychologisches Selbst verwandelt hat (dazu u. a. Foucault 1969, 1973). Diese Wahrheit ist auch eine Antwort auf eine eigenartige Erfahrung von Wirklichkeit, die mit der Eisenbahn, dem Sinnbild der Moderne, in die westliche Welt gekommen ist.

Mit ihrer medizin-historischen Rekonstruktion der ‚traumatischen Neurose' hat Esther Fischer-Homberger in den 1970er Jahren einen wesentlichen Teil dieser etwas anderen Geschichte der psychologischen Wahrheit nachgezeichnet. So habe man wohl ab der Mitte des 19. Jahrhunderts in der Folge von Eisenbahnunfällen bei den betroffenen Personen zunehmend nervöse Leiden des kataleptischen Automatismus, der Aphasie, Neurasthenie und Depression beobachtet. Diese Erscheinungen passten nicht ins Raster der damaligen Medizin, die sich auf den organischen Körper konzentrierte und dem naturwissenschaftlichen Fortschritt verschrieben hatte. Als man die Leiden

aber in der Diagnose der ‚traumatischen Eisenbahnneurose' gebündelt hatte, mit deren
Hilfe auch gegen die Eisenbahngesellschaften geklagt werden konnte, habe sich diese
Krankheit zwischen 1860 und 1920 wie ein Strohfeuer in der industrialisierten Welt
ausgebreitet (vgl. Fischer-Homberger 2004 [1975]).

Der Großteil der Mediziner*innen war anfangs nicht davon ausgegangen, dass die
Leiden ihren Grund in der Psyche hätten (vgl. Fischer-Homberger 2004 [1975]: 27).
Die Ursache wurde in einer Erschütterung des Rückenmarks vermutet, diese Annahme
aber verworfen, als sich herausstellte, dass Personen, die bei einem Eisenbahnunfall
schliefen, die Symptome nicht zeigten (vgl. ebd.: 44). Natürlich war es auch damals
nicht die herrschende Meinung, Eisenbahnfahren induziere per se psychisches Leid,
obwohl diverse Horrorszenarien in dieser Hinsicht grassierten. 1842 berichteten z. B.
mehrere Zeitungen über die Gefahren und gesundheitsschädlichen Aspekte des Rei-
sens mit der Eisenbahn, was sogar mehr öffentliche Erregung hervorgerufen haben soll
als Berichte über Cholera oder Feuersbrünste (vgl. ebd.: 39ff). Ärztliche Gutachten
kamen zu dem Schluss, dass „Reisen mit irgendeiner Art Dampfmaschine [...] aus
gesundheitlichen Gründen verboten sein [sollte, S. M.]. Die raschen Bewegungen werden bei den Passagieren eine geistige Unruhe, ‚Delirium furosium' genannt, hervorru-
fen" (Jaggi 1836: 29, zitiert nach Fischer-Homberger 2004: 40). Allein der „Anblick
einer Lokomotive, die in voller Schnelligkeit dahinrast, genügt, diese schreckliche
Krankheit zu erzeugen" (ebd.), und nicht nur die Passagiere wären in besonderem Maße von diesen Wirkungen betroffen, sondern auch das Personal. Als sich 1885 die Bil-
der im Kinematograph der Gebrüder Lumières in Bewegung setzten, glaubte das Ki-
nopublikum angeblich, von dem in den Bahnhof von Ciotat einfahrenden Zug, den der
Film zeigte, überrollt zu werden und verließ panisch den Saal (vgl. Schändlinger 1998:
63).

War diese Eisenbahnneurose ein Phantasma? War sie ein bürokratisches Artefakt,
verfügte sie über eine materiale Basis oder war doch alles der Fall, sodass wir es hier,
ähnlich wie bei der Neurasthenie zwischen dem Ersten und dem Zweiten Weltkrieg,
mit einem querliegenden, einem merkwürdig-hybriden Ding zu tun haben, das „kultu-
relles Konstrukt und zugleich [...] echte Leidenserfahrung ist" (Radkau 1998: 13)? Da
nicht alle Personen in gleichem Maße von den Folgen eines Unfalls betroffen waren
und die Maschine auch nicht alle in Angst und Schrecken versetzte, kam man zu dem
Schluss, dass es sich um ein individuelles Problem handeln musste. Nicht das Spüren
der Geschwindigkeit, der abrupte Stopp im Unfall oder der Anblick des rasenden
Monsters konnten Ursache der Leiden sein, sondern seine psychische *Re-aktion* trenn-
te den Neurotiker vom gewöhnlichen gesellschaftlichen Fortgang ab. Es war die Un-
überwindbarkeit des Ereignisses und die Verneinung anderer Optionen, dem die Neurose Sinn gab, und nachdem die Ursache der Störung somit jenseits von Körper und

Maschine am denkenden Ich gefunden war, eröffnete diese Entdeckung die Möglichkeit seiner Analyse und Beratung.

Dass die Fortbewegung mit der Eisenbahn das Lebensgefühl der Moderne grundlegend bestimmt hat, ist bekannt. Wie durch jede technologische Beschleunigung haben sich durch ihren Einsatz nicht nur Ökonomie und Produktion, sondern auch Alltagskultur und Lebenswelt „auf mitunter schockartige und traumatische Weise" (Rosa 2005: 79) verändert. Ebenso wie die massenhafte Verbreitung von Automobilen und Flugzeugen, von telegrafischer Kommunikation, Kommunikation via Telefon bis hin zu den durch das Internet evozierten „Beschleunigungswellen" (ebd.), trug diese Erfindung zu einer „sich verändernden Empfindung des In-der-Zeit und In-der-Weltseins" (ebd.) bei. All diese technischen Innovationen bedeuten jedoch nicht nur eine Beschleunigung des gesellschaftlichen Lebens. Sie überführen auch in eine Welt des Relativen, in der alles Bedeutung in Verbindung findet. Die Wirklichkeit, die wir uns beim Fahren mit der Eisenbahn, beim Fliegen mit dem Flugzeug und beim Surfen im Internet erschließen, ist dadurch gekennzeichnet, dass alles so Erschlossene – jede Stelle und Entität – Anlauf- und Abstoßstelle für ein Fortkommen zu anderem ist. In einer Welt, die sich in diesem Sinne dem Fortschritt verschrieben hat, kann nichts mit sich identisch sein, weil dies den Stillstand bedeuten würde. Derart *er-fahrene* Wirklichkeit ist „Abwesenheit selbstbezogener Zentrierungen" (Lindemann 2014: 191), sie ist von „Nicht-Orten" (Augé 2014) durchzogen: Wir *stehen* nicht mehr im Kreuzungspunkt sozialer Kreise, wie Georg Simmel noch meinte (vgl. Simmel 1891), wir *werden* selbst zu Kreuzungen. Damit aber klammert die Ordnung des Relativen und der Konstellation die existenzielle leibkörperliche Orientierung des Daseins in der Welt aus und provoziert stattdessen Erfahrungen der Isolation und Angst. Stopp, Starre und Fixierung verweisen auf diese Erfahrungen des „absoluten Ortes" (Schmitz 2005a [1964]: 208) eines leiblichen Selbst,[2] die sinnlos und sinnanstößig im Riss der Verbindungen lauern. Beachtet man also, wie die Neurose *tat-sächlich* in die Welt kam, zeigt sich, dass es die Entkopplung aus dem Netz des Sinns ist, der sie ihrerseits Sinn gibt.

Fragestellung, zentrale Ergebnisse und Aufbau der Studie

Eisenbahnen, Flugzeuge, Internet – um diese Gegenstände geht es im Folgenden nicht. Die vorliegende Studie hat sich der Frage des Grundes und der Logik der Beratung verschrieben. Trotzdem haben die geschilderten Fälle nicht einen rein illustrativen Charakter, denn es ist nach wie vor die Aufgabe der Beratung, über den sinnlosen

---

[2] „Der absolute Ort, wo jemand sich leiblich findet, ist [..] primär nie ‚irgendwo', d. h. vieldeutig und genauer Besinnung bedürftig, sondern er ist ohne Rücksicht auf Lagen und Abstände zu anderen Orten eindeutig bestimmte Quelle aller Lokalisierung" (Schmitz 2005b [1967]: 13).

Stillstand jenseits der Relation hinwegzukommen und Menschen durch die Herstellung neuer Verbindungen in Bewegung zu setzen. Das ist das *zentrale Ergebnis* einer mehrdimensionalen empirischen Erhebung in drei Hauptfeldern der Individualberatung: der *Psychotherapie*, dem *Coaching* und der *Seelsorge*. Sie liegt dieser Studie über den *(Un-)Sinn der Beratung* zugrunde, mit der Antworten auf zwei Fragen gegeben werden sollen: Was treibt Menschen an, diese Beratungsleistungen in Anspruch zu nehmen? Verändern sich dadurch ihr Selbstverständnis und Leben?

Hinter dem, was in der soziologischen Forschung vorwiegend als Regierungsweise und/oder Psychotechnik analysiert wird, stehen in der Praxis der Beratung *leibhaftige Erfahrungen des Nichtweitergehens* und *Situationen der Ausweglosigkeit*. Die Ratsuchenden, die mir begegnet sind, nehmen Beratungen weniger aufgrund eines allumfassenden Optimierungswahnes[3] in Anspruch: sie sind in Bedrängnis. Sie haben Angst, gehorchen wie ferngesteuert Zwängen, stecken in einer Sackgasse fest und wissen nicht, wie sie sich dort hineinmanövriert haben. Sie scheitern und leiden an depressiven bis panischen Erstarrungszuständen. Ziel der Beratung ist es, diese Menschen aus ihrer widersinnigen Starre zu lösen und in Bewegung zu setzen. Dazu verteilt die Beratung *Gegen-stände der Erfahrung*, die dem Leben eine neue Richtung geben, indem sie die Selbst- und Weltsicht der Betroffenen verändern. Bereits die Eisenbahnneurose der Industrialisierung, aber auch die ‚postmoderne Flugzeugdepression' unserer Tage stellen solche *Gegenstände des Erfahrungsbegreifens* dar. Neben sie tritt heute eine Vielzahl ‚verbindlicher' und ‚richtungsweisender' Begriffe und Konzepte, die in den drei Untersuchungsfeldern dieser Studie in den *Störungsdiagnosen der Psychotherapie*, den *Potenzialen des Coachings* und den *Gaben der Seelsorge* ihre Spuren hinterlassen. Allesamt geben sie dem Leiden der Ratsuchenden einen Sinn, der diese Menschen (wieder) in Bewegung setzt.

Diese Einsicht in die Dynamik der Beratung und den Gesamtzusammenhang des Beratungsphänomens soll über die Studie hinweg entfaltet werden. Dazu erfolgt im *zweiten Kapitel* zunächst eine Beschreibung des soziologischen Forschungsstandes zum Themenfeld, in welcher die gesellschaftliche Allgegenwart der Beratung diskutiert und Begründungsschleifen in diskursanalytischen, wissenssoziologischen sowie

---

[3] Wie Anja Röcke in ihrem Review-Aufsatz zeigt, fungiert der Begriff ‚(Selbst)Optimierung' in seinen vielfältigen und unklaren Verwendungsweisen in der aktuellen sozialwissenschaftlichen Literatur „als eine Chiffre für die neoliberale und/oder technisch basierte Transformation der gegenwärtigen Gesellschaft und ihrer Subjekte. (Selbst)Optimierung steht dafür, dass sich die Normvorstellungen dessen, was als normal oder erstrebenswert gilt, stetig nach oben verschieben, denn: es geht immer noch ein bisschen mehr, immer noch ein bisschen besser" (Röcke 2017: 13). Ihr zufolge ist die Vielfalt der Verwendungsweisen „typisch für eine sozialwissenschaftliche und öffentliche Begriffskarriere und sowohl Grundlage wie auch Ergebnis der gegenwärtigen Inflationierung der Rede von (Selbst)Optimierung" (ebd.).

systemtheoretischen Zugriffsweisen auf das Phänomen enttarnt werden (2). Das *dritte Kapitel* zeigt, welche Vorteile sich dahingegen aus einem rekonstruktiven und phänomenologisch orientierten Zugriff ergeben. Die Auswahl der Untersuchungsfelder und der multimethodische Forschungsansatz werden begründet und die Erhebungsphase, das Sample und die Auswertungsmethoden beschrieben und kritisch diskutiert (3). Unter der Frage nach den Anlässen der Beratung soll im *vierten Kapitel* ein erster Teil der empirischen Ergebnisse vorgestellt werden. Dort zeigt sich, dass die Beratung ihre Wurzeln in leibhaftige Erfahrungen des Nichtweitergehens, verschiedene Situationen der Ausweglosigkeit und nicht zuletzt eine Entkopplung des Selbst schlägt. Vor diesem Hintergrund werden die Untersuchungsfelder in eine erste Ordnung gebracht (4). Das *fünfte Kapitel* nimmt sich der Beratungspraxis an und legt dar, wie Ratsuchende mittels Beratung (wieder) in Bewegung gesetzt werden. Beratung erweist sich als eine Arbeit der Verbindung und Kopplung des Selbst, und mit der Identifizierung einer Tendenz der Deindividualisierung kristallisiert sich erneut eine spezifische Ordnung der Untersuchungsfelder heraus (5). Im *sechsten Kapitel* werden die Ergebnisse zu den Beratungsanlässen und der Beratungspraxis einer zusammenfassenden Analyse unterzogen. Die Ausweglosigkeit ratsuchender Menschen zeigt sich als Kehrseite eines gesellschaftlichen Verbindungsimperativ, es werden Formen gelingender und misslingender Beratung konturiert und abschließend die Ergebnisse der Studie diskutiert (6).

2 Beratung ohne Grund?

(Un-)Behagliche Schleifen in der soziologischen Beratungsforschung

Beratung ist aus der gegenwärtigen Gesellschaft nicht mehr wegzudenken. Sie kommt bei Fragen der Ausgestaltung von Familien-, Liebes- und Berufsbeziehungen genauso zum Einsatz wie in der Personalentwicklung und Organisation von Unternehmen, in den Institutionen von Erziehung und Bildung, den Arbeitsagenturen und im Sport. In allen traditionellen Dienstleistungsberufen nimmt parallel zur Zunahme von Berufsbildern und Studiengängen mit explizitem Beratungsprofil der Beratungsanteil zu, und Organisationsberatung kann zu den stärksten Wachstumsbranchen gezählt werden (vgl. Schroer 2010: 26f.). Ein Abebben von Beratungen, die bestimmte Gruppen und das Individuum avisieren, ist nicht in Sicht.

Obwohl heute eine ungeheure Anzahl von Menschen Beratungsleistungen in Anspruch nimmt, schenkt die Soziologie diesem Themenfeld als einem eigenständigen Forschungsgegenstand kaum Beachtung (vgl. Schützeichel 2010). Nach wie vor gibt es eine „Soziologie der Beratung [..] nur in Ansätzen" (ebd. 2004: 274), es existiert keine konsistente Theorie (schon Tiefel 2004: 65) und über die Aufgabe und Legitimation von Professionen, zu denen Beratungsberufe grundsätzlich gezählt werden können, wird weiter diskutiert (vgl. Kranz 2010). Da man sich mittlerweile zu so gut wie jedem Thema, jeder Frage und Lebenslage beraten lassen kann, kommt hier schwerwiegend hinzu, dass die Beratung der Gegenwart nicht an eine Profession gebunden ist oder darauf reduziert werden kann (vgl. Schroer 2010: 26f.). Charakteristisch ist eine institutionelle und gesellschaftliche Querlage, die sich in der soziologischen Forschung und Theoriebildung in einer Vielzahl ‚richtungsweisender' Zugriffsweisen auf das Beratungsphänomen niederschlägt.

Forschende, die dem im Grunde einfachen Sachverhalt nachgehen wollen, dass Menschen Rat und professionelle Hilfe suchen, werden daher unversehens mit der Bearbeitung eines Themas konfrontiert, das quer liegt zu verschiedenen soziologischen Registern. Der Boom der Beratung lässt sich bspw. mit der vielzitierten Zunahme psychischer Störungen in Verbindung bringen und in den Dunstkreis einer Soziologie von Krankheit und Gesundheit stellen, wo er im Kontext von ‚Psychiatrie- und Therapeutisierungskritik' (u. a. Castel et al. 1982; Anhorn/Balzereit 2016) und/oder als ‚Stigma- und Inklusionsarbeit' (grundlegend Goffman 1975) verhandelt werden kann und/oder Tendenzen einer pragmati(sti)schen ‚Selbstpathologisierung' (Castel 1988; Dellwing 2010; Dellwing/Harbusch 2013) widerspiegelt. Aus kultursoziologischer Perspektive lassen sich insbesondere Individualberatungen als institutionell legitimierte Formen

© Springer Fachmedien Wiesbaden GmbH, ein Teil von Springer Nature 2019
S. Mönkeberg, *Der (Un-)Sinn der Beratung*,
https://doi.org/10.1007/978-3-658-27945-5_2

der Selbstthematisierung fassen (vgl. Hahn 1987), die auf eine allgemeine „Ausweitung der Bekenntniskultur" (Burkart 2006) antworten können. Erinnert solche Argumentation an das Foucault'sche „Geständnistier" (Foucault 1983), bietet es eine Anlehnung an Michel Foucault aber genauso gut an, den Beratungsboom der Gegenwart als Ausdruck einer „Gouvernementalität der Gegenwart" (Bröckling et al. 2000) und des „Unternehmerischen Selbst" (ebd.: 2007) zu lesen. Wer diesen Kreis im Spätwerk des Autors schließen möchte und Beratung als „Selbsttechnologie" (Foucault 1995) entdeckt, mag wiederum bei der Frage landen, ob in der ganzen Beraterei doch nicht so viel Neues steckt, wie man meinte. Geht es da womöglich immer noch um dieses eigenartige Hadern mit der allgemeinen ‚Sinnentleerung der Welt' (Weber 2002 [1991]), welches sich bloß derart radikalisiert hat, dass gar nichts anderes übrigbleibt, als sich mittels Beratung in den Expert*innenstatus für die alltägliche Lebensführung emporzuschwingen (dazu Giddens 1995)? Auf welches Pferd also setzen?

Wahrscheinlich täte eine konzeptionelle Studie not, die verschiedene Erklärungsansätze und Diagnosen in den Dialog bringt und nach Unterschieden und Ähnlichkeiten fahndet, um allgemeine Merkmale professioneller Individualberatungen herausarbeiten zu können. Ratsam wäre dies nicht nur, weil sich so Ordnung in den Dschungel der soziologischen Beratungsforschung bringen ließe, sondern auch, weil in den verschiedenen Versuchen, den Beratungsboom der Gegenwart zu erklären, häufig eine Lücke zwischen ‚realistischen' und konstruktivistischen Ansätzen klafft: Zum einen wird eine Überforderung[4] des Subjekts als Faktor des Beratungsbooms angenommen, zum anderen die Formung des Subjekts durch Beratung betont – dies spiegelt Kämpfe um die Deutungshoheit sozialer Wirklichkeit wider. In der Auseinandersetzung mit dem Beratungsphänomen lief ich immer wieder Gefahr genau das zu versuchen: ihm eine konzeptionelle Rahmung aufgrund der bestehenden Theorien geben, um Licht ins Dunkel der Beratung zu bringen. Immer wieder aber hinterließen diese Versuche ein Unbehagen und das Gefühl, dass sich die Lücke zwischen Beratungsrealismus und Beratungskonstruktivismus, diese Lücke zwischen dem Leidensdruck der Ratsuchenden auf der einen und der Zurichtung dieser Menschen als Subjekte auf der anderen Seite, ja letztlich dieser Riss zwischen Erfahrung und Begriff so gerade nicht schließen lassen würde. Daher habe ich mich in einem phänomenologischen Sinne entschlossen, „dem Begegnenden ‚abzulauschen', wie und woraufhin es befragt sein ‚will'" (Blankenburg 1994: XXIV). So stellte sich heraus, dass ebendiese unbehagliche Lücke selbst etwas Konstitutives für die Beratung ist.

---

[4]   Siehe dazu auch den Band „Das überforderte Subjekt" (2018) von Thomas Fuchs, Lucas Iwer und Stefano Micali.

Mit diesen Ausführungen ist angezeigt, dass Aufbau und Argumentation dieser Studie den empirischen Ergebnissen folgen. Da die Entscheidung für eine qualitative Erhebung aber nicht aus der Luft gegriffen ist, sondern dem ‚lückenhaften' Unbehagen mit der soziologischen Beratungsforschung entspringt, sollen in diesem Kapitel zunächst die gängigen Forschungslinien skizziert werden. Dabei unterscheide ich idealtypisch in eine diskursanalytische (2.1), eine wissenssoziologische (2.2) und eine systemtheoretische Perspektive (2.3). In allen Fällen wird sich zeigen, dass diese ‚gängigen' Zugriffsweisen zwar zur Reproduktion ihrer forschungsleitenden Begriffe beitragen. Sie scheinen aber weniger dazu geeignet, die Beratung selbst zu entfalten.

2.1 Beratung und (Selbst-)Regierung

Der soziologische Diskurs zur Beratung wird von einer Perspektive der Subjektformung dominiert, und in der Regel wird für verschiedene historische Phasen eine Dominanz bestimmter Beratungsformate angenommen. So wurde die Beichte z. B. als vor- und frühmoderne ‚Institutionen der Selbstthematisierung' bestimmt (vgl. Hahn 2000: 197). Sie produziert ein moralisches Subjekt, dem es gelingen muss, die religiös legitimierten und „gesellschaftlich vorgeschriebenen Muster möglichst vollkommen verkörpern" (Bohn/Hahn 1999: 40) zu können. In individualisierten Konstellationen, in denen dem Individuum mehr Gestaltungs- und Entscheidungsspielräume gewehrt werden, wird Beratung hingegen zu einem ergebnisoffenen Prozess. Sie kann „keine normativ richtigen Entscheidungen, sondern lediglich Verfahrensvorschläge zur Operationalisierung von Problemen bereitstellen" (Duttweiler 2004:24) und ist, im Unterschied zu „asymmetrischen Kommunikationsformen wie der Belehrung oder Betreuung" (Schroer 2010: 30), dadurch gekennzeichnet, die Verantwortung für die Beratungsresultate und die Entscheidung für oder gegen eine Inanspruchnahme dem Individuum zu überantworten (vgl. ebd.).

Innerhalb des ersten Forschungsstranges soziologischer Beratungsforschung gelten religiös fundierte Institutionen der Selbstthematisierung wie Beichte oder Seelsorge als Wegbereiter einer verinnerlichenden, rationalistisch-bilanzierenden und letztlich gouvernementalistischen Individualisierung (dazu u. a. Weber 1986 [1905]; Hahn 2000: 201; Salloum/Mezzich 2009: 249ff). Es wird davon ausgegangen, dass die religiösen Subjektivierungsformate im Verlauf von Modernisierung von psychologischen Therapie- und Beratungsformaten beerbt werden, was zu einer flächendeckenden Psychologisierung der Gesellschaft beitragen würde (vgl. u. a. Castel et al. 1982; Eggenberger et al. 2003; Illouz 2007). Coaching und der gegenwärtige Boom des Psychomarktes können unter diesem Paradigma nicht nur als Agenten des ‚unternehmerischen Selbst' (Bröckling 2007) gefasst werden. Der Beratungsboom der Gegenwart erweist sich insgesamt als Ausgeburt der „Gouvernementalität der Gegenwart" (Bröckling et al. 2000), der neoliberalen Regierungsform also, die aus Individuen Subjekte formt, für die der Glaube an die eigene Autonomie eine durch und durch ‚soziale' Angelegenheit ist – ein innerer Kompass zu führungskompatibler Selbstführung.[5] In den letzten Jahren lässt sich eine Reihe an Studien ausmachen, die in diesem Sinne und vorwiegend im ökonomischen Bereich Selbsttechnologien identifizieren, mittels derer sich Individuen als gleichzeitig selbstverantwortliche und flexibel anpassbare Subjekte produzieren würden. Ihren Kondensationspunkt finden diese Studien in der Einsicht, dass Probleme gesellschaftlicher Integration heute über eine ‚Arbeit am Selbst' (Anhorn/ Balzereit 2016) gelöst werden sollen. Dabei wird dargelegt, dass die neuen (kybernetischen) Techniken im Gegensatz zu den psychoanalytisch fundierten Formen von Therapie und Beratung, die bis in die 1960er Jahre hinein dominierten und „das Ich auf eine lebenspraktisch verbindliche Beschreibung seiner Vergangenheit und Psychologik" (Hahn et al. 1991: 509) festlegten, auf die Produktion flexibler Subjekte abzielen (vgl. Bröckling 2007, 2013, 2017; Traue 2010).

Um zu derartigen Diagnosen zu gelangen, arbeiten die Forscher*innen mit einer durch Michel Foucault inspirierten Diskursanalyse; sichten und analysieren also (Ratgeber-)Literatur und gießen die Erkenntnisse in eine allgemeine Form. Nicht nur die Fixierung auf die Wirklichkeit der Schrift, die in diesen Studien beobachtbar ist, hat jedoch Auswirkungen auf den Horizont ihrer Ergebnisse.[6] Da sich insbesondere die

---

[5] Der Begriff ‚Gouvernementalität' wird von Foucault in keiner kohärenten Bedeutung verwendet, wie Lars Gertenbach herausstellt: „Erstens bezeichnet Foucault mit Gouvernementalität eine bestimmte historische Konstellation zu Beginn der staatlichen Moderne. [...]. Zweitens koppelt Foucault den Begriff [...] mit dem liberalen – bzw. [...] neoliberalen – Staats- und Marktverständnis und dessen spezifischem Projekt einer Regierung der Gesellschaft. Im Anschluß hieran verwendet er drittens den Begriff [...] zur mikroanalytischen Beschreibung von Arten und Weisen des Regierens in einem umfassenderen und gerade nicht mit staatlichen Instanzen und Instrumentarien deckungsgleichen Sinn" (Gertenbach 2012: 110). Im Folgenden wird der Begriff vorwiegend in der dritten Lesart verwendet, d. h. als ein Typus von Machtausübungen auf sich selbst führende Individuen bzw. als zur Selbstführung ermöglichende Macht und Regierungsform: „Es ist eine Machtform, die aus Individuen Subjekte macht [...]: vermittels Kontrolle und Abhängigkeit jemandem unterworfen sein und durch Bewußtsein und Selbsterkenntnis seiner eigenen Identität verhaftet sein" (Foucault 1994: 246f.). Boris Traue geht davon aus, dass neue kybernetische Beratungsformate, die im Coaching und computerbasierten Verfahren der Personalentwicklung und Unternehmensberatung Anwendung finden, die Gouvernementlität selbst in eine Krise stürzen könnten, sodass sie sich in eine ‚Gouvernemedialität' der Gegenwart transformiert (vgl. Traue 2010: 269ff.).

[6] Diese Fokussierung findet sich nicht nur in Studien, die explizit unter dem Theorem der Gouvernementalität argumentieren. In ähnlicher Manier verfahren z. B. Luc Boltanski und Ève Chiapello, wenn sie den neuen Geist des Kapitalismus aus der Managementliteratur der 1970er und 80er Jahre destillieren (dazu Boltanski/Chiapello 2006), oder Andreas Reckwitz, dessen hybrides Subjekt Korrelat der Praxis sein soll, bei genauerem Hinsehen jedoch ebenfalls auf der

jüngeren Arbeiten der ‚Gouvernementality Studies' eine Verschärfung der Methode Foucaults zumuten, die sich auf ihr Sehvermögen auswirkt (vgl. Opitz 2004: 192), kann darüber hinaus der Eindruck entstehen, das Motiv der Beratung würde tautologisch gewonnen. Denn der Ansatz Foucaults beruht „in fundamentaler Weise darauf, dass der Analytiker seine Gegenwart nicht kennt. Er analysiert historische Dispositive auf der Grundlage ihm gegenwärtiger Dispositive, die seinen eigenen Diskurs unhintergehbar präformieren" (Opitz 2004: 192). Dahingegen setzen Studien, die unter dem Begriff der Gouvernementalität, Biopolitik oder Ähnlichem argumentieren, das Dispositiv, das sie erforschen wollen, schon voraus, und kommen so nicht über die Aussage hinaus, Subjekte würden durch Beratung geformt. Beständig begegnet „Das unternehmerische Selbst" (Bröckling 2007), dem ein „Subjekt der Beratung" (Traue 2010) oder ein „beratenes Selbst" (Maasen et al. 2011) zur Seite gestellt werden – nicht nur die Menschen, die unter der Herrschaft dieser Figuren leben, sondern auch die Forscher*innen, die darüber aufklären wollen, können sich anscheinend nicht entziehen. Ein Faktor mag sein, dass der Grund der Beratung im Subjektbegriff gleich mitgesetzt ist, sodass man sich beraten lässt, weil man sich als Subjekt (so oder so) formen muss, weil es Beratungen und Ratgeber gibt.[7] Zwar lässt sich noch fragen, welche Medien der Formung zum Einsatz kommen: reicht ein schräger Blick oder geht es lauter zu?[8] Die Frage nach der Praxis der Beratung, d. h. danach, ob und wie Beratende und Ratsuchende den Diskurs umsetzen, den sie gelesen, gesehen, gehört und an dem sie sich vielleicht sogar gestoßen haben, wird jedoch in der Regel umgangen. Schließlich ist das unternehmerische Selbst eine „Realfiktion" (Bröckling 2007: 46). Es existiert nur im Imperativ, man kann es nicht sein, „man soll es werden" (ebd.: 47), und außerdem bestehen in der „Gespaltenheit der Macht" (Opitz 2004: 26) Techniken der Subjektvierung und „Techniken der Desubjektivierung" (ebd.: 194) sowieso gleichzeitig, sodass ‚natürlich' Widerstand möglich ist und Neues entsteht (vgl. Bröckling 2012). Der Intention der Analyse der Gouvernementalität entsprechend, eine Erfahrung der Kontingenz von Ordnung zu motivieren (vgl. Opitz 2004: 193), gilt es also ‚lediglich' die Analytik der Macht, nicht aber die Beratung selbst zu entfalten. Allerdings scheint den Forscher*innen, die diesem aufklärerischen Anspruch folgen, letztlich aber auch nicht

---

7 diskursanalytischen Ebene steckenbleibt (dazu Reckwitz 2006). Eva Illouz erforscht „Gefühle in Zeiten des Kapitalismus" (2007) zum Großteil in den Produkten der Kulturindustrie.
Das „Subjekt hat eine doppelte Bedeutung: es ist das in die Höhe Erhobene und das Unterworfene. Es ist das Zentrum autonomen Handelns und Denkens […]. Und es ist das, was übergeordneten Strukturen unterliegt […]. In seiner Doppeldeutigkeit präsentiert sich das Subjekt als ein unterworfener Unterwerfer, ein unterwerfendes Unterworfenes" (Reckwitz 2006: 9). Bei Simon Bohn wird Beratung zur „Ordnung des Selbst" (2017), die ihren Grund in der Krise des Selbst findet.

8 Zur Subjektivierung durch den Blick siehe Foucault 1977: 251ff; zur Anrufung Bröckling 2012.

viel anderes übrig zu bleiben, als sich in den Kreis der Ratgebenden einzureihen. So lässt sich, wo der Imperativ herrscht, die Optimierungsaufforderung „immer weiter zu gehen" (Bröckling 2012: 143) z. B. souverän überhören, und wer das verinnerlicht hat, kann sich zumindest „eine Menge an psychischem Aufwand [.] ersparen" (ebd.). Gelingt dieser Kunstgriff nicht, sodass Menschen sich trotzdem mit Sinnkrise, Burnout, Arbeitslosigkeit und Depression herumgeschlagen, können sie (nach wie vor) in den Diskursen selbst nachfragen. Auch die Einsicht, dass die Ersparnis des psychischen Aufwands nicht für jede und jeden gleichermaßen zu haben ist, kann Verhaltensdirektiven nahelegen. Daher liefern gerade Studien, die die harte Realität der Erschöpfung in der Gesellschaft ernst nehmen, mit der Entdeckung individualtypisierender Konzepte wie ‚Coping' (Lazarus/Folkman 1984, Lazarus 1966; Antonovsky 1979), ‚Resilienz' (Werner/Smith 1977; Werner 1982) ‚Salutogenese' (Antonovsky 1987, 1997; Hurrelmann 2006), ‚Recovery' (Amering/Schmolke 2009) und ‚Resonanz' (Rosa 2016) – als Grundlage des individuellen Wohlbefindens und Möglichkeit von Gesellschaftskritik – der Beratung gute Gründe. In den 1970er Jahren muss es noch als Schreckensmeldung gegolten haben, dass Unternehmen eine Seele haben (vgl. Deleuze 2010). Heute leisten sie sich, legitimiert durch das den genannten Konzepten innewohnende Wissen, eine Vielzahl von Berater*innen, deren Mission es ist, genau diese Seele zu stärken. Während die ‚Gesellschaft für Resilienz' noch diskutiert: „Resiliente Unternehmen – gibt es die?" (I17) oder einen Workshop zum Thema ‚Schöner Scheitern mit Resilienz' (I18) anbietet, boomt nicht nur der Markt psychologisch fundierter und inspirierter Lebensratgeber, in denen sich nachlesen lässt, wie ein resilientes, gesundes und glückliches Leben geführt werden kann, komme was wolle.[9] Der Großteil von Unternehmensratgebern argumentiert mittlerweile vor dem Hintergrund dieser Idee und bietet damit Ansätze zur Umsetzung der gouvernementalitäts- bis ‚medialitätstauglichen' (Traue 2010) Verzahnung von Selbst- und Fremdführung für die Praxis an. Dass Entwicklung und Verbreitung solcher Konzepte derart Wasser auf die Mühlen der Beratung gießen, mag als Nebenfolge anti-psychiatrischer und anti-medikalistischer Bestrebungen der 1960er und 70er Jahre enttarnt werden.[10] Das Konzept der Salutogenese etwa, ursprünglich gedacht als Abkehr vom Denken der

---

[9]   Was im Übrigen auch für resiliente Hunde gilt. Auch sie sind „eher optimistisch eingestellt und gehen selbstbewusst an neue Situationen heran" (I19).

[10] Françoise und Robert Castel vertreten zusammen mit Anne Lovell die These, dass sich aus den antipsychiatrischen Bemühungen dieser Zeit eine „Psychiatrisierung des Alltags" (1982) ergeben hat. Ursprünglich ‚von unten' ausgehende Prozesse der Entmachtung psychiatrischer Expertise hätten nicht zu einer De-, sondern zu einer Reinstitutionalisierung der Macht der Psychiatrie im Sinne des Neoliberalismus und der Gouvernementalität geführt. Dieses Argument, dass die Revolution ihre Kinder frisst, findet sich auch bei Boltanski/Chiapello 2006; siehe außerdem den Beitrag von Regina Brunnett zur „Hegemonie symbolischer Gesundheit" (2009).

Pathologie hin zur Auslotung der Bedingungen von Gesundheit, wird in der „Individualisierung der Krankheits- bzw. Gesundheitsursachen" (Voswinkel 2013: 924) derart karikiert, dass es nahezuliegen scheint, „Krankheit als selbstverschuldet zu begreifen, wenn doch Präventionsmöglichkeiten angeboten werden, wenn Wissen über gesunde Lebensführung bereit steht und wenn in Unternehmen ein Gesundheitsmanagement eingeführt ist" (ebd.). Von diskursanalytischen Studien können diese verborgenen Mechanismen der Macht aufs Neue enttarnt werden, und vielleicht sprechen die beteiligten Parteien ja auch genau deshalb nicht so viel miteinander.[11]

2.2 Der wissenssoziologische Konnex

Aus wissenssoziologischer Perspektive können Anlässe zur Institutionalisierung professioneller Expertise im fundamentalen „Unbehagen in der Modernität" (Berger et al. 1975) ihren Sinn finden – was gleichsam heißt: in der krisenhaften Multiplizierung allen Sinns. Da das Leben in der Moderne eines einheitlichen Grundes entbehrt und Ordnung ein stetig zu bewältigendes Problem ist, haben therapierende und beratende Professionen eine Funktion der Sinnstiftung und Integration von Individuum und Gesellschaft inne (vgl. Parsons 1954; Durkheim 2005 [1957]). Professionalisierungsprozesse, in deren Gefolgschaft die Beratung schließlich auch unprofessionell wuchern kann, werden im zweiten Forschungsstrang soziologischer Beratungsforschung also vor allem als Konsequenz gesellschaftlicher Differenzierung, Rationalisierung und Individualisierung verstanden. Praxisbegründende, sinnstiftende und normative Regeln, Prinzipien und Deutungsmuster geraten im Zuge dessen in eine „gesellschaftlich folgenreiche Geltungskrise" (Oevermann 1996: 88), und während Geltungsfragen in der vormodernen Gesellschaft durch Religion und später Theologie bearbeitet wurden, bilden sich in der modernen Gesellschaft entsprechend verschiedene Professionen heraus, die mit dieser Aufgabe betraut sind (vgl. ebd.: 87ff).[12]

Analog zu den diskursanalytischen Ansätzen wird aus wissenssoziologischer Perspektive also eine historische Perspektive auf das Beratungsphänomen stark gemacht; auch die Diagnose eines Übergangs von religiösen zu psychologischen Beratungsformen lässt sich finden. Allerdings wird der Beratungsboom der Gegenwart weniger im

---

[11] Ein Versuch zum Dialog von Geistes- und Sozialwissenschaften wird im Sammelband „Das überforderte Subjekt" (2018) unternommen, in dem sich medizinische, psychologische und soziologische Perspektiven auf das Phänomen der Überforderung finden.

[12] Ulrich Oevermann zufolge stehen in der modernen Gesellschaft im Problemfokus professionellen Handelns Erhaltung und Gewährleistung von erstens Recht und Gerechtigkeit, zweitens psychosozialer und leiblicher Integrität des Individuums sowie drittens „der Geltung von Weltbildern, Werten, Normalitätsentwürfen und Theorien" (Oevermann 1996: 93).

Kontext von Fragen der (Selbst-)Regierung verhandelt, sondern vor allem mit der Ei-
genlogik von Professionen in Verbindung gebracht.[13]

Max Weber hat früh auf die besondere Rolle professioneller Beratungen im Kontext gesellschaftlichen Wandels hingewiesen, als er der Seelsorge in seinen Untersuchungen über die Entstehung des Kapitalismus eine herausragende Stellung zuschrieb:
Der Calvinismus habe jede Frage bezüglich der Auserwähltheit vor Gott verschlossen,
woraufhin in der seelsorgerischen Praxis rastlose Berufsarbeit als Mittel gegen diese
absolute Ungewissheit nahegelegt worden sei (dazu Weber 1986 [1905]).[14] Seit den
1980er Jahren nehmen Ansätze, die unter dem Theorem reflexiver Modernisierung
argumentieren, Beratung insgesamt als Antwort auf Ungewissheit und Sinnkrise in den
Blick. Forschungsleitend ist dabei die Annahme, dass sich die seit den 1960er und
70er Jahren voranschreitende Auflösung sozialer Verbindlichkeiten, die Pluralisierung
von Lebensformen sowie der Wandel der Arbeit in einem radikalen Individualisie-
rungsprozess niederschlagen. An diesem können einerseits diverse Beratungsformate
auskeimen, ihn andererseits aber auch weiter vorantreiben können. Ulrich Beck zufolge hat sich die Erosion sozialstruktureller und kollektivbindender Großgruppen wie
Stand, Klasse und Schicht in eine „Gemeinsamkeit der Risiken" (Beck 1994: 54) übersetzt, welche jedoch zunehmend individuell erfasst und bearbeitet werden. Die Folge
ist „eine *neue Unmittelbarkeit* von Individuum und Gesellschaft" (ebd.: 58, Herv.
i. O.), was die Verbreitung individual-therapeutischer Behandlungsformen begünstigen
würde, bildet doch der Tatbestand, dass gesellschaftliche Krisen dadurch in zunehmendem Maße als individuelle Krisen erscheinen, „auch die Wurzel für die gegenwärtige ‚Psychowelle' und die Flucht in Esoterik und Gewalt" (ebd.).

Hinter dem Theorem reflexiver Modernisierung steht die Diagnose, dass die Moderne seit den 1970er und 80er Jahren einem inhärenten Strukturbruch unterliegt
(grundsätzlich Beck 1986). Verschiedene Beratungsformate lassen sich vor diesem
Hintergrund als Institutionen zweiter Ordnung bzw. „Ko-Institutionen" (Tiefel 2004:
21) fassen. Sie bearbeiten Nebenfolgen von Modernisierungsprozessen wie massenhafte Arbeitslosigkeit, Verarmung und Sinnverlust. Der Boom der Individualberatung

---

[13] So heißt es bei Oevermann: „Historisch schreitet die Autonomisierung der Lebenspraxis und deren Individualisierung mit dem sukzessiven Auseinandertreten von ‚conscience collective' und
‚conscience individuelle' voran. Aber jedem Schritt der faktischen Befreiung zur Autonomisierung und Herauslösung aus entlastenden und zugleich fremdbestimmenden institutionellen Nor-
mierungen, steht zwingend ein paralleler Schritt der Erweiterung von belastender Verantwortlichkeit zur Seite. Parallel zu dieser Dialektik ist der universalhistorische Rationalisierungsprozeß
durch ein Voranschreiten in der Ausspannung der Polarität von erfolgreicher rationaler Pro-
blemlösung einerseits und von Erhöhung der Anforderung an die Geltung rationaler Routinen andererseits geprägt" (Oevermann 1996: 78).

[14] Ich komme unter 5.3.1 ausführlich auf diesen Aspekt zurück.

lässt sich auf das Reflexiv- und Fragwürdigwerden jener Basisunterscheidungen zurückführen, die in der ersten Moderne dafür sorgten, dass den Individuen ein ‚eindeutiger' Platz in der (menschlichen) Gesellschaft zugewiesen werden konnte (dazu Beck 1994: 20ff). Dahingegen sei das Leben heute „in vielen Bereichen plötzlich offen geworden" (Giddens 1996b: 317), beruhe auf einem

> „‚Denken in Szenarien', auf Wenn-Dann-Erwägungen über eventuell eintretende Folgen. [...] Einerseits können wir unschwer zahllose neue Möglichkeiten ausmachen, überkommene Beschränkungen zu überwinden. Andererseits droht fast überall eine Katastrophe. Und nur selten verfügt man über hinreichend Sicherheit, um vorhersagen zu können, in welche Richtung sich die Dinge entwickeln" (ebd.).

In immer mehr Lebensbereichen sehen sich Menschen mit dem Unsicherwerden von Erwartbarkeiten konfrontiert und vor Entscheidungszwänge gestellt. Lebensführungsmöglichkeiten und Selbstbilder haben sich in eine nahezu vollkommene Unübersichtlichkeit vervielfältigt, sodass jedes Ziel zu einem nächsten Schritt wird (vgl. Bauman 2005a: 200f.) und es sogar angemessen scheint, von einer „Entscheidungsgesellschaft" (Schimank 2005) zu sprechen. Allzu verständlich also, wenn man darüber berät, was man tun kann. Allzu verständlich auch, wenn das kein Ende nimmt und selbst reflexiv wird (dazu Giddens 1995: 102ff). Allzu verständlich außerdem, wenn jene, die diesen Beratungsgrund identifizieren, abermals zum Ratgeber werden, so wie es die Biografien von Beck und Anthony Giddens verdeutlichen. Und allzu verständlich schließlich, dass sich über die beratende Rolle des Soziologen ebenfalls beraten lässt (dazu Beck/Bonß 1984). Dass Beratung zu einem Fass ohne Boden geworden ist, mag also nicht nur daran liegen, dass die Konsequenz der Kontingentsetzung alles Möglichen – die das auf Sinn angewiesene Individuum überfordert – ist, ‚eigene' Identitäten und Lebensstile exklusiv erfinden zu müssen. Gerade die (Er-)Findung ist ja Aufgabe der Professionen, Beratungen und nicht zuletzt des Expertentums, was den Verlust „an traditionellen Orientierungen und Sicherheiten" (Eickelpasch/Rademacher 2004: 22) in eine „Inflation von Wahl- und Sinndeutungsmöglichkeiten" (ebd.) einmünden lässt: Als Reaktion auf den basalen existenziellen Sinnmangel entsteht eine „Art Sinn-Markt, ein kultureller Supermarkt für Lebensstil- und Weltdeutungsangebote" (ebd.: 22f.). Dieser befeuert nicht nur die ganze Beraterei weiter, sondern verleiht der Professionalität selbst alsbald ein postmodernes, semi-professionelles und unsicheres Antlitz (dazu Pfadenhauer 2003: 171ff; Traue 2010: 70ff). Auch die Beratenden der Gegenwart werden so schließlich mit den Gesetzlichkeiten dieser eigenartigen „*Marktprofessionalität*" (Traue 2010: 111, Herv. i. O.) konfrontiert, die neue Kompetenzen, ja Expertiseinszenierung abverlangt – was in der soziologischen Analyse dann wiederum unter den Bedingungen eines Dispositivs im Umbruch analysiert werden kann (dazu ebd.: 259ff). Aber nicht nur die Ökonomisierung gilt als Faktor, dass die Beratung des postmodernen Sinnmarktes beständig aus sich selbst schöpfen kann. Da für die verschiedenen Verfahren charakteristisch sei, Handlungsoptionen zu vervielfältigen und zugleich Bewertungen zu verweigern (vgl. Duttweiler 2004: 26), bleiben die grundsätzlichen Sinnunsicherheiten bestehen und der Beratungsbedarf verstetigt sich konsequenterweise (vgl. ebd.): Beratung wird zum *Perpetuum Mobile*.

2.3 Beratung als System

Die Einsicht, dass Beratung System haben könnte, findet sich vor allem in systemtheoretischen Ansätzen. Dabei erweisen sich zwei Veränderungen, die mit dem Wechsel des Primats gesellschaftlicher Differenzierung von Stratifikation auf funktionale Differenzierung einhergehen, als ausschlaggebend für den aktuellen Beratungsboom: zum einen der Verweis des Menschen in die Umwelt sozialer Systeme und zum anderen die Verallgemeinerung des Beobachtungsmodus zweiter Ordnung.

Professionssoziologische Überlegungen im Kontext der Systemtheorie haben darauf aufmerksam gemacht, dass verschiedenen Formen der Individualberatung die Funktion zugeschrieben werden könne, *„Probleme der Strukturänderung, des Strukturaufbaus und der Identitätserhaltung von Personen"* (Stichweh 1992: 43, Herv. i. O.) zu bearbeiten. Diese Notwendigkeit ist ein Folgeproblem funktionaler Differenzierung bzw. der besonderen In-/Exklusionsordnung dieser Differenzierungsform. Mit dem Begriff der Inklusion wird in der Luhmann'schen Systemtheorie grundsätzlich die „Chance der sozialen Berücksichtigung von Personen" (Luhmann 1997: 620) bezeichnet; Exklusion meint – als andere Seite der Unterscheidung – die Außenseite der Form und also die Nichtberücksichtigung von Personen. Es wird angenommen, dass die Regelung von Inklusion und Exklusion mit dem Wechsel gesellschaftlicher Differenzierungsformen kovariiert. Dies hat Auswirkungen auf die Bedingungen gesellschaftlicher Teilhabe und die Selbstbeschreibungsmöglichkeiten des Individuums, woran professionelle Beratungsleistungen und Individualberatungen psychosozialer Provenienz wie folgt anschließen können.

Zunächst ist entscheidend, dass die funktional differenzierte Gesellschaft die Regelung von Inklusion und Exklusion im Unterschied zu ihren historischen Vorläufern in die Obhut der verschiedenen Funktionssysteme gegeben hat. Damit wurde eine gesellschaftseinheitliche Regelung durch Mehrfachregelungen ersetzt, und idealiter dürfen keine Pfadabhängigkeiten zwischen einzelnen Inklusionen und Exklusionen in Funktionssysteme bestehen, da dies funktionale Differenzierung quasi ,kurzschließt'. Um das zu vermeiden, muss Inklusion generalisiert, sprich für alle und jeden partiell immer zu haben sein, unabhängig davon, was der Einzelne seiner Herkunft nach ,ist'. Exklusionsphänomene, die nichtsdestotrotz bzw. gerade vor diesem Hintergrund welt-

weit massenhaft in Erscheinung treten, erscheinen innerhalb dieser „totalitären Inklu-
sionslogik [...] als ‚Restprobleme' [...], die so kategorisiert sind, daß sie die totalitäre
Logik nicht in Frage stellen" (ebd.: 626). Zwar entwickele sich unter dem Postulat der
Vollinklusion eine gesteigerte „Empfindlichkeit der modernen Gesellschaft gegenüber
ungleichen Partizipationschancen" (Fuchs 1999: 285). Allerdings lässt sich niemand
mehr finden, der verantwortlich gemacht werden kann, wenn etwas ‚schief' läuft –
außer man selbst: Nutzt „jemand seine Chancen, an Inklusion teilzunehmen, nicht [.],
wird ihm das individuell zugerechnet" (Luhmann 1997: 625). Die neuere Systemtheorie hat allerdings darauf hingewiesen, dass sich eine Vielzahl von Kommunikationen
ausgebildet hat, die mit der Inklusion so genannter „spill-over-Gefährdete[r]" (Fuchs
1999: 285) betraut ist. Es entstehen ‚Funktionsbereiche' (Schützeichel 2010) und
‚Funktionssysteme zweiter Ordnung' (Fuchs/Schneider 1995), die, als psychosoziale
Beratungen, die von sozialer Arbeit, über Seelsorge und Psychotherapie, bis zum
Coaching reichen, dazu dienen, Personen (wieder) im Inklusionsbereich der Gesellschaft ‚einzuschließen' (dazu auch Fuchs 1999, 2004).

Aus dieser Diagnose ließe sich erneut folgern, Beratung sei eine Bearbeitung von
Strukturproblemen am Individuum: Wenn in der funktional differenzierten Gesellschaft Exklusion am Individuum kleben bleibt und ihm die Aufgabe zukommt, sein
Leben zu ändern, bieten die verschiedenen Angebote der psychosozialen Beratung Hilfestellung. Der augenscheinlich subjektformende Charakter erhält aus systemtheoretischer Perspektive aber eine andere Färbung, als in den an Foucault anschließenden
Arbeiten, die unter 2.1 verhandelt wurden. Das scheint mit der zweiten gesellschaftlichen Innovation durch die Generalisierung von Inklusion zusammenzuhängen.

So hat die Luhmann'sche Basaldiagnose, dass funktionale Differenzierung das Individuum in die Umwelt der Gesellschaft verweist (u. a Luhmann 1993: 158f., 1997:
744), anschließende Autor*innen zur Ausarbeitung einer zweifachen Annahme veranlasst, die im Hinblick auf den Beratungsboom ebenfalls von Bedeutung ist: Einerseits
sei die Person in der funktional differenzierten Gesellschaft in ihrer ‚individuellen
Ganzheit' nur noch (latent) in psychosozialen Beratungskontexten thematisierbar –
wobei auch innerhalb dieses Forschungsstranges darauf hingewiesen wird, dass Individualberatungen ihren historischen Vorläufer in der Beichte finden, dann mit der Psychoanalyse in die Tiefe gehen und sich in die Länge ziehen, während heute vorwiegend kurzweilige und semi-professionelle Formate dominieren (u. a. Fuchs 1999; Wil-
lems/Pranz 2006). Andererseits erweist sich die funktional differenzierte Gesellschaft
aber auch „in besonderer Weise abhängig von neuen Formen von biographischer Identität, für die sie Sondertypen von Kommunikation" (Bohn/Hahn 1999: 36) vor allem in
Beratungsorganisationen institutionalisiert (dazu auch Schimank 2002: 221ff). Diese
Institutionen tragen für die adäquate Dosierung des ‚Beitrags' des Individuums zur

Reproduktion funktionaler Differenzierung, in Form eines disziplinierten Wechselns zwischen verschiedenen systemspezifischen Kontexturen, Sorge (dazu Luhmann 1997:775; Bohn/Hahn 1999: 34f.). Da vor allem Individualberatungen immer auch Raum für die ‚große Erzählung der eigenen Identität' (Kaufmann 2005: 165) bieten, kann ihnen aus systemtheoretischer Perspektive also eine reproduktive Funktion zugeschrieben werden: Überfordert die Vielzahl von Rollenanforderungen und potenziellen Kopplungsmöglichkeiten das Individuum der funktional differenzierten Gesellschaft, legen diese „Biographiegeneratoren" (Hahn 1987: 12) ‚tragbare' Identitätsschablonen nahe und stellen die Möglichkeit bereit, sich trotz wechselnder Kontexte als Selbst zu thematisieren. Diese Möglichkeit der (Selbst-)Thematisierung wiederum ist weniger eine Angelegenheit der Formung des Subjekts, sondern daran gebunden, dass in der funktional differenzierten Gesellschaft der Beobachtungsmodus des Selbst variiert wird. Ebendieser Aspekt verweist auf die basale Funktion der Beratung innerhalb der Systemtheorie.

Peter Fuchs zufolge fungiert der Rat zwar seit der Antike als „Mechanismus der Unsicherheitsabsorption" (Fuchs/Mahler 2000: 355), unter den Bedingungen funktionaler Differenzierung dient Beratung jedoch explizit der Produktion von partiell legitimem und provisorischem Wissen (vgl. Fuchs 2002). Dazu wird in Beratungskommunikationen der Beobachtungsmodus zweiter Ordnung radikalisiert. Niklas Luhmann hat diesen Sachverhalt am Beispiel von Unternehmensberatung, anhand der Unterscheidung manifester und latenter Probleme, Funktionen und Strukturen, die das beratende System am ratsuchendem beobachten und als Beratung kommunizieren kann, diskutiert (vgl. Luhmann 1989: 214ff): „Sobald der Berater beginnt zu beobachten, wie das Unternehmen beobachtet oder wie im Unternehmen beobachtet [...] wird, kann er den Problemen dieses Systems einen Sinn geben, über den das System selbst nicht verfügen kann" (ebd.: 215). Aus dieser Perspektive erweist sich Beratung nicht nur nicht als angewandte Wissenschaft. Abermals rückt ein Ende in weite Ferne, da sich Ratsuchende und Ratgebende im Zuge der Ausdifferenzierung eigenlogischer Beratungskommunikationen auch immer weniger verstehen bis eingesehen wird, dass es genau das ist, was die Beratung auszeichnet. Unternehmensberatung verlagert sich im Verlauf von Systemdifferenzierung bspw.

> „von strikt betriebswirtschaftlichen Zielen und strikt betriebswirtschaftlicher Analyse, die die Welt der Unternehmer zu copieren und deren Positionen zu verbessern suchen, in eine Beobachtungs- und Beschreibungsweise, die diese Orientierung zwar nicht aufgibt, aber Einheit durch Differenz zu rekonstruieren versucht. Das führt im Verhältnis zwischen Beratern und Unternehmern zu Kommunikationssperren, zu nicht nur taktisch (Simulation!), sondern strukturell bedingten Inkommunikabilitäten. [...] Die Imagination der Berater wird abhängig von Unterschei-

dungen, die sie selbst nicht mehr unterscheiden und nicht mehr kommunizieren kann, sondern operativ einsetzen muss" (ebd.: 224).

Eine Konsequenz könnte sein, dass man Beratende schließlich auf der Grundlage dessen auswählt, was sie nicht sehen (vgl. ebd.: 226), sprich aufgrund der Frage, welche komplexitätsverkürzende Identifikation von Latenzen sich für eine Bearbeitung von Problemen am beratenen System als ökonomisch erweisen könnte, ohne, dass dieser Sinn seinerseits durch die Beratenden zu thematisieren und damit latent zu setzen wäre. Ist dies der Fall, wird auch innerhalb der Systemtheorie die merkwürdige Schleife zwischen Forschungsperspektive und -gegenstand sichtbar: Die tragende Annahme, Beratung generiere „als kommunikative Gattung zur Erhöhung der Anschlussfähigkeit von Kommunikation [...] Akteure als entscheidende Sinneinheiten" (Schroer 2010: 29), legitimiert den Beratungsbedarf bis zur Systembildung – mehr (latente) Motive – mehr Entscheidungszwänge – mehr Komplexität – mehr Beratungsbedarf – mehr Akteure – mehr (latente) Motive – mehr Entscheidungszwänge – mehr Komplexität – mehr Beratungsbedarf usw. – „gesellschaftliche Individualisierungs- und Differenzierungsprozesse [sind, S. M.] Ursache und Ergebnis von Beratung zugleich" (ebd.). Die Frage mag zwar bleiben, „was man tun kann. Aber eine dafür unerläßliche Vorfrage ist: wie man angemessen beobachten und beschreiben kann" (Luhmann 2008: 252).

Gilt es also auf eine Beobachtungsebene dritter Ordnung zu wechseln, wo man Gefahr läuft, ratlos stecken zu bleiben?[15] Ist Beratung unter einem Plädoyer für die Einführung von Übersetzungsinstanzen an den Schnittstellen der Funktionsbereiche weiterzuempfehlen – so wie im Hinblick auf das ökologische Selbstgefährdungspotential der modernen Gesellschaft (vgl. Luhmann 2004: 249ff)? Oder bleibt doch nichts übrig, als die Latenz als ,Systemkritik' vorzutragen (dazu Traue 2010: 263ff)? Zumindest mag der Aspekt, dass das Beratungssystem infolge dieser ganzen Beobachtungen von Beobachtungen von Beobachtungen von Beobachtungen usw. recht unübersichtlich geworden ist, dazu beitragen, die Prämisse der Komplexitätsreduktion in der Beratungspraxis selbst zum Notnagel zu machen, denn die Systemtheorie boomt im Beratungsfeld: Im Coaching findet man „systemisch" (C06)[16] nicht nur „super sexy und modern" (ebd.), sondern nutzt – auch wenn die meisten „Systemiker" (ebd.) nicht wissen, „was das ist, Systemtheorie" (ebd.) – die Referenz außerdem, um ,gutes', weil professionelles Coaching von „Scharlatanerie" (ebd.) zu unterscheiden. Ebendas könnte daran liegen, dass man hier nicht sonderlich viel versteht, was ja aber zum guten

---

[15] Siehe dazu etwa die Studie von Georg Krücken und Kathia Serrano-Velarde „Der Berater als Fremder" (2016), in der im Ländervergleich Konflikte und Inkommunikabilitäten in der Managementberatung von Universitäten identifiziert wurden.

[16] Die Kürzel PS, C und S mit durchlaufender Nummerierung verweisen auf Interviewaussagen aus der empirischen Erhebung. Das Forschungsdesign wird im folgenden Kapitel dargestellt.

Ton der Beratung gehört (vgl. Duttweiler 2004; Schroer 2010), weil es den Anschein erweckt, der systemische Berater sehe mehr als derjenige, der sich von ihm beraten lässt.

3 Der Beratung auf den Fersen

Anlage und Ziele der Studie

Die Rekonstruktion der verschiedenen Perspektiven der soziologischen Beratungsforschung hat gezeigt, dass diese beständig ihre eigenen Voraussetzungen reproduzieren: Im ersten Fall wird ein subjektivierungsfähiges Subjekt subjektiviert, im zweiten ein sinnfälliges Individuum besser oder schlechter individualisiert und im dritten tun Beobachter vor allem eins, nämlich beobachten. Ein Ausweg aus dieser Begründungsmisere scheint darin zu liegen, sich in den Kreis der Ratgebenden einzureihen. Diese unbehaglichen, aber durchaus produktiven Begründungsschleifen entstehen m. E. dadurch, dass diese Forschung nicht zum Grund der Beratung vorstößt. Außerdem wird die Beratungspraxis in den seltensten Fällen als eigenständiger Forschungsgegenstand in den Blick genommen. Ein Zugriff auf das Beratungsphänomen, der die ,gängige Selbstgefälligkeit' der soziologischen Beratungsforschung durchbrechen will, hätte folglich beides zu erkunden: das *Wie* der Beratung als einer potentiellen Konstruktionsweise des Selbst und ihr *Warum*. In diesem Kapitel soll gezeigt werden, wie so etwas bewerkstelligt werden kann, indem dem ,fortlaufenden' Beratungskonstruktivismus ein phänomenologisch-rekonstruktiver Zugriff entgegengesetzt wird. Dazu werden zunächst die Erhebungsphase und das Sample (3.1) und dann die Auswertungsmethodik beschrieben (3.2). Abschließend erfolgt eine kritische Diskussion der Reichweite und Grenzen des gewählten Zugriffs (3.3).

3.1 Forschungsdesign, Erhebung und Sample

Über die gängigen Grenzen hinweg

Die Studie verfolgt mit einer qualitativen Erhebung in *Seelsorge*, *Psychotherapie* und *Coaching* zwei Ziele: Zum einen sollen Beratungsanlässe erkundet, zum anderen untersucht werden, ob – und wenn ja: wie? – sich durch die Inanspruchnahme dieser Angebote das Selbstverständnis ratsuchender Menschen verändert. Im Unterschied zu pädagogischen Konzeptionen, die in der Regel zwischen Therapie und Beratung unterscheiden (dazu Tiefel 2004: 48ff), wird davon ausgegangen, dass Seelsorge, Psychotherapie und Coaching die drei dominierenden Beratungsformen im Feld der Individu-

© Springer Fachmedien Wiesbaden GmbH, ein Teil von Springer Nature 2019
S. Mönkeberg, *Der (Un-)Sinn der Beratung*,
https://doi.org/10.1007/978-3-658-27945-5_3

alberatung darstellen. Sie sind dadurch gekennzeichnet, dass sie auf die ‚ganze Person'
zielen.[17]

Dieser Zugriff mit einem konzeptionell recht offenen Beratungsbegriff birgt ein
innovatives Datenmaterial und eine neuartige Interpretationsgrundlage, denn er eröffnet ein *Panorama der Beratung mit Tiefenschärfe*. Empirische Studien im Themenfeld
beziehen sich in der Regel auf einzelne Beratungsfelder und befragen diese konkret;
etwa nach der ‚interaktiven Aushandlung und Herstellung des Beratungsproblems im
Bereich von Familienberatung' (Nothdurft et al. 1994), der ‚institutionellen Einbindung eines (schon ausgewählten) Beratungsformats' (dazu Tiefel 2004: 52f.; Großmaß
1997), der ‚Praxis des Beratens während der ärztlichen Diagnosestellung' (Schachtner
1999), der ‚Rolle des Unternehmensberaters und seinen Kompetenzen als professioneller Akteur' (u. a. Traue 2010) oder der Bedeutung von Studienberatung für die „Ordnung des Selbst" (Bohn 2017). Mit einer vergleichenden Kontrastierung von Seelsorge, Psychotherapie und Coaching kann über diese Forschungen hinausgegangen werden: Indem die in den vorliegenden Studien in der Regel deduktiv (voraus-)gesetzten
Grenzen zwischen verschiedenen Beratungsfeldern überschritten werden und ihre
Konstitution im Feld allererst erfragt wird, können einerseits *Besonderheiten der Untersuchungsfelder* herausgearbeitet werden, andererseits aber auch *übergreifende Charakteristika* von Beratungsprozessen.

Eine Ausrichtung auf qualitativ-rekonstruktive Methoden ist daher aus folgenden
Gründen konsequent: *Erstens* liegen bisher keine empirischen Studien vor, die in feld-
und professionsübergreifender Manier nach Anlässen, Praxis und Wirkungsweise von
Beratungen fragen. *Zweitens* wird durch narrative Interviews mit Expert*innen und
Klient*innen in Seelsorge, Psychotherapie und Coaching, vorbereitende und vertiefen-
de Analysen der feldinternen Fachliteraturen sowie teilnehmende Beobachtungen eine
‚dichte Beschreibung' (Geertz 1987) der Beratung möglich. Als ‚Bottom-up-Verfah-
ren' weist sie über die gängige soziologische Forschung zum boomenden Psycho- und
Beratungsmarkt hinaus, da das Problem, das die Beratung lösen soll, nicht vorausge-
setzt, sondern im Feld erfragt wird. *Drittens* verweist der Tatbestand, dass eine klien-
telorientierte Beratungsforschung nach wie vor in den Kinderschuhen steckt (vgl.
schon Stiemert/Straus 1991), Forschende auf den Einsatz qualitativer Erhebungsin-
strumente. *Viertens* kann davon ausgegangen werden, dass die standardisierenden und
anonymen Verfahren der quantitativen Sozialforschung die Beratungsklientel wenig
dazu motivieren, sich intensiv mit Problematiken auseinanderzusetzen, die (zumindest

---

[17]   Rainer Werner Schützeichel zählt Seelsorge, Psychotherapie und Coaching zum Funktionsbereich
‚psycho-sozialer Beratung'. Er nimmt an, dass dieser Funktionsbereich auf der Erlaubnis der Ratsuchenden beruht, Beratende in psychische Systeme intervenieren zu lassen (vgl. Schützeichel
2010, insb.: 130).

ehemals) belastend und unangenehm sein könnten (vgl. ebd.: 324). Dies ist aber im Untersuchungsfeld zu erwarten.

Um dem basalen Anspruch gerecht zu werden, dem Feld offen zu begegnen und sich von den Akteuren leiten zu lassen, standen am Anfang einer vierjährigen und über weite Strecken parallel verlaufenden Erhebungs- und Auswertungsphase explorative Erkundungen des Beratungsfeldes durch zwei teilnehmende Beobachtungen in Beratungsangeboten einer deutschen Universität. Im Zuge damit einhergehender Recherchearbeiten kristallisierte sich die Festlegung auf den Zugang über die drei Felder heraus. Die erste Interviewpartnerin, die über Expertise im psychotherapeutischen Feld verfügte, ließ sich über bereits im Feld geknüpfte Kontakte gewinnen. Der Großteil der folgenden Personen wurde durch offenes Sampling mittels Internetrecherche und Kaltakquise via Mail in vier Regionen Deutschlands (Nord, Süd, West, Mitte) eingeworben; phasenweise stellten sich Schneeballeffekte ein. Offenes Sampling heißt hier vor allem, dass die Interviewpartner*innen zwar aufgrund ihrer Feldzugehörigkeit ausgewählt wurden, jedoch nicht mittels einer Differenzierung in bestimmte Therapielinien, Coachingschulen etc. oder aufgrund spezifischer, vorliegender Problematiken. Erst in der fortgeschrittenen Phase der Erhebung erfolgte eine strukturierte Auswahl, in der diese Aspekte eine Rolle spielten.

Insgesamt wurden 32 Interviews mit 17 weiblichen und 15 männlichen Personen im Alter zwischen 21 bis 67 Jahren geführt, bis sich ein Sättigungseffekt einstellte.[18] Im Erstkontakt wurde das Forschungsanliegen der Motive und Verlaufsformen von Beratungsprozessen geschildert und die Interviews abschließend wurden biografische Daten sowie die aktuelle Lebenssituation der Proband*innen mithilfe eines standarisierten Fragebogen erhoben. Zudem wurden Erfahrungsprotokolle geschrieben, die erste Eindrücke zu den Gesprächsverläufen, Sinneswahrnehmungen und Einschätzungen der Personen beinhalten. Alle Interviews wurden anonym digitalisiert und nach den gängigen Regeln transkribiert (dazu Bohnsack 2003a). Darüber hinaus flossen in die Auswertung drei weitere teilnehmende Beobachtungen sowie Inhaltsanalysen von Werbeflyern, Internethomepages und der feldspezifischen Fachliteraturen ein. Die Auswahl der zu analysierenden Literatur orientierte sich im Forschungsprozess immer mehr an den Interviewaussagen.

Dieses Forschungsdesign zwischen Diskurs, Ethnografie und Interview sollte eine empirisch begründete ‚Theorie mittlerer Reichweite' (Glaser/Strauss 1998; Strauss 1998) der Beratung ermöglichen. Um dabei dem komplexen Feld der Individualberatung gerecht zu werden, wurde die Datenerhebung aber nicht nur über die drei Felder

---

[18] Barney Glaser und Anselm L. Strauss zufolge stellen sich Sättigungseffekte ein, wenn eine weitere Datenerhebung keine neuen Erkenntnisse mehr liefern würde (vgl. Glaser/Strauss 1998: 68ff).

hinweg und in den angesprochenen Hinsichten multimethodisch angelegt.[19] Durch ein Sampling nach Expert*innen und Klient*innen ist auf der Ebene der Interviews eine weitere Differenzierungsachse entstanden. So ließen sich durch Interviews mit Beratenden eine Vielzahl von Beratungsanlässen und -vorgehensweisen einfangen und in Interviews mit Ratsuchenden konnte stärker in die Tiefe gegangen werden.

In beiden Fällen habe ich mit narrativ-biografischen Techniken gearbeitet, da diese sich dazu eignen, Verläufe und Ereignisabfolgen zu erheben (vgl. Schütze 1983; Küsters 2006), und das Erkenntnisinteresse der Studie ja auf Beratungsanlässe und -praxen gerichtet ist. Zwar verfügen die Interviews teilweise über stärker strukturierte Passagen, jedoch ließ sich den mitunter komplexen biografischen Problemen ‚hinter' der Beratung mit dieser offenen Form am Ehesten gerecht werden (dazu auch Stiemert/Straus 1991).[20] Als Datenbasis für die Interviews ergibt sich folgendes Bild:

Seelsorge: 8 Beratende (3w, 5m), 4 Ratsuchende (2w, 2m); gesamt 12
Psychotherapie: 7 Beratende (5w, 2m), 3 Ratsuchende (2w, 1m); gesamt 10
Coaching: 7 Beratende (4w, 3m), 3 Ratsuchende (1w, 2m); gesamt 10

Die Interviews mit den Beratenden wurden als Experteninterviews in mehrfacher Hinsicht zur Datengewinnung eingesetzt: *Erstens* fungierten sie für die Literaturanalysen und das weitere Sampling als exploratives Instrument. *Zweitens* dienten sie der wiederholten Überprüfung zentraler Thesen, die sich im Forschungsprozess ergeben hatten, und *drittens*, als Variante des Leifadeninterviews, der Einholung ‚harter' Fakten, wie Fragen nach einem Geschlecht, einer Demografie, einer Bildung oder auch Migration der Beratung.[21] Über diese Einsatzfelder hinausgehend, wurde das Experteninterview *viertens* als „Instrument der Datenerhebung [eingesetzt, S. M.], das auf einen spezifischen Modus des Wissens – auf Expertenwissen" (Meuser/Nagel 2009: 446) – bezogen ist. Dadurch bietet das Datenmaterial nicht nur eine womöglich einseitige Erkundung des Feldes aus der Sicht der Ratsuchenden, sondern auch aus der Perspektive der Beratenden: Die Interviews mit den Ratsuchenden fangen Anlässe und Vorgehensweisen der Beratung vor allem auf der Mikroebene ein und beanspruchen eine ‚stellvertretende Allgemeinheit' (Bude 1985) für die Klient*innen in den drei Untersuchungsfeldern. Die Beratenden können durch ihre Erfahrungen und ihren Status als Expert*innen über die Beweggründe der Ratsuchenden und die Praxis der Beratung in

---

[19] Zu dieser Vorgehensweise im Hinblick auf den gewählten Forschungsgegenstand siehe auch Stiemert/Straus 1991: 326.

[20] Der Fokus in den Interviews mit den Ratsuchenden liegt auf ihrer Biografie im Kontext der durchlebten Beratungsgeschichte. Die Interviews mit den Beratenden avisieren die Berufsbiografie.

[21] Für die vielfältigen Einsatzfelder des Erhebungsinstruments des Experteninterviews siehe Bogner et al. 2005.

einer Art und Weise Auskunft erteilen, die, als Vielzahl von Perspektiven durch ihren besonderen Blick, über die Einzelfallanalyse der Klient*innen hinausreicht. Auf der Mesoebene informieren sie zudem über die interne und externe „Logik der Felder" (Bourdieu/Wacquant 1996: 124ff) und deren Verhältnismäßigkeit.[22]

In der Auswertung zeigte sich, dass diesen beiden Perspektiven der Ratsuchenden und Beratenden zwei verschiedene Modi des Wissens korrespondieren: eines der *leibhaftigen* und eines der *begriffenen Erfahrung*. Dass die Beratung am Laufen gehalten wird, indem das zweite Wissen dem ersten Sinn und eine intersubjektive, ‚verbindliche' und das Selbst überschreitende Bedeutung verleiht, ist ein grundsätzliches Ergebnis dieser Studie. Es wurde in der Auswertung des Interviewmaterials mittels einer rekonstruktiven Sequenzanalyse gewonnen. Dieses Vorgehen möchte ich nun verdeutlichen.

3.2 Auswertung des empirischen Materials

Die Erfahrung begreifen und das Wissen der Beratung entfalten

Das Hauptergebnis der Interviewanalysen ist, dass Ratsuchende Beratungen in Anspruch nehmen, *wenn es nicht weitergeht* und der Beratung die Aufgabe zugeschrieben wird, diese Situation zu lösen. Dieser Stillstand, auf den die Beratung antwortet, bezeichnet im Untersuchungsfeld eine Vielzahl *leibkörperlicher Erfahrungen des Nichtweitergehens*, die im Vorfeld der Beratung in eine *Situation der Ausweglosigkeit* kulminieren. Die Ratsuchenden können diesen Stillstand nicht selbstständig überwinden und er erscheint ihnen als sinnlos. Es geht für sie erst weiter, wenn sie diese Erfahrungen und Situationen *als etwas* und durch etwas bedingt begreifen: In den drei Untersuchungsfeldern werden Erfahrungen einer beklemmend ängstlichen Starre und einer wiederholenden, auf der Stelle pulsierenden Bewegung in sinnhaft Begreif- und Handhabbares übersetzt. Diese Einsicht in eine *lebendige Sinnapparatur der Beratung* wurde abduktiv im Rahmen einer rekonstruktiven Sequenzanalyse gewonnen, die sich in drei analytisch tiefergehende Schritte gliederte;[23] als etwas Neues, das auf das Unbehagen mit der gängigen Beratungsforschung (vgl. Kapitel 2) zu antworten schien.

---

[22] Zur mehr oder weniger heuristischen Unterscheidung in eine Mikro-, Meso- und Makroebene der Erhebung siehe Alheit 1999: 10f.

[23] Zum ‚Abduktiven Schließen' im Rahmen der Sequenzanalyse der Dokumentarischen Methode nach Ralf Bohnsack, die hier in Form einer rekonstruktiven Sequenzanalyse Anwendung findet, siehe Bohnsack 2003b: 564. In der Auswertung werden verschiedene Fälle wechselseitig als Vergleichshorizonte gegeneinandergehalten. Die komparative Analyse ist folglich ein zentrales Moment. Auch in der Grounded Theory wird beim Codieren idealtypisch in drei Schritten verfahren: dem offenen, axialen und selektiven Codieren. Die Sequenzialität des Materials spielt allerdings eine untergeordnete Rolle (dazu Glaser/Strauss 1998; Breuer 2010).

Solches Forschen erfordert eine ausführliche Vorkenntnis des Kontextes des untersuchten Phänomens (vgl. Reichertz 2007: 13; Nagler/Reichertz 1986: 90) – schließlich muss man wissen, wann man auf etwas Neues gestoßen ist. In Anlehnung an die dokumentarische Methode Ralf Bohnsacks ging es also im ersten Schritt der Auswertung darum, „das, was von den Akteuren im Forschungsfeld bereits interpretiert, also begrifflich expliziert [ist, S. M.], noch einmal zusammenfassend zu ‚formulieren‘" (Bohnsack 2003b: 563), um auf dieser Grundlage zu bestimmen, „ab welchem Punkt [..] in einem zweiten Schritt [...] eigene Interpretationen in ‚Reflexion‘ auf die implizierten Selbstverständlichkeiten des Wissens der Akteure erbracht werden" (ebd.) können. In einer ersten offenen Interpretation des Interviewmaterials wurden relativ viele Hypothesen über den Beratungsgrund versammelt, die in sehr dicht und deskriptiv angelegten Fallbeschreibungen der Untersuchungsfelder festgehalten wurden. Dabei orientierte ich mich vor allem an den Begründungen der Beratenden, die wie folgt zusammengefasst werden können:[24]

> *Seelsorge:* individuelle und menschliche Probleme; Beziehungsabbruch durch Tod/Trennung; Trauer; Beziehungsprobleme; Umbruchsituationen im Leben; existenzielle Krisen; religiöse und kirchliche Fragen; Angst und Unsicherheit.
>
> *Psychotherapie:* individuelle und psychische Probleme; Psychische Erkrankungen/Störungen; Leidensdruck; Angst.
>
> *Coaching:* individuelle, berufliche und emotionale Probleme; typische und prädestinierende Charaktereigenschaften der Ratsuchenden; branchenspezifisch; (Arbeits-)Konflikte; Angst und Selbstzweifel.

Meine These war, dass dieses kommunikativ-generalisierte und begriffliche Wissen[25] zwar die Verfahrensweisen der Beratung sichtbar macht. Es bildet jedoch nicht den Grund dafür, dass Menschen Beratungsleistungen in Anspruch nehmen. Anlässe und Motive der Beratung werden bereits aus dem Blickwinkel der Beratungsexpertise verhandelt. Als Erklärungsbündel können sie auf einen phänomenalen Beratungsgrund

---

[24] Die Interviews mit den Ratsuchenden habe ich als dichte Einzelfallbeschreibungen verschriftlicht. Auch hier standen zunächst die begrifflichen Begründungen im Fokus. Da die Ratsuchenden in den nächsten beiden Kapiteln ausführlich zur Sprache kommen, sehe ich an dieser Stelle von einer vorgreifenden Darstellung der Ergebnisse ab.

[25] In Anlehnung an die Wissenssoziologie Karl Mannheims wird in der dokumentarischen Methode von zwei unterschiedlichen Sinngehalten des Wissens der Akteure ausgegangen: einerseits ein kommunikativ-generalisiertes und theoretisch-reflexives Wissen, andererseits ein konjunktives und implizites Wissen. Diese Unterscheidung bildet die Leitdifferenz der dokumentarischen Methode nach Bohnsack, was sich in der Forschungspraxis in zwei getrennten Auswertungsschritten niederschlägt (vgl. Bohnsack 2003a: 57ff, 2003b: 563). Kerstin Nagler und Joe Reichertz zeigen, dass für die Sequenzanalyse der objektiven Hermeneutik ebenfalls der Bezug auf verschiedene Wissensformen konstitutiv ist (vgl. Nagler/Reichertz 1986: 89f.).

verweisen und ihn widerspiegeln, sind dieser jedoch nicht selbst, sondern schon *als etwas* Bestimmtes (dazu grundsätzlich Heidegger 2006 [1926]: 27ff). Für den zweiten Auswertungsschritt klammerte ich jedoch nicht nur dieses, sondern auch das gängige soziologische und psychologische Wissen zum Themenfeld ein. Vor diesem Hintergrund wurde dann die These ,Beratung setzt in Bewegung – Stillstand bildet Grund' anhand der folgenden Sequenz aus einem Interview mit einer Expertin aus dem Bereich der Seelsorge gewonnen: *„Und er kommt dann quasi, also wenn er nicht mehr weiß, wie es weitergehen soll"* (S02). Diese These wurde anhand wiederkehrender Sequenzen in den Interviews – nun also deduktiv-induktiv verfahrend – nachvollzogen (siehe zu dieser Verfahrensweise Reichertz 2007: 13f.). Die entsprechenden Sequenzen beinhalten Verben wie *„gehen" „umgehen"* oder *„ (klar-)kommen"*, stehen etymologisch mit dem Begriff der Bewegung in Verbindung, bezeichnen Synonyme oder beziehen sich – was vor allem die Seite der Ratsuchenden betrifft – konkret darauf, dass der Körper nicht zu bestimmten Orten hinbewegt werden kann. Die Erfahrungen, die so zur Sprache gebracht werden, umfassen verschiedenste Bereiche und Themen, was sich exemplarisch in den folgenden Sequenzen aus den Interviews mit den Beratenden zeigt:

S01: „Männer können immer noch schwer damit *umgehen*, dass sie nicht mehr so leistungsfähig sind"

S03: *„So läuft das dann"*; „ihm Stärkung bringen und *weiter*helfen"

S04: „wie kann man als Seelsorger damit *umgehen?"*

S06: „Sondern ich sag, ich sag wir müssen an das und das *drangehen* oder Sie müssen [...] bestimmte Dinge einfach auch machen, ja?"

PS01:„da- wie lern ich damit, kann ich damit *umgehen"*; „wo soll's eigentlich *hingehen?"*; „Wo kann es noch *hingehen* [...]?"

PS03:„wo's einfach um Aufbau von Verhalten *geht*, also dass die in die Prüfungen *reingehen"*; „die vermeiden das natürlich auf andere *zuzugehen"* „wenn Sachen, die jahrelang *nicht gegangen sind, wieder gehen"*

PS04:„Jetzt *komm ich* alleine *nicht mehr klar."*; „irgendwann ist das dann auch wieder [...] behoben und dann *kann's auch weitergehen"*; „Die können mit Gefühlen überhaupt nicht *umgehen"* „Also um da auch wirklich ne, ne gute Veränderung im Sinne des Patienten auch *herbeizuführen."*; „Und ich weiß auch *nicht mehr weiter"*

C01: *„Wofür will ich gehen?"* „Wenn ich gucke, *wo hängt's* denn? *Wo klemmt's* denn [...] *dann muss ich tiefer gehen."*; „um dann zu gucken, *wie kann es anders und neu gehen." „Ich hänge da, ich will weiterkommen"*; „Coaching hat immer auch etwas damit zu tun, Grenzen zu *überwinden"* „*Und dann gehen lauter Dinge plötzlich, die vorher gar nicht gehen"*

C02: „diese Angst [...] wird *weggehen"*

C07: „wenn es dem Coachee, dauerhaft auch *gut gehen* soll" „dass sie *neue Wege*
finden um *mit dieser* eigentlichen *Blockade besser umgehen* zu können und
dann frage ich, wo wollen sie sich das denn mal ankern?"

Der zweite Auswertungsschritt offenbarte also, dass die Interviews von einem *implizi-
ten Vokabular der Bewegung* durchzogen sind.[26] Dass dieses Wissen um den Beratungsgrund selbst ‚gängig' ist, zeigt sich nicht nur daran, dass seine Verwendung im
Gespräch relativ unreflektiert erfolgte. Fragte ich nach, was mit der Aussage gemeint
sei, Beratung werde in Anspruch genommen, *wenn es nicht weitergeht*, gerieten die
Gespräche mitunter selbst ins Stocken, und insbesondere die Expert*innen wechselten
in solch ‚kritischen' Fällen in der Regel (zurück) auf die Ebene des begrifflichen Wissens. Folglich gibt es in den Interviews nicht nur eine Vielzahl von Verweisen, dass
Beratung etwas mit Bewegung zu tun hat, sondern diese Verweise markieren auch eine
Art Reflexionsgrenze: Es schien sich von selbst zu erklären, was mit diesem ‚es', das
nicht weitergeht, gemeint ist, sodass die Interviewpartner*innen eben auch meinten,
im Gesprächsverlauf nach dem Verweis darauf zu etwas anderem übergehen zu können. Ging diese Indexikalität aber in Reflexion über,[27] füllte sich diese Selbstverständlichkeit nicht nur beständig mit Theorie, sondern in zunehmendem Maße auch mit Leben und geriet in selbst in Bewegung: Sich durch die Vielzahl der ausgewiesenen individuellen Problemlagen durchziehend, betraten so schließlich zwei weitere Akteure die
Beratungsbühne, mit denen ich dort wirklich nicht in einer derart prominenten Position
gerechnet hatte: *der Körper und der Leib.*[28]

---

[26] In Kapitel vier und fünf sind entsprechende Passagen in den Interviews mit den Beratenden ebenfalls kursiv gesetzt. Die Aussagen der Ratsuchenden sind durchweg kursiv gesetzt, um in der
Darstellung beide Perspektiven voneinander abzuheben.

[27] In Anlehnung an Harold Garfinkel meint Indexikalität die Vagheit, Kontext- und Zeitgebunden-
heit des geteilten Horizonts der Alltagssprache. Angeregt durch z. B. Krisenexperimente kann sie
in Reflexion überführt werden (vgl. Garfinkel 1981).

[28] Wenn ich im Folgenden vom Körper spreche, ist damit vorwiegend die Motorik und der tast- und
sichtbare Gegen(-)stand der Existenz gemeint. Wenn ich vom Leib spreche, ist vor allem die Seite
der Erfahrung als ein Spüren und Fühlen bezeichnet, das den Körper übergreifen kann. Hermann
Schmitz zufolge teilt der Leib mit dem Körper „weitgehend das Lokal" (Schmitz 2011), reicht
aber auch darüber hinaus, wiewohl er gleichzeitig vom Körper betroffen sein kann – und umgekehrt. Die in dieser Studie veranschlagte Unterscheidung von Leib und Körper ist keine theoretische Setzung, sondern Ergebnis der empirischen Erhebung. In Form einer Vergegenständlichung
des Körpers und einer Art Auseinanderklaffens der existenziellen (Nicht-)Gleichzeitigkeit des
Menschen als Leibkörper, führt sie die Ratsuchenden in die Ausweglosigkeit. Dies wird im sechsten Kapitel analysiert. An dieser Stelle sei aber bereits angemerkt, dass davon auszugehen ist,
dass Leib und Körper im gewöhnlichen Fortgang und der ‚Gängigkeit' der Existenz nicht „zwei
Entitäten [darstellen, S. M.], die sich einerseits der Kultur, andererseits der Natur oder einerseits
einer Innenstellung, andererseits einer Außenstellung zuordnen lassen" (Waldenfels 1998: 186)
würden. Bernhard Waldenfels zufolge sind Körper und Leib nicht wesensverschieden, da auch
der Leib „kein reiner Leib [ist, S. M.], einem reinen Erleben oder Erspüren zugänglich wäre;

Vor allem die Ratsuchenden beschreiben in den Interviews, dass sie an Angst, einem Gefühl, in Bedrängnis zu sein, leiden. Sie erleiden einen Kontrollverlust über ihre Körper und sind in ihren motorischen Bewegungsmöglichkeiten eingeschränkt bis automatisiert. Diese Erfahrungen beschreiben sie als irrational und sinnlos, weil sie nicht verstehen, was mit ihnen passiert. Dauer und Ausmaß dieser vielfältigen Erfahrungen des Nichtweitergehens, die in eine umfassende Situation der Ausweglosigkeit kulminieren, bestimmen den Weg dieser Menschen in die drei Untersuchungsfelder. Vor diesem Hintergrund verhärtete sich im Forschungsverlauf immer mehr die These, dass der Weg in die Beratung, womöglich aber auch ihre Vorgehensweise, leibhaftig ist.

Diesem, gleichwohl bewegten und bewegenden, Stillstand Tribut zollend, wurde eine weitere Sequenzanalyse durchgeführt, die der Gegenthese folgte ‚Am Grund der Beratung herrscht Bewegung – Beratung stellt (etwas) fest‘. Auch hierfür finden sich diverse Sequenzen im Interviewmaterial:

S02: „Und er *kommt* dann quasi, also wenn er nicht mehr weiß, wie es weitergehen soll“

S06: *„Also wozu dient das auch, was jetzt da machst.* Ja? Nur 'n ganz triviales Beispiel: Wenn jemand immer *unter Leute gehen muss*, […] was verhindert der damit? Will nicht allein sein zum Beispiel. Es gibt andere Gründe auch, […] ja? Und dann kann man gucken: *Wozu hast Du's nötig? Was steckt dahinter?* […] *Wo hast Du denn das her* und warum war das denn?“

PS01:*„Denken, denken, denken, denken, denken.* […] Und so kreisen die Gedanken, *kreisen, kreisen, kreisen.“*

PS03:„Diagnostik bedeutet ich frag‘: ‚Ja, was *führt* Sie her?‘“

PS04:„Ich versuche diesem Angstanfall *aus dem Wege zu gehen,* […] *ich komme immer schneller in 'ne Panikattacke rein,* weil ich überbewerte meine Körpersignale, *Herzrasen* wird gleich als Herzinfarkt gedeutet“; „oft ham die so'n kleinen, ham die eher einen mittellangen *Leidensweg hinter sich.* Oder, dass sie erst *andere Wege suchen*“; „Auch, wenn Sie *in diese Angstanflutung gehen,* […]: ‚*Sie gehen nicht aus dem Raum raus*‘ […]: Ich *muss* eigentlich gar nicht *fliehen* […], dass es keinen Sinn macht aus der Situation *zu*

---

er bezieht sich auf sich, indem er *sich selbst verdoppelt* in Form eines Leibkörpers, der wir – wie Helmuth Plessner sagt – sind und den wir *zugleich* haben. Ebendeshalb können wir den Leib als physiologischen Mechanismus oder als Körperding betrachten und behandeln, ohne in eine völlig andere Welt überzuwechseln“ (ebd.: 188, Herv. i. O.). Robert Gugutzer hat in Anlehnung an Plessners ‚Dualität von Leibsein und Körperhaben‘ (Plessner 1975 [1928]) eine begriffliche und analytische Unterscheidung von Leib und Körper herausgearbeitet, um das Schmitz'sche ‚Konzept‘ des Leibes (u. a. Schmitz 2011) sowie die auf Maurice Merleau-Ponty zurückgehende ‚Zweiblättrigkeit eines fungierenden Leibes‘ (Merleau-Ponty 1986: 180) für eine neophänomenologische Soziologie fruchtbar zu machen. Er begreift den Körper als Gegenstand kultureller Formbarkeit, die sich auf unser Spüren auswirken, welcher sich der Leib aber auch widersetzen kann (dazu Gugutzer 2002, 2012). Ähnlich argumentiert auch Lindemann 2016.

flüchten." *„Also sobald ich ein Erklärungsmuster habe […] kann ich damit umgehen"*

PS06:*„dem Patient geht's besser"*; „die Angst, dass einem alle inneren, psychischen Besetzungen *verlorengehen"*

PS07:„Aber sie hat diese traumatische sexuelle Übergriffserfahrung, hat sie *ständig wiederholt"*

C01:   *„ich will vorangehen"*

C02:   „Also ich hab' zum Beispiel mal eine Frau gehabt, die hatte extreme Angst vor Gewitter und die konnte sich das nicht erklären, hat wirklich krass reagiert. Und dann ham wa […] das rausgekriegt, die hatte tatsächliche eine singuläre Erfahrung als Kind gemacht […]. Sie hat nur dieses Grollen und dieses Vibrieren da gehört und damit konnte sie sich erklären, warum sie sich auf dem Boden zusammenrollt, wenn sie heute als erwachsene Frau ein Gewitter erlebt."

C05:   „Und dann gibt es, wie gesagt, diese Gruppe, die sagt: ich will das, *ich will mich verändern"*

C07:   „dass sie neue Wege finden um mit dieser *eigentlichen Blockade* besser umgehen zu können und dann frage ich, wo wollen sie sich das denn mal *ankern?"*

Die Gegenthese schließt die Hypothese nicht aus, sondern reichert sie an, sodass sich ein ambivalenter Gesamtzusammenhang des Beratungsphänomens *zwischen Bewegung und Feststellung* zeigt: Die Beobachtungen eines festgestellten Körpers und der beklemmenden Erfahrung rastloser Bewegung auf der Stelle treffen nur die halbe Wahrheit der Beratung, weil nicht nur die Ratsuchenden an diesem Stillstand leiden, sondern auch die Beratung etwas feststellt, wenn sie wieder in Bewegung setzt. Sie selbst fragt immer schon *„Was steckt dahinter?"* (S06), will etwas *„ankern"* (C07) und bietet *„Erklärungsmuster"* (PS04) an, die den unverständlichen Grund des Nichtweitergehens und der ausweglosen Lage in einen begrifflichen *Gegen-stand* verschieben – ebendarin liegt der Sinn des Wissens der Beratung. Während die Feststellungen der Ratsuchenden aber einen isolierenden Charakter haben, zeichnen sich jene der Beratung durch ihre ‚Verbindlichkeit' aus. In Anlehnung an den französischen Ethnopsychoanalytiker Georges Devereux lassen sich die Feststellungen der Ratsuchenden als ‚Singularitäten' (Devereux 1974: 271ff) verstehen, in denen jene soziale Indexikalität, die die alltäglich-gängige und routinierte Bewegung durch die Lebenswelt orientiert, durch eine ich- und körperzentrierte, eine sich selbst wiederholende Variante ersetzt wird, die diese Menschen von ihrer Umgebung und letztlich der Welt isoliert. Diese Feststellungen sind – als *Voraus(-)setzungen* der Beratung – nicht in intersubjektive Sinnverweisungen eingeschrieben, sondern als „subjektive Tatsachen" (Schmitz 2011: 73) sozial entkoppelt. Die begrifflichen und deutenden Feststellungen, die die Beratung dagegen ins Feld führt, können hingegen intersubjektive Gültigkeit beanspruchen und wären folglich als „,angewandte' Formen von sinnweltstützender Theoriebildung" (Berger/Luckmann 2007: 120f.) zu verstehen.

Erinnern Sie sich noch an die (un-)behaglichen Schleifen der soziologischen Beratungsforschung aus dem zweiten Kapitel? Ich meine also, dass der Beratungsgrund durch das Dickicht seiner Theorien und Begriffe nicht nur sichtbar gemacht werden muss, um diese durchbrechen zu können, sondern auch, weil es bereits der Sinn der Beratung ist, etwas zu begreifen, um die Ratsuchenden von ihrem Leiden zu befreien. Folglich müssen wir nicht nur eine phänomenologische Reduktion, sondern vor allem eine „phänomenologische Revision" (Schmitz 2002: 20; auch ebd. 2005a [1964]: 135ff) an der ganzen Beraterei betreiben. Diese ist keine Wissenschaft im Sinne des (Er-)Schaffens von Wissen, sondern eine Methode, mit welcher der Grund dieser Wissensproduktion an ihr selbst befragt werden kann (dazu Heidegger 2006 [1926]: 27) – ein Balanceakt zwischen „Hingebung und Begriff" (Wolff 1968). Wie weit die Ergebnisse einer solchen *Gegenanalyse* reichen können und wo sie ihrerseits an Grenzen stößt, möchte ich zum Schluss dieses Kapitel noch kurz diskutieren.

3.3 Reichweite und Grenzen des Zugriffs

Den Grund an der Erfahrung zur Sprache bringen

Wie dargelegt wurde, birgt die Anlage der Erhebung über die drei Felder hinweg mit ihrem Zugriff zwischen Diskurs, Ethnografie und narrativem Interview ein innovatives Daten- und Interpretationsprofil. So wird eine Erkundung allgemeiner Mechanismen der Beratung mit Tiefenschärfe möglich und über die ‚gängige' soziologische Beratungsforschung hinausgegangen. Es ist nicht der Anspruch dieser Studie, mittels der Erhebung Aussagen über den gesamten Phänomenbereich der Beratung zu treffen. Das Ziel ist eine durchdringende Annäherung an den Erfahrungsgrund und die (begriffliche und begreifende) Logik von Individualberatungen.

Der dabei leitende Grundsatz, dem Feld zu folgen und gleichsam Allgemeines und Besonderes über die drei Formate hinweg zu erforschen, gilt auch für die gewählte Form der Auswertung. Ich möchte dies betonen, da die Methode der Abduktion, auf die ich gesetzt habe, mitunter einen solipsistisch-genialen Beigeschmack haben kann. In einem (neo-)phänomenologisch-abduktiven Sinne auf ein Phänomen zuzugreifen, bedeutet jedoch grundsätzlich nicht viel mehr als eine forcierte Orientierung an der Empirie: Forschungsergebnisse *und* deren Kontextualisierung werden im stetigen Dialog mit dem Gegenstand generiert und revidiert.

Dementsprechend wurde die Einsicht in die Ambivalenz der Beratung zwischen Bewegung und Feststellung innerhalb des dreistelligen Auswertungsprozesses aus den verschiedenen Untersuchungskontexten heraus gewonnen und die Plausibilität dieses

Ergebnisses währenddessen immer wieder gegengeprüft.[29] An diesem Vorgehen verdeutlicht sich, dass es reichlich übertrieben wäre, die Abduktion als ein Schlussverfahren zu verstehen, welches in völlig neuen Erkenntnissen zu gipfeln hätte. Abduktive Schlüsse ermöglichen eine Umschrift und Neujustierung eingefahrener Wissensordnungen und womöglich sind „Neuerungen [immer schon, S. M.] größtenteils Kombinationen früherer Beispiele" (Tarde 2009a [1898]: 20).[30] Zwar wurde das auf Charles Sander Pierce zurückgehende Verfahren im Hinblick sein vermeintliches Erfindungsanliegen und sofern es außerdem den Anspruch vertrete, zur Wirklichkeit der Dinge unter Rückgriff auf eine dualistische Wahrnehmungstheorie vorzudringen, als dennoch induktive Hypothesenbildung kritisiert (vgl. Reichertz 1993: 263). Dieser Versuchung, den Weg abzukürzen, lässt sich aber entgehen, indem das Entdeckte nicht sogleich wieder in schon Gewusstes oder a priori eingeordnet wird, sondern als ‚singuläres percept' und Phänomen in den Dialog mit einer Ordnung tritt, die es irritiert, verändert und als deren Teil es sich dann zeigen kann.[31] Einer vermeintlichen Vagheit der Abduktion kann nicht zuletzt eine kontinuierliche Dokumentation des Forschungsprozesseses Abhilfe schaffen. Dabei gilt es auch, die eigene Einstellung auf und Einfühlung in den Gegenstand beständig zu prüfen (dazu Devereux 1984; Breuer 2010).

Reichertz zufolge sind abduktive Schlüsse im Unterschied zu induktiven und deduktiven Erkenntnisverfahren vor allem geeignet, wenn „in den erhobenen Daten solche Merkmalskombinationen vorkommen, für die sich im bereits existierenden wissenschaftlichen Wissensvorratslager *keine* entsprechende Erklärung oder Regel" (Rei-

---

[29]   Was die Grenzen und Überlagerungen zwischen den Untersuchungsfeldern betrifft, so hätte man einen Großteil der Interviewpartner*innen bspw. mehreren Feldern zuordnen können, was in einigen Fällen auch geschehen ist. Insgesamt aber wurde die zunächst deduktive Sortierung auf der Ebene der Professionen als Hypothese beibehalten und die Grenzen zwischen den Feldern im Zuge der Auswertung induktiv über die identifizierten Beratungsanlässe und -logiken nachgezogen. Dabei war vor allem ausschlaggebend, wie sich die Interviewten selbst verorten.

[30]   Die Peirce'sche Wahrnehmungstheorie geht Reichertz zufolge davon aus, dass singuläre Ereignisse als ‚percepte' immer in eine erinnerte Fülle aus ‚percepts', den ‚percipuums', eingeordnet werden. Im Hinblick auf die Abduktion sei nun ausschlaggebend, dass ein „singuläres percept Merkmale ‚aufweist', die mit keinem erinnerten percipuum zur Deckung zu bringen sind" (Reichertz 1993: 270). Nach einem ersten Schrecken, dem abuktiven Blitz, „kommt es [.] zu einer regen geistigen Aktivität: das neue singuläre percept [...] ist also kein token von einem erinnerten percipuum. Wenn kein passendes percipuum im Bestand zu finden ist, dann wird in einem geistigen Prozeß ein neues erstellt, und zwar werden dabei die bereits vorhandenen percipuums als Baumaterial verwendet [...]. Alles [...] ist in diesem Schlußprozeß nicht neu; das Ergebnis schon, aber nicht unbedingt seine Bestandteile. In diesem Prozeß werden [...] zuerst bestehende Elementenfigurationen aufgelöst, dann die Elemente gedeutet und schließlich neu kombiniert" (ebd.).

[31]   Schmitz distanziert sich in ähnlicher Hinsicht von der phänomenologischen Reduktion, so wie sie durch Edmund Husserl verdichtet wurde. Begegnendes würde bei Husserl in die (a priori bestehende) Wesensschau eingeordnet, wohingegen Schmitz für eine ‚naive' Phänomenologie plädiert, in der das Phänomen selbst immer nur als Bewegtes feststehen kann (vgl. Schmitz 2002, 2005a [1964]: 127ff).

chertz 2007: 12, Herv. i. O.) anbietet. Die Identifikation des Bewegungsvokabulars könnte hingegen den Eindruck erwecken, ‚alten Wein in neuen Schläuchen einzuschenken'. Von Menschen, die sich bewegen müssen und ihr Selbst flexibel handhaben sollen, sodass Beratung etwas damit zu tun haben könnte, ist nicht nur im vorausgegangen Kapitel die Rede gewesen. Das Thema Bewegung(en) ist im soziologischen Diskurs auch in zeitdiagnostischer in Mode, z. B. unter Synonymen wie ‚Flexibilität und Mobilität' (etwa Sennett 2000; Bauman 2007), „Beschleunigung" (Rosa 2005) oder gar der Diagnose einer ‚Bewegungsgesellschaft' (Marchart 2013, insb. 390ff).[32] Dass hier nichtsdestotrotz behauptet wird, es handele sich um eine ‚neue' bzw. andere Erkenntnis, lässt sich nicht nur mit der methodischen Abgrenzung von den Zugriffsweisen und Analyseformen der ‚gängigen' soziologischen Beratungsforschung begründen. Darüber hinaus führt diese Forschung, ebenso wie die soziologischen Bewegungsdiagnosen, in der Regel keine leibkörperliche Erfahrungskomponente mit, die sich in den in dieser Studie erhobenen Daten jedoch deutlich zeigt.[33] Wie fühlt sich das eigentlich an: „Rasender Stillstand" (Virilio 1992)? ‚Meine' Ratsuchenden werden sich eher als ‚Pantheure' denn Akteure zeigen, d. h. als in ihre Erfahrungswirklichkeiten eingebundene, leibliche Iche.[34] Und wer

„vom Leib ausgeht, analysiert Vergesellschaftung als einen situierten raum-zeitlich strukturierten Vollzug leiblicher Umweltbezüge. Es geht weniger um das aktive

---

[32] ... bis hin zu Forderungen nach einem ‚vital-turn' in der Soziologie. Siehe dazu insb. Fischer 2014.

[33] Insbesondere in Diskursanalysen bleibt der Bewegungsbegriff merkwürdig leer. So identifiziert Traue z. B. „weltweit breit zirkulierende interdiskursive Topoi von Beweglichkeit bzw. Mobilität" (Traue 2010: 275), Beweglichkeit als einen „interdiskursive[n] Nenner unterschiedlicher Diskurse, der eine gesellschaftliche Semantik" (ebd.) darstellt, und Bewegung letztlich als basales Programm gegenwärtiger Beratungsformate (dort: Coaching). Jenseits der Einsicht, dass das unternehmerische Selbst flexibel zu sein und sich entsprechend darzustellen hat, bleibt offen, warum das so ist. Außerdem bleibt offen, ob und wie diese Feststellung empirisch einen Unterschied macht. Dagegen hat Foucault selbst zwar weniger auf Bewegung rekurriert, ihre ‚Behandlung' allerdings ausführlich beschrieben (dazu Foucault 1969: 255ff, 1977: 281f.).

[34] Mit der Kategorie des ‚Pantheurs' bestimmt Gugutzer in Anlehnung an Schmitz und Jürgen Haase die handlungstheoretische Kategorie des Forschungsprogramms der neophänomenologischen Soziologie (dazu auch Haase 2010). Damit wird ein „antirationalistisches, antiteleologisches Handlungsverständnis repräsentiert. Es weist darauf hin, dass soziales Handeln in vielen Fällen ein leiblich angeleitetes und körperlich ausgeführtes Handeln jenseits willentlicher Kontrolle ist. In diesem Sinne lässt es sich auch als (eigensinnig) *leibliches Handeln* bezeichnen. Ein sozialer Pantheur zeichnet sich des Weiteren dadurch aus, dass sein Handeln maßgeblich von dem ihn umgebenden *Raum* und der ihn dadurch *affizierenden Atmosphäre* motiviert ist" (Gugutzer 2017: 150, Herv. i. O.). Der Leib erweist sich als „das praktische Vermögen bzw. der praktische Sinn, durch den das Individuum Zugang zu seiner sozialen und materiellen Umwelt gewinnt. Mit ‚praktisch' ist gemeint, dass sich die Erfahrung der Sozialwelt in entscheidendem Maße im unmittelbaren Handeln vollzieht, diesseits einer reflexiven Auseinandersetzung und einer Versprachlichung" (ebd. 2002: 132).

Handeln und Entscheiden einzelner Akteure, sondern darum, wie diese in die Situation eingebunden sind, von dieser berührt werden und entsprechend auf die Umwelt handelnd einwirken bzw. mit anderen kommunizieren" (Lindemann 2016: 58).

Ein letzter Punkt der Auswertungsmethodik, den es kritisch zu hinterfragen gilt, ist, dass jene Erfahrungen, die in dieser Studie zur Sprache gebracht werden und insbesondere die zur Beratung veranlassenden, aus dem Rückblick der Ratsuchenden und der Perspektive der Beratenden gewonnen wurden. Folglich ist anzunehmen, dass ihre Beschreibung in den Interviews bereits durch das Wissen der Beratung eingefärbt ist. Die Erfahrung aber ist nie etwas ‚Unbeflecktes‘, sondern in den Prozess ihres Begreifens immer schon verwoben. Eigentlich müsste, wer über den Zusammenhang von Erfahrung und Begriff forscht, in das Zurechtmachen der Erfahrung hineinkommen; zu dem Spalt, wovon ausgehend sich die Erfahrung „als etwas [...] selbst zu einem etwas" (Waldenfels 2002: 31, Herv. i. O.) verfestigt und „die Differenz zwischen dem, was zurechtgemacht wird, und den Formen des Zurechtmachens verschwindet" (ebd.). In der Störerfahrung „taucht etwas auf, bevor es als etwas aufgefaßt verstanden oder abgewehrt wird" (ebd.: 33). Sie ist „nicht zu verwechseln mit der nachträglichen Deutung als Störung und entsprechenden Abwehrmaßnahmen, mit denen wir unsere Fassung zurückgewinnen" (ebd.). Die Entdeckung des Beratungsgrundes ist Aufgabe einer Rekonstruktion, in der beständig von einer Erfahrung, die nicht (mehr) gegenwärtig, sondern (schon) etwas als etwas ist, zu ihr zurückgegangen werden muss. Gerade das Erhebungsinstrument des narrativen Interviews mit seiner Erzählstruktur in Ausgangssituation, Entwicklung und gegenwärtige Lage (vgl. Küsters 2006: 24f.) ermöglicht es aber, veränderte Selbstwahrnehmungsweisen und Deutungsmuster infolge von Beratungen einzufangen. Als fatal erscheint mir ein solches Vorgehen erst, wenn die Methode mit dem Ergebnis verwechselt würde und durch eine Erhebung mit narrativen Interviews nicht viel mehr herauskäme als die Bestätigung der Methode; etwa mit dem Ergebnis einer narrativ-biografischen Konstruktion des Selbst durch Beratung. Ich werde im Folgenden zwar so etwas wie einen Wandel der Identität der Ratsuchenden durch Beratung nachzeichnen. Der Fokus liegt jedoch auf dem *Wie* dieses Wandels und seinem *Warum*; auf dem, was ihn anstößt und seinem Prozess. Damit setze ich die Konstruktion des Selbst nicht voraus, sondern frage tiefergehend nach ihren Konstitutionsbedingungen und ihrem Vollzug: Wie kommen wir eigentlich dahin zu denken, man müsse sich selbst verändern und Beratung wäre das Mittel par excellence? Wie kommen wir im konkreten Lebensvollzug zu der Idee, es sei notwendig, die eigene „Identität festlegen, aufrechterhalten oder im Blick auf bestimmte Ziele [zu, S. M.] verändern" (Foucault 2005: 259)? Kurzum: Wie werden wir subjektivierungsfähig?

4 Die stillstellenden Voraussetzungen der Beratung

Eingeschränkte Konnektivität in einer gefährlichen Welt

> *„Es gibt immer wieder Situationen, wo die Menschen mit*
> *irgendwas, was sie schon länger bewegt als Problem, mh dass*
> *ihnen dann andere signalisieren: ‚Jetzt musst Du aber bald damit*
> *fertig sein'. Und dann denken die Menschen dann manchmal:*
> *‚Oh dann, dann bin ich wohl das Problem'." (S07)*

Eine basale Funktion der Beratung ist herauszufinden was einem System hilft und es weiterbringt (vgl. Wimmer 2004, zitiert nach Baecker 2005: 9). Beratung wäre also ein Mittel gegen den Stopp – und genau das trifft auf die drei Untersuchungsfelder zu: Personen beginnen eine Psychotherapie, ein Coaching oder nehmen seelsorgerische Angebote in Anspruch, *wenn es nicht weitergeht.* Aber was bedeutet das eigentlich für sie?

Dieses Kapitel füllt die grundsätzliche Einsicht in den Beratungsanlass mit Leben. Es zeigt, dass der Weg in die Beratung ein leibhaftiger ist; rationale Überlegungen, Optimierungszwänge oder der Wunsch nach Eruierung eines Lebenssinnes spielen dahingegen eine untergeordnete Rolle. Viel eher leiden ratsuchende Menschen im Vorfeld einer Beratung an ängstlichen Isolationserfahrungen, in denen ihre Körper stillgestellt und ihre Bewegungen automatisiert werden. Der Weg in die Beratung ist ein sich im Zeitverlauf entfaltendes Konglomerat dieser Erfahrungen des Nichtweitergehens, währenddessen sich die Betroffenen immer mehr in eine unheimliche und gefährliche Weltsicht ‚verschrauben'[35]. Diese isolierende Fixierung führt aber nicht nur in eine Situation der Ausweglosigkeit. Sie birgt auch die Möglichkeit, sich selbst als ein Problem zu begreifen, über das beraten und an dem gearbeitet werden kann.

Da die Ratsuchenden im Beratungsvorfeld in einer ‚eigenartigen', einer ich- und körperfixierten Weise Welt voraus(-)setzen, spreche ich im Folgenden von Beratungsvoraussetzungen, mitunter von Anlässen, jedoch nicht von z. B. Motiven. Dem Grund dieser stillstellenden Voraussetzungen wird das sechste Kapitel unter der Frage nach dem Grund der Beratung nachgehen. Im Folgenden sollen zunächst die verschiedenen Erfahrungen des Nichtweitergehens, der Stillstand und die Ausweglosigkeit in den drei Untersuchungsfeldern zur Sprache gebracht werden. Dabei wird sich zeigen, wie mit dem Ausmaß der Ich-Fixierung die leibliche Betroffenheit, Angst und körperliche Bewegungsunfähigkeit ratsuchender Menschen von der Psychotherapie (4.1) zum Coaching (4.2) zur Seelsorge (4.3) abnehmen. Dieses Ergebnis nehme ich das Kapitel

---

[35] Dieser Begriff ist durch Ludwig Binswanger inspiriert. In seiner Analyse „Drei Formen missglückten Daseins" (1992 [1956]) verwendet er die Begriffe der ‚Verstiegenheit', ‚Verschrobenheit' und ‚Manieriertheit'.

© Springer Fachmedien Wiesbaden GmbH, ein Teil von Springer Nature 2019
S. Mönkeberg, *Der (Un-)Sinn der Beratung,*
https://doi.org/10.1007/978-3-658-27945-5_4

abschließend zum Anlass, um eine erste Ordnung in den Beratungsdschungel zu bringen (4.4).

In dieser Darstellung werden die empirischen Ergebnisse immer schon an soziologische und sozialpsychologische Forschungsergebnisse zum Themenfeld angeschlossen, sie erfolgt m. a. W. im Dialog von Empirie und Theorie. Die Fokussierung auf die
Erfahrungsebene bedeutet dabei in allen drei Feldbeschreibungen eine Zuspitzung, die
Einiges aussparen muss. So geht es im Folgenden nicht um Fragen einer gender-, al-
ters- oder sozialstrukturspezifischen Inanspruchnahme von Beratungsangeboten, den
Zusammenhang zwischen diesen Faktoren und der Prävalenz psychischer Erkrankungen oder Ähnliches.[36] Es geht um die Erfahrungen und Voraussetzungen von Ausweglosigkeit als Voraussetzung der Beratung.

4.1 Leiden an Gewissheit: Psychotherapie

> *„Denken, denken, denken, denken, denken. [...]*
> *Und so kreisen die Gedanken,*
> *kreisen, kreisen, kreisen.“*
> *(PS01)*

Warum beginnt jemand eine Psychotherapie?

Als Antwort auf diese Frage werden nun die Anlässe für die Inanspruchnahme
psychotherapeutischer Beratungsleistungen so vorgestellt, wie sie sich in den Interviews mit den Beratenden und Ratsuchenden in diesem Untersuchungsfeld offenbart
haben. In der zugrundeliegenden Analyse wurden psychische Störungen nicht voraussetzungslos als Anlässe von Psychotherapie angenommen. Das ist die Vorgehensweise
der psychotherapeutischen Expert*innen und, daran anschließend, ihrer Klientel, und
ich habe im vorausgegangen Kapitel dargelegt, wie sich davon eine Erfahrungsebene
der Beratung unterscheiden lässt, die dieses generalisierte (Begriffs-)Wissen zwar als
Erklärung, jedoch nicht als Beratungsgrund annimmt. Ich bestreite also nicht, dass es
Störerfahrungen gibt, gehe aber im Anschluss an Bernhard Waldenfels davon aus, dass
diese etwas Anderes sind, als ihre nachträgliche Deutung als psychische Störung (vgl.
Waldenfels 2002: 33). Eine Beschreibung verschiedener Störungsbilder fließt notwen-
digerweise in die folgende Darstellung ein, da sich die Akteure im Feld an ihr orientieren. Aus der hier veranschlagten Perspektive handelt es sich dabei jedoch bereits um

---

[36]   Derartigen Zusammenhängen lässt sich mit einer Fallzahl von zehn Interviews in jedem Untersuchungsfeld (12 in der Seelsorge) schwer gerecht werden; ihre Untersuchung erfordert eher ein
quantitatives Forschungsdesign. Eine qualitative Ausleuchtung dieser Zusammenhänge hätte
wiederum einen selektiveren Zuschnitt der Forschungsfragen benötigt, welche z. B. auf die Bedeutung des Geschlechts in der Beratung fokussieren könnten. Wie im dritten Kapitel dargelegt,
zielt diese Studie aber nicht auf derartige Zusammenhänge. Verweise auf diese ‚harten Fakten‘
spielen in den Interviews zudem eine untergeordnete Rolle.

Strategien psychotherapeutischen Begreifens, d. h. Lösungen des Stillstands und Auswege für die Ratsuchenden. Sie werden im nächsten Kapitel ausführlich dargestellt. Im Folgenden gehen wir hingegen gewissermaßen in den Konstruktionsprozess der psychischen Störung bzw. vor sie zurück zu den Erfahrungen des Nichtweitergehens, auf die sie antwortet. Die einzige psychopathologische Differenzierungskategorie, die ich näher aufgreifen werde, ist die Unterscheidung von Neurose und Psychose, weil die Zurechnung auf Erstere im psychotherapeutischen Feld die wesentliche Voraussetzung bildet, um dieses Beratungsformat für ‚normal-gestörte' Personen gegen medizinische und psychiatrische Interventionen abzugrenzen. Trifft meine Analyse zu, müsste aber eben auch diese Unterscheidung bereits auf zwei verschiedene Erfahrungsqualitäten antworten.

Unter dem folgenden Abschnitt stehen zunächst die Aussagen der psychotherapeutischen Expert*innen und die Ergebnisse aus den Literaturanalysen im Fokus. Sie werden im Ergebnis der Krankheitseinsicht als Grundbedingung für Psychotherapie gebündelt (4.1.1). Die Frage, wie Ratsuchende zu dieser Einsicht gelangen, wird anschließend anhand von Einzelfallanalysen beantwortet (4.1.2). Abschließend werden die Ergebnisse zusammengefasst (4.3.1).

4.1.1 Krankheitseinsichten

Die Ergebnisse beziehen sich im Folgenden auf psychotherapeutische Beratungsleistungen für ‚normal Gestörte'. Laut Aussage der Expert*innen handelt es sich um Menschen, die unter Ängsten, Phobien, Zwängen, Depressionen, Burnout, traumatischen Störungen, Essstörungen usw. leiden. Mit der Ausnahme des Burnouts, das gegenwärtig noch keine leistungsfähige Diagnose darstellt,[37] sind diese Erscheinungen im ICD-10 (Internationale Klassifikation psychischer Störungen) unter den F4-Diagnosen und teilweise unter den F3-Diagnosen zu finden; den affektiven und neurotischen Belastungsstörungen sowie den somatoformen Störungen (vgl. WHO 2008).[38] Ein Grund, warum diese Störungen (mittlerweile) als ‚normal' bezeichnet werden, ist sicherlich in

---

[37] Sabine Flick weist darauf hin, dass es „in den Diagnoserichtlinien eine ‚(arbeitsbezogene) Neurasthenie' (ICD-10: F48.0)" (Flick 2014: Fußnote 2) gibt, die dem Burnout sehr nahekommt. Auch findet sich die „Zusatzdiagnose ‚Probleme verbunden mit Schwierigkeiten bei der Lebensbewältigung' (Z 73) und darin die Unterziffer Z 73.0 ‚Burnout gleichbedeutend mit dem Zustand der totalen Erschöpfung (Burn-out-Syndrom)' (Z73.0)" (ebd.).

[38] Die ICD-11 wurde im zweiten Quartal 2018 von der WHO (Weltgesundheitsorganisation) vorgestellt und ist für den Zeitraum der Erhebung nicht relevant. Im DSM-5 (Diagnostic and Statistical Manual of Mental Disorders) sind die Störungsbilder stärker differenziert: ‚depressive disorders', ‚anxiety disorders' und ‚trauma- and stressor-related disorders' werden in eigenständigen Kapiteln abgehandelt (vgl. APA 2013).

dem Tatbestand zu suchen, dass sie in den letzten Jahrzehnten zugenommen haben, sich dabei mehr oder weniger normalverteilen und somit – was von den interviewten Expert*innen betont wird – jede und jeden treffen können.[39] Insofern hiermit aber vor allem Erscheinungen avisiert sind, die klassischerweise unter dem Begriff der Neurose verhandelt wurden, wird ein weiterer Faktor für diese Klassifikation ersichtlich: die *Krankheitseinsicht der Ratsuchenden.* Auf ihrer Grundlage werden diese Störungen von schizophrenen und psychotischen Störungen unterschieden und damit der Indikationsbereich gesprächsbasierter Psychotherapien von psychiatrischen Behandlungen abgegrenzt (dazu schon Fürstenau 1972).

Bereits Freud hat auf unterschiedliche Arten des „Realitätsverlust[s] bei Neurose und Psychose" (1976 [1924]) hingewiesen: Die Neurose vermeide ein Stück sozialer Realität, die Psychose baue es subjektivistisch um. Daran anschließend hat Devereux formuliert, dass Neurotiker*innen anders als Psychotiker*innen fähig wären, „eine gewisse Art der Selbstdiagnose vorzunehmen, die sich genau auf den wesentlichen diagnostischen Schritt bezieht: die Erkenntnis, daß ‚bei mir etwas nicht stimmt'" (Devereux 1974: 274). An diesem Aspekt, „ob der Patient weiß, daß bei ihm etwas nicht stimmt, oder ob er es durch einen anderen erfahren muß" (ebd.: 272), hat man über einen langen Zeitraum psychotische und neurotische Störungen unterschieden, und die weitere Klassifizierungslogik baute auf dieser Basisunterscheidung auf (vgl. ebd.). Erst im ICD-10 wurde diese Logik aufgegeben: „Statt der Dichotomie neurotisch – psychotisch zu folgen, wurden im Sinne der Benutzerfreundlichkeit die Störungen entsprechend der Hauptthematik oder der deskriptiven Ähnlichkeit in Gruppen zusammengefasst" (WHO 2008: 23).

Die Unterscheidung zwischen Neurose und Psychose ist heute also formal nicht mehr diagnosetauglich. Dennoch verweisen die empirischen Ergebnisse darauf, dass in der therapeutischen Praxis das Psychotische nach wie vor eher in den Bereich der Psychiatrie und medikamentösen Behandlung wandert, während das Neurotische ambulant durch Psychotherapeut*innen versorgt wird. So stimmen die interviewten Expert*innen überein, dass die Möglichkeit gelingender Psychotherapie an der Krankheitseinsicht hängt; zudem müsse eingesehen werden, dass die Ursache der Störung in der Psyche liegt. Schließlich ließe sich niemand psychotherapieren,

> „der *noch nicht an dem Punkt ist* zu akzeptieren, dass das 'ne psychische Störung ist. Also das hat man zum Beispiel bei den, bei den Panikstörungen. Solange die

---

[39]   Laut Angaben des Statistischen Bundesamtes führte eine depressive Episode 2015 bspw. 121.989 Menschen in ein Krankhaus, fünf Jahre zuvor waren es noch 71.667. Die Anzahl der Phobiker*innen, d. h. von Menschen, die sich vor etwas krankhaft fürchten, hat sich im gleichen Zeitraum fast verdoppelt.

noch glauben, sie haben wirklich 'ne Herzerkrankung, kann ich mit denen nicht arbeiten. Also, wenn sie noch im Kern davon überzeugt sind: ,Ähm ja, der Therapeut kann mir ja nochwas erklären, aber ich bin eigentlich davon überzeugt, ich krieg' wirklich 'nen Herzinfarkt', also wenn die da noch *hängen* und diese Krankheitseinsicht noch nicht haben, *komm ich mit denen auch nicht weit"* (PS04).

Den Klient*innen ,normaler Psychotherapie' ist bereits im Vorfeld einer Therapie bewusst, dass mit ihnen ,etwas nicht stimmt' und dass die Gründe dafür bei ihnen selbst, an der Psyche, zu suchen sind. Sie unterziehen sich einer Psychotherapie ,freiwillig' – ganz im Sinne moderner und prozessorientierter Beratung (dazu Kapitel 2).

Der Aspekt, dass die Einsicht in die Krankheit als Bedingung von Psychotherapie gilt, setzt einen Hinweis, dass für die Zuschreibung des Prädikats ,normal' durch die Expert*innen eine geringere Privation, Isolation und Entkopplung ,neurotisch Ratsuchender' im Unterschied zu psychotischen Patient*innen entscheidend ist. Psychotische und schizophrene Erscheinungen lassen sich als Erfahrungen des Gestelltseins in eine Welt charakterisieren, die durch eine „Undurchlässigkeit für alle Perspektiven der Intersubjektivität als eine ,private Welt', als ein idiom kosmon" (Foucault 1973: 89) gekennzeichnet ist – Dasein ist m. a. W. vor sich selbst gestellt (dazu Heidegger 2006 [1926]: 184ff). Der phänomenologisch orientierte Psychiater Ludwig Binswanger hat in der Mitte des letzten Jahrhunderts im Anschluss an Martin Heidegger herausgestellt, dass in diesem Zustand einer Entkopplung aus tradierten Verweisungs- und Bedeutungszusammenhängen der Sinn für die Verwendbarkeit von Zuhandenem in der Mitwelt fehle bzw. verlorengegangen sei (vgl. Binswanger 1992 [1956]: 272ff). Foucault kommt zu einem ähnlichen Ergebnis, wenn er davon ausgeht, dass in der Psychose der Sinn „aus dem Raum verschwunden" (Foucault 1973: 84) sei und die „Welt des ,Zuhandenen', wie Heidegger sagen würde, [.] für den Kranken nur noch eine Welt des ,Vorhandenen'" (ebd.) ist. Die Erklärung von irritierendem und abweichenden Verhalten als psychisch gestört und verursacht ist in der (westlichen) Kultur weitverbreitet und bietet spezifische Problemlösungen an. Vor diesem Hintergrund scheint für die Klassifikation einer Störung als ,normal' unter dem Aspekt der Krankheitseinsicht entscheidend, dass die (neurotische) Einsicht in die Krankheit eine stärkere Ankopplung an psychologisches bis psychopathologisches Wissen und damit eine stärkere Einbindung in *geteilte* und *intersubjektiv-gängige Sinnzusammenhänge* bedeutet, als es in der Psychose der Fall ist. Erst wenn dieser soziale „Draht" (PS04) der psychologischen Erklärung verloren geht, sei

„man halt *in der Ecke* der Psychosen und der wahnhaften Erkrankungen. Die können das nicht mehr, die sehen sich nicht mehr als krank, also der Paranoid-Schizophrene der fühlt sich wirklich verfolgt und *der blickt nicht dahinter*, dass also für den ist das die Realität. Und *sobald die Grenze eben nicht mehr ist*, also 'n normaler Sozialphobiker der weiß das, der würde sich als krank definieren. Erst wenn sie psychotisch werden, verlieren sie diesen Maßstab" (ebd).[40]

Menschen, denen die Einsicht in die psychische Störung ‚abgeht', sind stärker aus sozialen Sinnverweisungszusammenhängen und der ‚gesellschaftlichen Konstruktion der Wirklichkeit' (Berger/Luckmann 2007 [1977]) entkoppelt als Personen, die auf diese Erklärung zurückgreifen. Die Psychotherapie stößt bei ihnen an ihre Grenzen.

4.1.2 Befremdende Feststellungen

Die Einsicht in die psychische Erkrankung kann durch Hinweise aus dem sozialen Umfeld der Ratsuchenden befördert werden. Diese Annahme ist in interaktionistischen Ansätzen und dem so genannten ‚Labeling Approach' prominent und verdichtet sich zur Idee des sozialen Aushandlungscharakters psychischer Krankheit (dazu Goffman 1961a, 1986; Becker 1973; Freidson 1979; Scheff 1980; Dellwing/Harbusch 2013). Ein gewisser, damit einhergehender ‚Störungskonstruktivismus' erscheint als umso evidenter, bedankt man, dass sich in den letzten Jahrzehnten die Grenze therapiewürdigen Verhaltens herabgesenkt hat, was Selbstthematisierungen, Selbststigmatisierungen und Selbstpathologisierungen in diesem Sinne zu begünstigen scheint (bereits Castel et al. 1982; aktueller Frances 2013).[41] Allerdings zeigen meine Ergebnisse, dass der „*Schritt*, sich für eine Therapie zu entscheiden, *eine große Hürde*" (PS06) bleibt – die größte überhaupt im Untersuchungsfeld. Bestimmt liegt hier auch ein Grund dafür, dass eine erste Anlaufstelle für Betroffene weniger die Therapeut*innen selbst darstellen, sondern häufig Hausärzt*innen aufgesucht werden.

Ausdrücklich weisen die Expert*innen darauf hin, dass die Aufnahme einer Psychotherapie als Stigma empfunden wird und kaum jemand ‚Juhu' schreit, wenn es so

---

[40]   Mit Freud ist davon auszugehen, dass Übergänge zwischen neurotischen und psychotischen Erfahrungen fließend sind: „Alle diese Phänomene, die Symptome wie die Einschränkungen des Ichs und die stabilen Charakterveränderungen, haben Zwangscharakter, d. h. bei großer psychischer Intensität zeigen sie eine weitgehende Unabhängigkeit von der Organisation der anderen seelischen Vorgänge, die den Forderungen der realen Außenwelt angepasst sind, den Gesetzen des logischen Denkens gehorchen. Sie [die pathologischen Phänomene, S. M.] werden durch die äußere Realität nicht oder nicht genug beeinflußt, kümmern sich nicht um sie und um ihre psychische Vertretung, so daß sie leicht in aktiven Widerspruch zu beiden geraten. Sie sind gleichsam ein Staat im Staat, eine unzugängliche, zur Zusammenarbeit unbrauchbare Partei, der es aber gelingen kann, das andere, sog. Normale zu überwinden und in ihren Dienst zu zwingen. Geschieht dies, so ist damit die Herrschaft einer inneren psychischen Realität über die Realität der Außenwelt erreicht, der Weg zur Psychose eröffnet" (Freud 2003a [1939]: 525).

[41]   In etwas anderer Stoßrichtung bringt ein Teil von Mediziner*innen die aktuelle Prävalenz depressiver Erkrankungen mit besseren Diagnosemöglichkeiten und einer gesunkenen Schamschwelle in Verbindung (vgl. I20).

weit ist. Eine Psychotherapie bedeute für die meisten Menschen „so eine Kränkung, die wollen das selber probieren" (PS07), da sie bis zur Aufnahme noch nicht „abgestempelt" (PS04) seien, also „so im Sinne von jetzt hab' ich einen an der Murmel und jetzt bin ich verrückt" (ebd.). In Anlehnung an Erving Goffman lässt sich also formulieren, dass die Inklusion ins psychotherapeutische Feld als ein Persönlichkeitsmerkmal gewertet wird, welches sich der Aufmerksamkeit anderer Personen „aufdrängen und bewirken kann, daß wir uns bei der Begegnung mit diesem Individuum von ihm abwenden, wodurch der Anspruch den seine anderen Eigenschaften an uns stellen, gebrochen wird" (Goffman 1975: 13). Vor allem in individualisierten Gesellschaften gilt es, so etwas zu vermeiden, da Verengungen der Identität in einem Stigma besonders negativ konnotiert sind, wenn sie Autonomie- und Authentizitätserwartungen verletzen (dazu auch Taylor 1995; Ehrenberg 2008). Die Furcht vor dem Stigma Psychotherapie kann folglich darauf zurückgeführt werden, dass die Feststellung einer Störung an der Psyche damit assoziiert ist, die Persönlichkeit ‚positiv' umzudefinieren. Verrücktsein ist ein authentischer Status, den ein Individuum erwirbt und „der ihm in der Folge von der Gesellschaft zuerteilt (zugeschrieben) wird" (Devereux 1974: 269). Eine als psychisch gestört deklarierte Person weicht in ihrem Handeln also nicht bloß ab, sondern ihre Persönlichkeit wird an der Abweichung gemessen (vgl. ebd.: 266ff) – der „zurechnungsfähige Mensch kann immer auch anders kann, der unzurechnungsfähige nie" (Musil 1979: 265). Entsprechend befreit das Label der Geisteskrankheit Betroffene auch nicht nur von der Erwartung sozialkonformen Verhaltens, sondern ebenfalls von der Erwartung selbstbestimmten und autonomen Handelns (vgl. Goffman 1961a).[42] Diese ‚positive' (Re-)Definition muss in Kulturen, denen die „Psyche allgemein als Kern – das Zentrum – der Persönlichkeit" (Devereux 1974: 178) gilt, umso mehr ins Gewicht fallen, wohingegen spezifische „Handlungen und sogar der Körper insgesamt" (ebd.) wahrgenommen werden, „als käme ihnen eine untergeordnete Stellung zu" (ebd.). Interessanterweise spielen aber gerade der Körper und Handlungen, die auf ihn bezogen sind, im Hinblick auf die Frage, warum wir's trotzdem tun, d. h. warum die erwarteten Stigmatisierungskosten in Kauf genommen werden und der Weg in die Therapie einschlagen wird, eine entscheidende Rolle. Das möchte ich nun verdeutlichen.

---

[42] Dieser Aspekt kann auch mit dem so genannten ‚sekundären Krankheitsgewinn' (Freud 1975 [1913]: 192) in Verbindung gebracht werden. Außerdem scheint hier ein Grund dafür zu liegen, dass die Alltagssprache mit Psychotherapie weniger die Behandlung von Handlungs-, sondern vor allem von Verhaltensstörungen assoziiert. Zum Vorgang des ‚Labelns' von Personen siehe aus soziologischer Perspektive auch Becker 1973.

Den „gemeinsamen Nenner" (PS04) der Entscheidung zur Psychotherapie bildet aus Expert*innensicht der Leidensdruck. Betroffene unterzögen sich einer Therapie, wenn eine

„Symptomatik so schwer geworden ist, dass sie halt sagen würden: *Jetzt komm' ich alleine nicht mehr klar.* Und jetzt brauch ich Hilfe [...] und oft in der Psychotherapie erlebt man Patienten, deren Leidensdruck [...] groß geworden ist und die dann sagen wollen: Ich hab' 'ne deutliche Einbuße durch die Symptomatik und dann sagen: Nee ich will das jetzt *loswerden.* Also ich will nicht mehr damit, will nicht mehr damit zu tun haben, will nicht mehr, dass mein Leben so belastet ist" (ebd.).

Menschen, die Therapeut*innen aufsuchen, leiden also in der Regel, was impliziert, dass ihnen der festgefahrene Zustand neu ist und fremd bleibt.[43] Vielleicht können sie nicht mehr arbeiten – oder nicht mehr aufhören – nicht mehr essen – oder nicht mehr aufhören – ein entscheidender Aspekt dieser ganzen Misere ist aber auch, dass sie nicht (mehr) wissen, „warum man was macht" (PS07). Die Ratsuchenden verstehen nicht, warum sie ein ihnen fremdes Verhalten an den Tag legen und dieses

„Verhalten, das man produziert, ist der aktuellen Situation nicht angemessen, um das mal ganz generell zu sagen. [...] Depression, Zwangsneurose, Borderline-Störungen, wo man die eigenen Affekte nicht kontrollieren kann, plötzlich völlig ausflippt, gewalttätig wird, jemanden angreift [...], das ist nicht adäquates Verhalten, oder? Oder eben die ganze Reihe an psychosomatischen Erkrankungen, [...] die ganze Palette von Symptomen. *Und wie gesagt die Menschen kommen nur, wenn sie nicht mehr klarkommen.* Das ist keine Luxusbehandlung" (ebd.).

Dass hinter einem vermeintlichen Normalisierungs- und Optimierungswahn ‚wirkliche' Probleme liegen könnten und das Leiden viel weniger durch eine Abweichung in den Augen der Anderen bestimmt ist, als Soziolog*innen gemeinhin annehmen,[44] zeigt sich im Untersuchungsfeld daran, dass sich die Betroffenen tatsächlich nicht mehr so bewegen können, wie sie wollen. Erst von da an geht's bergab, weil an dieser faktischen körperlichen Bewegungseinschränkung nicht ‚nur' die Bewältigung des Alltags scheitert: ‚Natürlich' werden bisherige Identitätsentwürfe und Lebensziele unterlaufen, wenn jemand das eigene Haus nicht mehr verlassen kann. Aus Sicht der Expert*innen hängt die Stärke des in die Therapie treibenden Leidensdrucks davon ab, inwiefern

---

[43]   Vgl. in diesem Sinne und in phänomenologischer Perspektive zum Leiden Wandruszka 2009: 26, 165; siehe darüber hinaus Jaspers 1973 [1923]: 660.

[44]   Der Psychiater Andreas Heinz liefert eine bemerkenswerte Auseinandersetzung mit dem „Begriff der psychischen Störung" (2014), die einen Weg zwischen übertriebener Pathologisierung, Normalisierungszwang und der Realität von Stör- und Leidenserfahrungen sucht.

eine Problematik in den Lebenszusammenhang der betroffenen Personen ausstrahlt und Folgewirkungen zeitigt, die aus soziologischer Perspektive an Exklusionsverkettungen[45] erinnern. Denn wer nur noch zu Hause bleibt, für den bleiben konsequenterweise (reale) soziale Kontakte aus, für den ist der „Job [.] gefährdet, ähm Beziehung, Familie leidet darunter, droht zu zerbrechen, also je mehr von diesen Faktoren zunehmen, also quasi ähm desto eher kommen Leute in 'ne Therapie" (PS04). Je stärker die körperliche Bewegungsunfähigkeit und eine Handlungsfixierung auf nur noch bestimmte Abläufe in klar umgrenzten Regionen sind und das Leben der Ratsuchenden prägen, desto eher begeben sich diese Menschen in eine Therapie und/oder werden aus ihrem Umfeld dazu angeregt – nicht nur also, weil sie auffallen, irritieren und abweichen, sondern weil sie *tat-sächlich* verschwinden.

Wie dieses *stillgestellte Verschwinden* den Weg ratsuchender Menschen in eine Psychotherapie bestimmt, soll nun an einem Blick auf *Lucy, Sabrina* und *Ruben* verdeutlicht werden. Als exemplarische Fälle des psychotherapeutischen Beratungsfeldes kennzeichnet sie formal, dass sie mehrere Diagnosen psychischer Störungen haben und sich zum Zeitpunkt der Interviews nicht als gesund beschreiben. In allen Fällen dominiert im Vorfeld der Therapie eine Furcht vor der Berührung durch Anderes, die sich in Einschränkungen des Bewegungsradius äußert *und* verstärkt.

Lucy: Angst[46]

Zum Zeitpunkt unseres Gesprächs ist Lucy Anfang 20. Sie hat 15 spezielle Phobien, eine Panikstörung, eine generalisierte Angststörung und eine Depression wurde ebenfalls diagnostiziert. Lucy ist Studentin und hat ihren Studienort ausgewählt, weil es dort eine therapeutische Einrichtung gibt, die auf ihr Leiden spezialisiert ist. Angst hat sie, seit sie sich zurückerinnern kann, was bis in den Kindergarten reicht. Warum das so ist, kann sie nicht sagen, allerdings geht sie mittlerweile davon aus, dass sie eine grundsätzlich ängstliche Person ist. Erste Therapieerfahrungen sammelte Lucy während eines stationären Aufenthalts von ca. eineinhalb Jahren nach einem Selbstmordversuch. Ein Jahr später begann sie die erste Psychotherapie und ist seitdem kontinuierlich in das psychotherapeutische Beratungsfeld inkludiert. Heute sucht sie ihren

---

[45] Siehe dazu Luhmann 1995.

[46] „Das Wort Angst beruht auf einer Abstraktbildung [...] von der Fortsetzung des dem urindogermanischen Neutrum [...] ‚Enge, Bedrängnis' zugrundeliegenden Nominalstammes. Bereits die einzelsprachlichen Fortsetzungen des Grundwortes zeigen neben der Grundbedeutung ‚Enge' die Bedeutung ‚Angst'. Die Semantik der einzelnen Wortbildungen (gr.: ἄγχω ‚zusammenschnüren, erdrosseln', lat. angō ‚zusammenschnüren, würgen, beklemmen' u. a.) deutet darauf hin, daß eine Verbindungsstelle zwischen beiden Bedeutungen das Zusammenschnüren der Kehle ist. In den indogermanischen Sprachen finden sich zahlreiche Worte ähnlicher Bedeutung, die körperliche und seelische Bedrängnis zugleich ausdrücken" (Rüger 1986: 43).

Therapeuten je nach Bedarf auf; außerdem besucht sie in eine Selbsthilfegruppe, weil sie im Austausch mit anderen Betroffenen neue Strategien für den Umgang mit ihren Ängsten erwerben möchte.

Lucy erhofft sich von der Psychotherapie und der Einbindung in das psychotherapeutische Feld, ihren Alltag bewältigen zu können. Sie fühlt sich aufgrund ihrer Ängste unerwachsen, und Erwachsensein ist für sie ein erstrebenswerter Normalzustand, der sich durch Autonomie und Selbstständigkeit auszeichnet. Die Angst behindert Lucy beim Erreichen dieses Ziels, ein Zusammenhang, den sie am Beispiel ihrer Spinnenphobie schildert. Sie schämt sich dafür, weil ihre Wertvorstellungen diskriminiert werden und hat außerdem Angst vor einer Enttarnung als infantil. Vor dem Hintergrund ihrer momentanen Lebenssituation verschärft sich diese Gefahr der Enttarnung, da Lucy alleine wohnt, was für sie einen Fortschritt darstellt, auf den sie stolz ist. Die Spinnenphobie bedroht dieses Image:

„Und ich kann nicht um Hilfe schreien, ich kann auch niemanden anrufen, ich könnte jemanden anrufen, aber es wär' mir wahrscheinlich auch sehr unangenehm [...]. Also es ist mir in gewisser Hinsicht auch peinlich, weil ich mich damit auch immer sehr unerwachsen fühl'. Also ich finde, dass Angst einen auch sehr klein macht und sehr zum Kind werden lässt, also ich fühl' mich nicht sehr erwachsen damit, wenn ich gerade starke Angst vor irgendwas habe, was die meisten Leute als nicht besonders angsteinflößend ansehen würden. Dann ähm ja dann würde ich mich ungern an jemanden wenden. Also ich möchte das selber hinkriegen. Bin ja auch alleine hier hingezogen, um hier alleine zu wohnen und bin ja auch alt genug dann mittlerweile.“

Lucy wird durch die Angst in ihren alltäglichen Bewegungen eingeschränkt. Um dies zu verdeutlichen, verweist sie im Interview abermals auf das Beispiel der Spinne. Trifft sie auf das Insekt, könnte sich eine folgende Verkettung der verschiedenen Phobien negativ auf weitere Bewegungspotenziale im Alltag auswirken. Immer wieder läuft sie Gefahr, sich an ihren vielfältigen Ängsten zu stoßen und bleibt kleben:

„Nehmen wir an, morgens sitzt das Tier in meiner Wohnung, das sitzt über meiner Tür, dann hab' ich ein Problem rauszugehen, ganz praktisch gesehen zu meiner nächsten Veranstaltung. Und ich habe 'ne Veranstaltung, wo ich pünktlich sein muss. Dann sitz ich da und hab' 'n Problem, akut und wenn ich dann in der Veranstaltung sitze, habe ich möglicherweise eine Panikattacke, weil's so schrecklich voll ist. Dann muss ich ein Referat halten, dann ich hab' das nächste Problem.“

Befindet sich Lucy in der Nähe einer Spinne, so bekommt sie Panik. Ihr Körper zeigt diverse Stressreaktionen und sie erstarrt. Das ist nicht nur anstrengend und hebt den Stresspegel für den weiteren Tagesverlauf an. Passierte dies unter Menschen, drohte die Enttarnung der unliebsamen Eingeschränktheit, weil die Angst am Körper sichtbar würde. Der Körper verrät Lucy, wenn sich die Augen der Anderen bspw. während eines Referats auf sie richten und sie ihre Affekte dann nicht unter Kontrolle hätte.[47] Diese Vorstellung ist für Lucy äußerst negativ besetzt. Weil sie so etwas schon am eigenen Leibe erfahren hat, versetzt sie die Erwartung, es könnte wieder passieren, im Voraus in verstärkte Alarmbereitschaft. Lucy hat *Angst vor der Angst*:

> *„Ich werde angestarrt, ich muss was ganz Wichtiges sagen und das macht mich nervös. Das macht mich sehr, sehr nervös. Ähm ja und da hab' ich auch dann immer, wenn ich dazu genötigt wurde, ein Referat zu halten, sehr schlechte Erfahrungen gemacht. [...] Ja, weil die mir alle so aufmerksam zuhören und dann ähm denk ich mir jetzt muss das was du sagst total wichtig sein und dann kann ich mich nicht mehr konzentrieren. Dann lass' ich meine Karteikarten fallen, fang an zu schwitzen und renn dann schlimmstenfalls raus [...], ich, ich lass die fallen vor lauter Panik, weil ich im maximalsten Fall dann anfang' zu zittern, wie so'n Alkoholiker. Und das ist mir peinlich, ja und im schlimmsten Fall hau' ich dann ab, ja."*

Im affektiven Kontrollverlust manifestieren sich Angst und Panik am Körper. Er ist, „als Bedeutungsträger in der Praxis" (Klein 2005: 82), die soziale Sichtbarkeitsfolie, auf der sich Lucys Angst abzeichnet, und mit der sie im Zögern, Zittern und der panischen Starre, die sich in der Flucht löst, die Interaktionsordnung des Seminars stören würde. Die Stärke von Abweichungsvorstellung und -erfahrung ist also nicht unabhängig vom sozialen Kontext, sondern Lucys Ängste verschlimmern sich durch die Situation des Referats, weil diese für sie ein besonderes Schampotential beinhaltet. Wenn davon auszugehen ist, dass Scham eine (Re-)Aktion auf einen Imageverlust darstellt, weil eine sich schämende Person ihre „ganze Persönlichkeit [...] in die Aufmerksamkeit des Begegnenden gerückt" (Simmel 1983d [1901]: 143) und sich zugleich „verringert und herabgesetzt" (ebd.) empfindet, verstärkt sich diese Bedrohung in der Fokussierung auf Lucy als Sprecherin. Verlöre sie jetzt die Kontrolle, könnte sie sich nicht einfach entfernen, sondern liefe Gefahr, in einer Art und Weise festgestellt zu werden, die ihr Selbst herabsetzen würde. Ein Referat halten zu müssen, stellt für sie daher eine Nötigung dar.

Aber nicht nur diese Einschränkung von (Bewegungs-)Möglichkeiten macht die Angst für Lucy zu etwas Pathologischem und Therapiewürdigem, sondern auch ihre Irrationalität. Diese bemisst Lucy einerseits an Vergleichen mit dem für sie normalen Status des Erwachsenseins, der in ihren Augen nicht durch die einschränkende Ängstlichkeit gekennzeichnet ist. Andererseits ist die intersubjektive Nachvollziehbarkeit ein entscheidender Maßstab. Es seien nicht ‚reale', nicht wahrscheinliche Risiken, die

---

[47] Zur sozialverräterischen Rolle des Körpers in Interaktionen vgl. Goffman 2009 [1959]: 48ff.

zum Ausbruch von Angst und Panik führen, sondern Lucys Einstellung gegenüber der Welt, von der sie annimmt, Andere könnten sie nicht nachvollziehen. Lucy meint, dass ihre eigenen Gedanken sie erstarren lassen, sodass die Ursache der Angst in ihrer Psyche zu hängen scheint und dort als Störung situiert werden kann:

> *„Na ich denke psychisch ist es dann auf der Ebene von Gedanken und die Gedanken führen dann zu den Angstgefühlen. Also die irrealen Gedanken, zum Beispiel bei der Spinne, dass die mir was tun würde, was sie ja faktisch nicht kann. Giftig wird die bestimmt auch nicht sein. Also es ist immer sehr unreal. Also es ist immer unbegründet. Genau. Und die Gedanken führen dann zu dem Ausbruch der Angst."*

Scham, Angst und Panik sind aber auch leibkörperliche Erfahrungen (dazu u. a. Schmitz 2005a [1964]: 169ff; Gugutzer 2002: 92f.), die auf ein Moment sozialer Entkopplung verweisen:[48] Scham bemerkt Taktlosigkeit und „Takt ist ein Mechanismus, mit dessen Hilfe Akteure die Verhältnisse von ‚Vertrauen' bzw. ontologischer Sicherheit reproduzieren können" (Giddens 1997: 116). In der Scham ist Lucy gegen die soziale Situation auf sich selbst fokussiert. Sie wird sich „selbst zum Objekt" (Böhme 2003: 87), weil sie sich „von den anderen ertappt" (ebd.) fühlt, weil sie „der Andere durch seinen Blick zum Gegenstand macht" (ebd.). Auch Angst kann als ein solch gegenwärtiges Erleben verstanden werden, in dem sich lebensweltliche Bezüge im Ich zusammenziehen (dazu Schmitz 2005a [1964]: 169ff; Heidegger 2006 [1926]: 184ff). Hans Blumenberg zufolge ist sie „auf den unbesetzten Horizont der Möglichkeiten dessen, was herankommen mag, bezogen" (Blumenberg 2006: 12), sodass, wer aus „Angst oder in Angst reagiert, [.] den Mechanismus vorgeschobener imaginativer Instanzen verloren" (ebd.) hat – „Welt zu haben ist immer das Resultat einer Kunst, auch wenn sie in keinem Sinne ein ‚Gesamtkunstwerk' sein kann" (ebd.: 13).

Über die Einschränkung alltäglicher Bewegungsfähigkeit und die Panikattacken hinausgehend, zeigt sich der Aspekt, dass diese sinnhafte Entkopplung in der Angst Lucy leibkörperlich (be-)trifft, in radikalster Form in derealisierenden Erstarrungszuständen, in denen sich Lucy quasi ganz aus dem Sozialen rauszieht. Kann sie nicht fliehen, verschwindet sie so manchmal trotzdem, wenn es

---

[48] So z. B. Thomas J. Scheff: „Shame results from a threat to the social bond, then Shame would be the most social of the basic emotions. Fear signals danger to the body, anger signals frustration, and so on. The sources of fear and anger, unlike shame, are not uniquely social. Grief also has a social origin, since it signals the loss of a bond. But bond loss is not a frequent event. However, since Shame involves even a slight threat to the bond, it is present or anticipated in virtually all social interaction. Shame is the emotion that Durkheim could have named as the social emotion, had he named a specific emotion" (Scheff 2003: 256). Siehe auch Neckel 2009.

„dem Körper oder dem Geist sozusagen zu viel wird, dass er sich dann rauszieht aus der Situation und man dann quasi dasitzt, als Salzsäure erstarrt vor Angst, aber dann nicht mehr – ja, klingt jetzt vielleicht ein bisschen esoterisch – aber nicht mehr in seinem Körper wohnt. Für'n kurzen Moment, weil's halt zu viel wird. Dann entschwindet man. [...] Ja, oder steht im wahrsten Sinne des Wortes neben sich. "

In dieser Form der Erstarrung werden ein durch die, gleichwohl normative, Struktur der Situation gehemmter Fluchtimpuls und ein gehindertes ‚Weg!', die der Angst Anlass geben (vgl. Schmitz 2005a [1964]: 175ff), zu einer „zirkulären Verwandlungsflucht" (Canetti 1981: 403). Vielleicht hofft Lucy, man werde als erstarrter Körper, „als Toter losgelassen [.]. Man bleibt liegen, und der Feind geht weg" (ebd.: 408). Diese Form der Verwandlung in der Flucht ist „die *zentralste* von allen: Man wird so sehr zum Zentrum, daß man sich nicht mehr regt. Man verzichtet auf jede Bewegung, als wäre man tot, und das andere entfernt sich" (ebd., Herv. i. O.). So geht Lucy in ihrer Angst dem Sinnprozedere des Sozialen verlustig – das fällt nicht auf, bis sie sich in Bewegung setzen muss.

Sabrina: Masse[49]

Auch Sabrina ist zum Interviewzeitpunkt Anfang 20. Sie leidet an einer Binge-Eating-Disorder, an Depressionen, sozialen Ängsten, einer generalisierten Angststörung mit Panikattacken und an Hypochondrie. Im Alter von 16 Jahren hat sie ihren ersten Klinikaufenthalt hinter sich gebracht. Als Grund nennt sie ihr Übergewicht und das Mobbing ihrer Mitschüler*innen. Sabrina würde gerne mit einer Ausbildung im künstlerisch-kreativen Bereich oder der Bürokommunikation beginnen, was neben und nach einem angestrebten Gewichtsverlust ihr Ziel für das nächste Jahr darstellt. Zum Zeitpunkt des Interviews sieht sie sich dazu noch nicht in der Lage, da sie sich in ihren Ängsten zu häufig verfängt, gehemmt ist und sich daher selten in den öffentlichen Raum hinein bewegen kann. Ihre Psychotherapie steht kurz vor dem Abschluss und sie geht in eine Selbsthilfegruppe, um sich über ihre Erfahrungen auszutauschen. In der Regel nämlich hält sie mit ihren Ängsten und damit, wie es ihr geht, hinterm Berg, habe sich

---

[49] Masse ist die „fundamentale physikalische Größe, die in der klassischen Mechanik in träge und schwere Masse eines Körpers unterschieden wird. Die träge Masse ist ein Maß für dessen Trägheit gegenüber einer Änderung seines Bewegungszustandes, die schwere Masse ein Maß für seine Schwere im Gravitationsfeld anderer Körper. [...] Schwere und träge Masse sind streng proportional [...]. Das geschwindigkeitsabhängige Produkt [...] bezeichnet man hingegen als die ‚bewegte Masse'" (I21).

„Facetten aufgebaut, also wie ich weiß wie ich bei welchen Personen wie sein muss. Und ähm is' dann praktisch immer wie so 'ne Maske wie so 'ne Rolle, die ich dann spiele ".

Auch Sabrina tarnt sich also, weil sie meint,

„dass man halt in der Gesellschaft nicht so anerkannt wird, dass es auch nicht so verstanden und das sind übertriebene Ängste für viele und viele kommen damit nicht so klar. "

Mit der Verhaltenstherapie hat sie begonnen, als sie *„mit diesen* Panikattacken *nicht mehr klarkam ".* Dieses Nicht-mehr-klar-Kommen beschreibt Sabrina als ein Zusammentreffen verschiedener Probleme, die nicht nur Folge der verschiedenen Störungen, sondern auch des Todes der Mutter und der damit einhergehenden Übernahme von Verantwortlichkeit im familialen Bereich seien. Bewegungseinschränkungen im Alltag spielen in ihrem Fall ebenfalls eine entscheidende Rolle. Denn so wie Lucy kommt Sabrina aus Angst nicht vom Fleck, wenn sie z. B. Busfahren vermeidet, weil dies für sie der Beginn eines Horrorszenarios ist: Weil sich im Bus viele Menschen auf engem Raum zusammendrängen, hat sie nicht nur Angst vor einer Negativbewertung ihrer eigenen Person durch Andere, da diese sie auf ihr Gewicht reduzieren könnten. Zudem hat sie ein

„Problem damit, dass ich weiß, dass im Bus zum Beispiel auch viele Bakterien und Viren sein könnten [...]. Also wenn ich diese Bakterien an den Fingern habe, könnt' ich davon krankwerden, müsst' ich Medikamente nehmen und so weiter und dann schließt sich dieser Kreislauf dann wieder auch. [...] Wenn ich 'ne Krankheit habe und krank bin, muss ich Medikamente nehmen. Das Medikament könnte ich nicht vertragen, wenn ich's nicht vertrage hab' ich Nebenwirkungen. Von den Nebenwirkungen könnte 'ne andere Krankheit ausgelöst werden oder könnte ich meine Angst wiederkriegen oder wie auch immer. Oder von den Nebenwirkungen könnte ich einfach wirklich, ja platt gesagt einfach wirklich sterben. "

Nicht nur solche Negativszenarien und die folgende ängstliche Einschränkung des Bewegungsradius waren aber für Sabrina Gründe, eine Therapie zu beginnen. Ein entscheidender Faktor ist darüber hinaus, dass sie ihre Ängste nicht versteht. Sie erscheinen ihr unbegründet, irrational und sind ihr daher selbst unheimlich:

„Also es war 'ne zeitlang wo ich wirklich dachte ich, ich werd' verrückt. Also ich wusste überhaupt nicht, was passiert, warum es passiert [...]. Also es fing eigentlich an, dass ich gemerkt habe ich hab' Angst, aber ich weiß nicht wovor. Also die Angst war da ähm ich konnte wirklich, ja von jetzt auf gleich 'ne Panikattacke bekommen und wusste aber nicht warum. Und ich wusste nicht wovor hab' ich jetzt eigentlich Angst, mir kann doch gar nichts passieren. Ich weiß von meinen Ärzten

*ich bin organisch gesund, aber ähm trotzdem war diese Angst da und diese kör-
perlichen Symptome."*

Sabrina beschreibt ihre Panikattacken als Extremerfahrungen. Belastend ist für sie jedoch weniger die Gefahr einer Enttarnung, so wie es bei Lucy der Fall ist. Die Erfahrung *„wahnsinniger Angst"* ist Sabrina unheimlich, weil sie diese als ein bloßes, ein
entfremdetes und ferngesteuertes Funktionieren erlebt; als *„Gefühl nicht anwesend zu
sein"*, das sich körperlich äußert und sie plötzlich und grundlos überfallen kann. Die
Therapiewürdigkeit von Angst und Panik wird also abermals an deren Irrationalität
und daran gemessen, dass sie der eigenen Kontrolle entzogen sind. Außerdem hat
Sabrina das Gefühl, diese Zustände gehörten nicht zu ihrem Selbst, erscheinen ihr als
ursprünglich fremd. Das Unverständnis über diese Erfahrungen dominiert als Beratungsanlass, weswegen Sabrina in der Therapie vor allem nach Antworten und Erklä-
rungen sucht.

In diesem Fall spielt aber noch eine weitere Erfahrung der (körperlichen) Abweichung eine entscheidende Rolle, denn mit ihrem Übergewicht stößt sich Sabrina immer wieder an den Grenzen der Normalität und des Durchschnitts – vor allem während
der Bewegung durch den öffentlichen Raum. Aufgrund der Masse ihres Körpers hat
Sabrina Angst, dass sie nicht ‚passt‘, und Angst vor der Bewertung durch Andere. Sie
hat Angst

*„Fehler zu machen. [...] Eigentlich dreht sich die Angst darum: Kommt das, also
klappt das mit meinem Gewicht? Pass‘ ich überall? Pass‘ ich auf den Stuhl, pass‘
ich auf die Bank, wie auch immer. Wie ist das mit Leuten? Ähm gucken die,
machen die 'ne blöde Bemerkung, reden die vielleicht über dich. [...] Und ähm
deswegen geh‘ ich der Sache eigentlich ziemlich aus dem Weg. [...] Und ich merke einfach, dass diese Angst mich in vielen Dingen schon sehr beeinträchtig und
sehr einschränkt und ja ich will das eigentlich so gar nicht."*

Nicht nur eine soziale Angst, die auf Vergleichen mit Anderen beruht (vgl. Bude 2014:
26), scheint hier von Bedeutung zu sein, sondern die Masse des eigenen Körpers rückt
Sabrina in einen faktischen Abstand zur umgebenden Sozialwelt. Daran verdeutlicht
sich erneut, dass die Erfahrung einer Abweichung als Anlass für Psychotherapie mit
der Kontrolle und Bewegungsfähigkeit des eigenen Körpers in Zusammenhang steht:
Als Folge ihres Binge-Eatings, diesem an- und überfallmäßig unkontrollierbaren Essen, trägt Sabrina nicht nur ein Stigma mit sich herum, auf das Andere sie womöglich
reduzieren (dazu auch Goffman 1975); ihr Körper bremst sie tatsächlich aus, wenn sie
nicht in einen genormten Stuhl passt oder zu langsam ist und abgehängt wird. Immer
wieder spürt Sabrina so, gerade in der Einnahme des Raums durch ihren Körper, den

Abstand zum Umgebenden, und *„zwischen der Gruppe und dann mir 30 Meter Abstand ist dann halt irgendwann belastend."*
Heute stellt dieser belastende und bremsende Körper für Sabrina jedoch nicht
mehr den Auslöser allen folgenden Übels dar, sondern sie begreift ihn als Korrelat ihrer Biografie. Nicht ein „Schönheits-, Figur- oder Eßproblem [...], sondern ein Identi-
tätsproblem" (Gugutzer 2005: 323) scheint ihm zugrunde zu liegen, das Sabrina durch
die Gewichtszunahme zu lösen versuchte. Ihre Körperpraxis wurde zu einer *„Notlö-
sung"* (ebd.: 328, Herv. i. O.), um sich ihrer selbst zu versichern, der Körper zu einem
Bollwerk gegen andere Möglichkeiten, das Sabrina (aber) verlangsamte und sich immer mehr verweigerte. Ursprünglich als Schutzpanzer gegen das Soziale konzipiert,
hat der eigene Körper sie bewegungsunfähig gemacht bzw. ist der offensichtliche
Ausdruck des Gegenteils einer „Bewegung [.], welche eine Richtung hat, kennt [..]
keine Richtung mehr, [.] bewegt sich nirgendwo hin, [.] hat nichts mehr mit Bewegung
zu tun" (Baudrillard 1991: 40). Ebenso wie Sabrinas Angst sich äußert, wenn die Gedanken in diesem *„Kreis, um den sich die ganzen Sorgen handeln und drehen"* verhar-
ren, befindet sich der Körper im wiederholten Essen in einer zirkulären „Ekstase der
Bewegung" (ebd.). Gerade die Angst um den eigenen Körper ist für Sabrina aber letztlich zum Bewegungsmotor geworden. Denn krank zu werden, nicht nur durch Bakterien und Viren, sondern auch durch das starke Übergewicht, stellt jene Gefahr dar, die
ihren Körper dem Stillstand entzieht – geradeso, wie seine unheimlich-panischen
(Re-)Aktionen sie in die Therapie getrieben haben.

Ruben: Hygiene[50]

Ruben ist zum Interviewzeitpunkt Mitte 30. Er betreibt sein zweites Studium, das kurz
vor dem Abschluss steht, und ist als Pädagoge tätig. In seinem Leben spielt Kunst eine
große Rolle und nimmt eine Schlüsselfunktion in seiner Therapiegeschichte ein.
Im Verlauf von ca. vier Jahren hat Ruben drei Psychotherapien mit verhaltens-
therapeutischem Schwerpunkt bei verschiedenen Therapeutinnen absolviert und einen
stationären Aufenthalt. Bei ihm wurden eine Depression und eine Zwangsstörung mit
Zwangshandlungen und Zwangsgedanken diagnostiziert. Letztere äußert sich vorwiegend in Wasch- und Reinigungstätigkeiten. Momentan macht Ruben keine Therapie,
schließt aber nicht aus, dass dies im Laufe seines Lebens noch einmal der Fall der sein
könnte. Obwohl ihm die Depression heute als relativ gut verheilt gilt, nimmt er noch

---

[50]   Hygiene ist „die vorbeugende Medizin, d. h. die Gesamtheit aller Bestrebungen und Maßnahmen
       zur Verhütung von Krankheiten und Gesundheitsschäden beim Einzelnen (Individualhygiene)
       und bei der Allgemeinheit (Allgemeinhygiene), besonders hinsichtlich der durch das Zusammen-
       leben der Menschen (Infektionskrankheiten und Epidemien) und durch den Beruf (Arbeitshygie-
       ne) entstehenden bzw. drohenden Erkrankungen" (I22).

ein niedrig dosiertes Antidepressivum ein. Hinsichtlich seiner Zwänge spricht er sich weniger von der Gefahr eines Rückfalls frei. Denn diese seien eine ziemlich hartnäckige Angelegenheit, die man nur schwer wieder loswird, wobei er mittlerweile aber auch davon ausgeht, dass er wohl eine grundsätzlich neurotische Persönlichkeit sei, neigt er doch dazu, Dinge zu dramatisieren und sich auf sie zu versteifen. Aus dieser Disposition heraus steige sein Stresspegel schneller, und wenn der Stresspegel steigt, *„zwängelt"* er eben auch schneller. Entsprechend beschreibt Ruben seine Zwangshandlungen als Reaktionen auf so genannte *„Triggermomente"*, d. h. bestimmte Reize, die eine alltägliche in eine gefährliche Situation verwandeln:

> *„Menschen sind eigentlich das größte Problem [lacht]. [...] Aber das ist- ich glaube alles was wirklich mit Krankheit besetzt war oder beziehungsweise die Spritze ist sowieso schon [...] das ist irgendwie so behaftet damit. Genauso wie eben Blut, also. Ich glaube das sind schon die größten Triggermomente immer gewesen."*

Wie Sabrina *re-agiert* Ruben, weil er sich vor Krankheiten schützen möchte, und dieses Bestreben hat die Welt außerhalb der eigenen Wohnung in einen Infektionsherd verwandelt. Da hat er sie lieber gemieden:

> *„Man hat Unsicherheit rauszugehen, wenn man nichts mehr anfassen will, ist es schwierig sich irgendwie nur aus der Haustür zu bewegen oder wenn man dann sofort wieder einen Waschzwang kriegt oder Angst vor fremden Menschen hat, dann ist es ziemlich schwierig da irgendwie klarzukommen, also da gibt es einfach so eine große Unsicherheit rauszugehen ähm, dass man dann eben anfängt zu Hause zu bleiben. [...] Weil die, also die Unsicherheit gibt es, weil es natürlich so eine Überzeugung gibt, von wegen der steckt mich mit der Krankheit [...]. Und das ist natürlich wie so ein Schutz, wenn man zu Hause ist, ne? Das kennt man, da kann man sich hermetisch abriegeln irgendwie, also vermeintlich ähm. Und das-draußen ist alles eben ja ungewiss, man kann ja die Umwelt nicht stören äh nicht, nicht äh steuern"*

Rubens Leidenschaft ist also die Hygiene. Er hat ein ambivalentes Verhältnis zu ihr, weil sie ihm Sicherheit gibt, weil sie ihn in einer ganz bestimmten Hinsicht verunsichert. Sie ist seine Sucht, so wie Sabrinas Sucht das Essen ist. Beide haben in der Wiederholung ihren Verstand verloren und führen nun beständig „die Unmöglichkeit einer vollständigen Selbstkontrolle" (Ehrenberg 2008: 22) vor Augen. Ruben mangelt es an Vertrauen bzw. aktivem und unergründbarem Vertrauen, jener Leistung, die Leben in modernen Gesellschaften dem Individuum abverlangt (vgl. Luhmann 2000b; Giddens 1996a). Er verfügt nicht über diese Einstellung, die es erlaubt, beherzt aus der Tür hinaus in eine Welt zu treten, die zwar der eigenen Kontrolle entzogen ist, einen deswegen jedoch nicht automatisch umbringt. Stattdessen kamen diese wiederholten und wiederholenden Ideen, gegen die er sich nicht wehren konnte, weil die Alternativen fehlten. Seine „Zwanghaftigkeit [ist, S. M.] erstarrtes Vertrauen" (Giddens 1996a: 167); eine Leistung zwar, aber eine fehlerhafte. Sie begünstigt nicht den Sprung ins kalte Wasser der Kontingenz, was paradoxerweise gerade daran zu liegen scheint, dass der Zwang Kontingenz nicht ausblendet, sondern in einer Art und Weise mitführt, die sie in der Einblendung nur noch gefährlicher Alternativen sichergestellt hat. Für Ruben war alles „*Unbekannte, alles was einem suspekt erschien in seinem eigenen Kosmos, das war letztlich irgendwie gefährlich*", und eben nicht bloß riskant, da der etwaige Schadenseintritt immer weniger der eigenen Kontrolle unterlag, sondern mit immer mehr Sicherheit als gewiss erschien.[51] So gesehen wären die sich aufdrängenden Zwangsgedanken und die Handlungen, um ihnen Abhilfe zu schaffen, bereits *Reaktionen*; Versicherungspraxen und subjektiv logische Konsequenzen vor dem Horizont einer gefährlichen Welt.

Den Weg in die Therapie ist Ruben vor gut zehn Jahren zu einem Zeitpunkt gegangen, als die Welt für ihn schon sehr klein geworden war. Diese Schrumpfung rührte nicht nur daher, dass er sich vor etwas fürchtete, das sich mit bloßem Auge gar nicht wahrnehmen ließ und folglich überall lauern konnte. Unsicherheit und Ängste hatten Rubens Leben derart eingeschränkt, dass auch die Zwangshandlungen keine Abhilfe mehr schaffen konnten und er in eine Depression fiel. Gar nicht mehr sei es ihm gelungen, sich

> „*zusammenzuraffen [...] und äh hab dann eigentlich nur zu Hause rumgehangen und permanent Rotz und Wasser geheult, und dann fällt einem irgendwann mal auf, dass man tatsächlich was machen muss beziehungsweise ich hab' dann mit meinem Hausarzt dann glaub' ich damals auch gesprochen, der zum einen mir Medikamente verschrieben hat und zum anderen mich auch überwiesen hat, an eine Psychotherapeutin.*"

Vielleicht hängt dieser Schritt in die Therapie daran, dass die Depression schon salonfähiger ist als der Zwang, vielleicht aber auch daran, dass in ihr, weil man „*ja wirklich so selbst, so sehr bei sich oder beziehungsweise so in sich gefangen*" ist, weniger Bewegung und mehr Zentriertheit und Abgeschlossenheit liegen als in ihm, und dies der Gradmesser des Entschlusses ist. Manche sehen im Zwang und der Sucht sogar „Mittel, um die Depression zu bekämpfen" (Ehrenberg 2008: 22), weil sie unsere Bewegung wenigstens noch in irgendeine Richtung ziehen. Gerade die Kombination aus gefährlicher Gewissheit und Handlungsunfähigkeit hat Ruben die Kraft genommen, sich fortzubewegen. Auch heute noch wäre eine solch extreme Einschränkung des

---

[51] Zu dieser Unterscheidung von Risiko und Gefahr siehe Luhmann 2005.

Bcwcgungsradius' auf cinc vcrmcintlich kontrollicrbarc Umgcbung, für dic dic cigcnc Wohnung paradigmatisch steht, für ihn ausschlaggebend für den Beginn einer Therapie.

4.1.3 Erste Voraussetzung: Ich-Fixierung und Katastrophensinn

Durch die Einzelfallanalysen haben die Erfahrungen des Nichtweitergehens und die Ausweglosigkeit im Feld der Psychotherapie deutlichere Konturen erhalten. Bemerkenswert ist zunächst, dass die Ratsuchenden an einem *tat-sächlichen* körperlichen Festgestelltsein und einer körperlichen Bewegungsunfähigkeit leiden, durch die soziale Teilhabe und die alltägliche Lebensführung eingeschränkt werden. Ängstliche bis panische Gefühle, von denen die Betroffenen im Beratungsvorfeld wiederholt übermannt werden, spielen eine entscheidende Rolle. Sie leiden an diesen befremdlichen Erfahrungen und einem irritierenden und automatisierten körperlichen Verhalten, das sich ihrer Kontrolle entzieht.

In dieser körperlichen Feststellung und leiblichen Bedrängnis scheinen die Ratsuchenden der Psychotherapie von einer Erfahrungseinstellung beherrscht zu werden, die ihren Blick auf die Welt gefährlich einfärbt und andere Möglichkeiten ausschließt. In den Fallanalysen hat sich gezeigt, dass die Gedanken der Betroffenen beständig um Gefahren und Probleme kreisen, die sich auf das drohende Unheil der körperlichen Auslöschung und die Überschreitung oder den Verlust der Selbstgrenze konzentrieren. Diese Fixierung der Aufmerksamkeit in gedanklichen Kreisbewegungen lässt sich als eine ängstlich übersteigerte *Ich-Fixierung* interpretieren, durch die die Ratsuchenden in die Enge getrieben werden bis sie mit dem Rücken zur Wand stehen.[52] Sie leiden an einem Katastrophensinn, leben in der allgegenwärtigen Gewissheit gefährlicher Menschen, Dinge und Orte, die sie in die Isolation, Entkopplung und schließlich eine Situation der Ausweglosigkeit führt. Immer gleiche Möglichkeiten bleiben gefährlich aktuell und verweisen beständig auf die Notwendigkeit, sich selbst und insbesondere den Körper vor dem Begegnenden zu schützen: Wenn *Sabrina* Busfahren vermeidet, weil sie spürt, dass es für sie tödlich ausgehen wird, wird alles andere ausgeblendet, die Spinne wird *Lucy* definitiv zum Verhängnis werden und *Ruben* wird sich außerhalb

---

[52] Zu ähnlichen Ergebnissen kommt Heinz. In Anlehnung an Plessners Konzept der exzentrischen Positionalität und Heideggers Daseinsanalyse diskutiert er Gründe psychischen Leidens erstens in einer übersteigerten Zentrierung der Betroffenen, zweitens einer Auflösung der zentrischen Komponente zugunsten der Seite der Fremderfahrung, drittens einem Verlust des vertraut gestimmten Bezugs zur sowie der affektiven Schwingungsunfähigkeit gegenüber der Umwelt und viertens der Unfähigkeit „die leibliche beschränkte Perspektive zu übersteigen" (Heinz 2014: 343; siehe darüber hinaus: 195ff).

der eigenen Wohnung garantiert mit etwas anstecken. Diese Menschen haben die Fähigkeit verloren, Begegnendes anders zu erfassen.

Im Anschluss an den französischen Soziologen Gabriel Tarde, der um 1800 ähnliche Phänomene beobachtet hat, ließe sich formulieren, dass die Ratsuchenden der Psychotherapie an einer Nachahmung ihrer „selbst durch sich selbst" (Tarde 2009b [1890]: 96) leiden, die „nichts Soziales hat" (ebd.) und keine andere Möglichkeit sieht als die Gefahr. Mit Luhmann lässt sich die Ich-Fixierung in ganz ähnlicher Hinsicht als eine übersteigerte Selbstreferentialität der Psyche interpretieren, scheint sich das Bewusstsein hier doch in einer Wiederholung immer gleicher Gedanken (in sich selbst) abzuschließen, sodass eine dauernde Entkopplung anstatt der ‚Interpenetration' (Luhmann 1984: 286ff) oder ‚strukturellen Kopplung' (ebd. 1997: 103ff) zwischen psychischem und sozialem System besteht. Vor diesem Hintergrund kann die katastrophale Selbstwiederholung als eine Art ‚Unsinn' gefasst werden: In der Entkopplung fällt die sinnkonstitutive Differenz von Aktualität und Potentialität in eins,[53] die immer gleiche (Un-)Möglichkeit bleibt aktuell, hat daher keinen Informationswert und belässt die leidende Person so wie sie ist: hier und jetzt und an sich selbst leidend. Wann eine Therapie begonnen wird, bemisst sich grundsätzlich am Grad der wiederholten und wiederholenden Starsinnigkeiten und am Ausmaß der Bewegungseinschränkungen und körperlichen Automatisierungen, die beständig die *‚fixe Idee'*[54] erfüllen, *das Selbst als den Körper schützen zu müssen.*

Georg Simmel hat formuliert, dass Menschen, die von einer großen Leidenschaft erfüllt sind, „auch das Entfernteste, jeder inhaltlichen Berührung mit ihr Entbehrende […] mit ihr in irgendwelche Verbindung" (Simmel 1891: 112) setzen. In der Folge empfängt das gesamte Seelenleben von der Leidenschaft „aus sein Licht und seinen Schatten" (ebd.). Orientierung am Anderen, an Welt und Gesellschaft ist in „der Öffnung und Ausdehnung des Bewusstseins über den ich- und personengebundenen Bereich hinaus" (Scharfetter 2011: 7) möglich. Diese Öffnung impliziert ein „Nicht-Haften, Geschehenlassen, was immer das Leben bringt und nimmt" (ebd.), da einzelne

---

[53] Zu dieser Idee von Sinn siehe Luhmann 1984: 92.

[54] Das Konzept der ‚idée fixe' geht auf den französischen Psychiater Pierre Janet zurück, der sich zeitgleich mit Freud mit den Möglichkeiten einer ‚Psychanalyse' beschäftigt hat (siehe dazu Janet 1889). Es besagt, dass ein neurotisches Phänomen Folge eines gedanklichen Verharrens, eines gedanklichen Festhaltens an einem Problem ist. Fixe Ideen setzen sich körperlich um, wenn (wiederholende) Lösungsversuche (wiederholt) scheitern. So spiegelt der Körper die Beeinträchtigung des „Gefühls, etwas erledigt zu haben" (ebd. 1919: 208, zitiert nach Heim 1999: 1021), wider. Die Fixierung selbst ist für Janet vor allem Folge einer „Lücke in der thätigen Verknüpfung der seelischen Elemente […], eine Lücke, durch die mehr oder weniger vollständig die Einverleibung der Erinnerungen ins Ich-Bewusstsein unmöglich gemacht wird" (Janet 1894: 91). Durch diese Lücke drängend, bemächtigt sich die Vergangenheit der Gegenwart bzw. wird von der Erinnerung als dem ungelösten Problem kolonialisiert.

Ideen und Ereignisse weniger wichtig werden, „je häufiger das Bewußtsein von einer Vorstellung zur anderen wechseln muß" (Simmel 1891: 112). Den Ratsuchenden der Psychotherapie gelingt diese Lösung nicht. Sie geraten in einen Teufelskreis aus gedanklichen und körperlichen Wiederholungen auf der Stelle bis sie mit der Dauer dieses Zustands an sich selbst als das Problem verwiesen werden. Dieser Einsicht voraus geht eine Isolationsgeschichte der Perspektivverengung und des Rückzugs. Dabei erweisen sich alle stillstellenden Voraussetzungen in diesem Untersuchungsfeld – *Lucys* Angst, *Sabrinas* Masse und *Rubens* Hygiene – ursprünglich als Bestrebungen, den eigenen Körper zu schützen, die sich jedoch verselbstständigen und Besitz von den Ratsuchenden ergreifen. Nicht voraussetzungslos ist der Anlass der Psychotherapie Konsequenz der verunsichernden Optionenvielfalt, die das Leben unter den Bedingungen reflexiver Modernisierung prägt (siehe dazu 2.2). Es handelt sich um ein Leiden an der Gewissheit von Gefahr und Katastrophe, sodass das Problem viel eher im Eliminieren der Möglichkeiten liegt.

4.2 Scheitern an sich selbst: Coaching

> *„Normalerweise bearbeiten wir hier Situationen nach. " (C05)*

Wer Antworten auf die Fragen sucht, was Coaching ist und warum es in Anspruch genommen wird, dem mögen sich zunächst Assoziationen aus dem Bereich des Sports aufdrängen. Dabei entsteht das jüngste der drei untersuchten Beratungsformate in den USA der späten 1970er Jahre mit einem expliziten Bezug zur Erwerbsarbeit. In den 1960ern Jahren wurden dort Managementinstrumente in Unternehmen implementiert, die einer zielgerichteten und entwicklungsorientierten Mitarbeiterführung dienen sollten.[55] Diese neuen Formen des Managements wurden ab der Mitte der 1980er auf die Betreuung von Nachwuchsführungskräften ausgedehnt, und mit dem Import dieser Techniken nach Deutschland zur gleichen Zeit zeichneten sich erste Tendenzen der Ausdifferenzierung eines eigenständigen Coachingfeldes ab. In Deutschland kam Coaching zu diesem Zeitpunkt noch weniger auf den mittleren Hierarchieebenen zum Einsatz, sondern betraf vorwiegend die Spitzen des Managements (vgl. Böning 2005: 28ff). In dieser Pionierphase wurde dem Coach vor allem die Aufgabe zugeschrieben, „seinem Klienten Wahrnehmungs-, Verhaltens- und Kommunikationsmuster bewusst [zu, S. M.] machen, die den Top-Managern, die kaum noch direkte Rückmeldung erhielten, eine bessere Einschätzung ihrer tatsächlichen sozialen Wirkung auf andere im

---

[55]   Ulrich Bröckling zufolge ist damit in der Arbeitswelt der Übergang vom Leitbild des organization-man zum unternehmerischen Selbst angezeigt, das zu diesem Zeitpunkt aber noch keine Jedermann-Kategorie dargestellt habe, sondern für Führungskräfte reserviert gewesen sei (vgl. Bröckling 2007: 65).

Unternehmen" (ebd.: 31) ermöglichen sollten: er übernahm „die Rolle des sozialen Spiegels" (ebd.: 38). Diese Sichtweise dominiert heute noch unter den interviewten Expert*innen. Manche stellen den Coach daher in die Traditionslinie des Hofnarren (dazu auch Lemmer 1988; Fuchs 2002; Schroer 2010).

Mitte der 1990er Jahre setzten Diskussionen um Methoden und Aufgabenfelder von Coaching ein, was zur internen Differenzierung des Feldes beigetragen haben soll. Seit diesem Zeitpunkt versteht man unter Coaching im Allgemeinen eine psychologisch ausgerichtete Beratungsform. Einhergehend mit der Psychologisierung von Arbeit (und Leben) wurden fachlich orientierte Führungsstrategien durch persönlichkeits-, motivationsbezogene und emotionale Komponenten ergänzt, und heute kann Coaching auf so gut wie allen Hierarchieebenen eines Unternehmens zum Einsatz kommen (vgl. Böning 2005: 38).[56] Uwe Böning zufolge unterlag der Coachingbegriff in diesem Prozess einer Inflation. ‚Coaching' sei zu einer Art Container-Wort geworden, das über diverse Angebote der Lebens- und Berufsberatung gesetzt werden kann (vgl. ebd.: 33), sodass sich heute – vom Hund bis zum Kleiderschrank – so gut wie alles coachen lässt. Aber ist das wirklich so?

Was für die Anlässe der Psychotherapie unternommen wurde, soll im Folgenden für jene des Coachings geschehen. Dazu werden die Ergebnisse wieder zunächst in einem allgemeineren Rahmen vorgestellt, der auf der Grundlage der Interviews mit den Beratenden gewonnen wurde (4.2.1), und anschließend in drei Fallanalysen konkretisiert (4.2.2). Abschließend erfolgt die zusammenfassende Analyse der stillstellenden Voraussetzungen des Coachings (4.2.3).

4.2.1 Eine Psychotherapie der Erwerbsarbeit

Die interviewten Expert*innen betrachten die angesprochene Inflation des Coachingbegriffs kritisch, bemühen sich um Professionalisierung (dazu auch Böning 2005: 33ff) und gehen dazu ‚back to the roots'. „Es kann kein Fingernagelcoaching geben" (C01), sondern die Interviewten stimmen überein, dass Coaching der Bezug zur Erwerbsarbeit und insbesondere zur Führungskraft charakteristisch sein sollte.[57] Ihre Klientel setzt sich entsprechend aus Menschen aus bildungsnahen und ökonomisch stärkeren Milieus zusammen. Neben Führungskräften gehören höhere Angestellte aus der

---

[56]   Zu diesen Zusammenhängen siehe auch Illouz 2007, insb. 7ff.
[57]   Die Studie von Böning und Brigitte Fritschle „Coaching fürs Business. Was Coaches, Personaler und Manager über Coaching wissen müssen" (2005), in der auf Basis einer Stichprobe von 71 Personalverantwortlichen und 50 Coaches u. a. gefragt wurde, was unter Coaching zu verstehen ist, hat auf unterschiedliche Sichtweisen dieser beiden Gruppen hingewiesen. So dominiere der Bezug zur Führungskraft im Personalmanagement, während Coach*innen unter Coaching vor allem eine Hilfestellung bei erwerbsarbeitsbezogenen Problemen verstehen würden.

Wirtschaft und dem öffentlichen Dienst dazu; Personen mit geringerer Ausbildung und Arbeitslose kommen in der Regel über Arbeitsagenturen und Jobcenter in den Genuss von Coachings und Bewerbungstrainings. Dass Coaching im Allgemeinen auf diese zwei Zielgruppen der Führungskräfte und Arbeitssuchenden gerichtet ist, hängt wahrscheinlich aber auch mit den Finanzierungsmöglichkeiten zusammen. Denn diese Beratungsleistung wird nicht wie eine Psychotherapie von der Krankenkasse übernommen, sondern als selbstständige Finanzierung individuell an das Einkommen der Klientel angepasst. Legen Unternehmen und Arbeitsagenturen Coaching nahe, tragen sie in der Regel die Kosten. Dass sich die interviewten Expert*innen auf höhere Dienstleistungsberufe einstellen und darin ein Qualitätsmerkmal von Coaching konstatieren, scheint also nicht nur der Tradition geschuldet, sondern sie selbst haben in diesem Segment die größten Chancen, ihre eigene Existenz zu sichern. Und somit liegt Coaching als Dienstleistung *in* Erwerbsarbeit nicht jenseits von Klasse, Schicht, Milieu und Lebensstil. Dieses Beratungsangebot wird in der Vermittlung in Erwerbsarbeit, der Umschulung und Weiterbildung eingesetzt, und Unternehmen leisten es sich für höhere Angestellte.

Neben dem Bezug zur Erwerbsarbeit wird eine psychologische Fundierung von Coaching als Qualitäts- und Professionalisierungsmerkmal angesehen. Die Methoden des Coachings seien

„fast alle nicht aus dem Coaching entwickelt, sondern aus der Psychotherapie entlehnt und modifiziert worden. [...] Man kann sagen [...] jede therapeutische Schule hat so ihre Coachingkonzepte, wobei, Gott sei Dank, es anders als in der Psychotherapie es diesen Schulenstreit nicht gibt. [...] Die ganze Coachingszene ist da pragmatischer und sagt: Wir suchen uns die Methoden, die für die Fragestellung adäquat sind" (C06).

Es gäbe zwar „so einige Communitys" (ebd.), die sich bestimmten Schulen verschrieben hätten, oft würden aber „die Unternehmen auswählen" (ebd.), welche Methode zum Einsatz kommt.

Coaching ist konstitutiv an psychotherapeutische Methoden angeschlossen, setzt jedoch auf einer ‚höheren' Ebene an. Nicht die grundsätzliche Stabilisierung von Menschen, die ihren Alltag nicht mehr selbstständig bewältigen können, steht im Fokus, sondern Stabilisierung und Optimierung von Personen im Hinblick auf Erwerbsarbeit und Beruf: „Ein Coach oder ein Coaching wird auch angefragt, da *geht es* den Leuten noch nicht so schlecht" (C01). Hiermit geht einher, dass zu beratende Probleme konkreter definiert sind und nicht erst – so wie es insbesondere Psychoanalytiker*innen

und Tiefenpsycholog*innen[58] für ihre Arbeit veranschlagen würden – in der ‚Tiefe'
des Subjekts gefunden werden müssen. *Coaching ist lösungs- und nicht ursachenorientiert*:

> „Also es ist immer diese *Nach-vorne-Streben-Dynamik*. Coaching ist ja auch res-
> sourcenorientiert, is' ja auch *zielorientiert* ist ja auch sehr stark. Also diese *Dyna-
> mik nach vorne*, wohingegen *Therapie ist oft zurück*" (ebd.).

Als Beratungsleistung liegt Coaching an der Schnittstelle von Psychologie und Ökonomie: „Das *hängt* mit dem zusammen, das *hängt* da und damit zusammen. [...] Arbeit <u>am Klient</u>, <u>am Bedarf</u> und an der Notwendigkeit und <u>am Marktgeschehen</u>" (ebd.).
Es geht „um die Leistung von Individuen, Teams und größeren Organisationseinhei-
ten" (Böning 2005: 25). Zwar behalte die „Arbeit mit dem Individuum ihre wesentliche Bedeutung" (ebd.), sei jedoch weniger zentral, „weil das umgebende System mindestens einen vergleichbaren Schwerpunkt der Aufmerksamkeit darstellen kann (oder
muss)" (ebd.). Daher spielen Ratsuchende im Coaching vor allem

> „als Rollenträger eine Rolle, also natürlich viele Funktionen. Also ich hab' 'nen
> Dreiecksmodell Person-Funktion-Profession. Daraus speist sich die Rolle und ähm
> das ist immer bezogen auf die berufliche Tätigkeit sonst wär' ich in 'ner [...] The-
> rapie" (C06).

Coach*innen haben immer auch eine Übersetzungs- und/oder Moderationsfunktion
zwischen Unternehmen und Mitarbeitenden inne; sind Dritte.[59] Einerseits orientieren
sie sich an den Zielvorgaben der Geldgebenden, anderseits gehen sie auf die Bedürfnisse der Individuen ein, aber „letzten Endes haben wird alle drei das gleiche Ziel,
nämlich, dass derjenige so schnell wie möglich einen guten Platz findet und seine Lebenssituation, Berufssituation auch verändert" (C01). Die Interviewten weisen darauf
hin, dass ‚private Probleme' im Coaching bearbeitet werden können, wenn sie Auswirkungen auf den Berufsalltag und die Arbeitsleistung haben. Liegen die Probleme
aber tiefer und sind persönlicher, soll Coaching nicht zum Einsatz kommen, sondern
Ratsuchende an den psychotherapeutischen Bereich verwiesen werden. Aufgrund ihres

---

[58] Auf Unterschiede zwischen verschiedenen psychotherapeutischen Schulen, Methoden etc. wird
      im fünften Kapitel zur Beratungspraxis eingegangen.
[59] Zum Begriff bzw. der Figur des Dritten in der Soziologie siehe vor allem Fischer 2010; über-
      blicksweise Eßlinger et al. 2010. Aus differenzierungstheoretischer Perspektive entstehen „,Ef-
      fekte des Dritten' immer dann, wenn intellektuelle Operationen nicht mehr bloß zwischen den
      beiden Seiten einer Unterscheidung oszillieren, sondern die *Unterscheidung als solche* zum Ge-
      genstand und Problem wird. Zu den jeweils unterschiedenen Größen tritt die Tatsache der Unter-
      scheidung wie ein Drittes hinzu, das keine eigene Position innehat, aber die Positionen auf beiden
      Seiten der Unterscheidung ins Verhältnis setzt, indem sie sie zugleich verbindet und trennt" (Ko-
      schorke 2010: 11, Herv. i. O.).

in der Regel interdisziplinären Ausbildungsweges könnten viele Coach*innen in solchen Fällen die Rolle wechseln und tiefer blicken. Dabei gilt, dass psychotherapeutische Thematiken in der Praxis vertieft werden können, sofern jemand entsprechend ausgebildet ist, „aber er muss wissen, dass er das Terrain auch verlässt" (ebd.). Denn wesentlich für Coaching ist der Arbeitskontext und

> „bei Therapie geht's immer um ein ganz persönliches Problem und in der Regel gibt's auch sozusagen krankheitswertige Symptome. [...] Und [...] da arbeite ich sozusagen mit der Familiengeschichte. Und mit also Lerngeschichte [...]. Und da *geht's* halt dann mehr ins Persönliche. Sagen wir mal die Tiefe der Persönlichkeit, *da geht man nicht so rein im Coaching*. Das Ziel ist immer das berufliche ähm Funktionieren, Ziele erreichen." (C02)

Im Vergleich mit der Psychotherapie liegt der Fokus von Coaching also auf erwerbsarbeitsbezogenen Problemen im Interaktions- und Kommunikationszusammenhang, die auch ursächlich dort situiert werden. Ein Experte psychotherapeutischer Herkunft betont einen weiteren Unterschied, als er die präventive Orientierung von Coaching hervorhebt, um seine Motivation, Coach zu werden, zu verdeutlichen:

> „Und dann hab' ich 'ne Zeit an der Klinik gearbeitet und hab dann aber gemerkt: Irgendwie sind das vieles, Probleme bezogen aufs Arbeitsleben und dann hab' ich gedacht: Gut ich will präventiv tätig sein und nicht nur therapeutisch und dann bin ich in den Bereich betriebliche Gesundheitsförderung gegangen und von da aus hat sich das dann entwickelt, dass ich auch heute Coach bin." (C02)

Coaching soll also nicht erst zum Einsatz kommen, wenn ‚der Laden brennt', sondern präventiv genutzt werden.[60] Zwar verweisen die empirischen Ergebnisse darauf, dass dies in der Praxis (noch) seltener der Fall ist. Diese präventive Ausrichtung ist aber ein Faktor, der die Selbstbeschreibung der Beratenden in diesem Feld als Coachende und eben nicht Therapierende verständlich werden lässt.

4.2.2 Wenn die Arbeit auf den Leib rückt: Fallstricke der Subjektivierung

Die Erfolgsgeschichte des Coachings ist untrennbar mit dem Wandel der Erwerbsarbeit seit den 1970er und 80er Jahren verbunden; insbesondere mit der so genannten Subjektivierung von Arbeit.[61] Allerdings zeigen meine Ergebnisse, dass Coaching ge-

---

[60] So auch Stefanie Duttweiler: Gerade individuelles Coaching sei „nicht krisen- und vergangenheitsorientiert, sondern ressourcen- und zukunftsorientiert" (Duttweiler 2004: 27).

[61] Der Wandel der Erwerbsarbeit seit diesem Zeitraum wird in der Arbeitssoziologie mit verschiedenen Akzentuierungen und Konzepten gefasst. Siehe überblicksweise zur Entgrenzung von Arbeit: Voß 1994; Gotschall/Voß 2003; zur Subjektivierung: Baethge 1991; Moldaschl/Voß 2002;

genwärtig weniger ein Mittel der Optimierung des Selbst ist, sondern ein *reaktives Instrument*. Es kommt im Hinblick auf etwas zum Einsatz, das sich unter dem Schlagwort ‚Fallstricke der Subjektivierung' zusammenfassen ließe und dessen vielfältige Ausprägungen im Folgenden dargestellt werden sollen.

So wird in *Unternehmen* mittlerweile z. B. ein immer größerer Fokus auf Nachhaltigkeitsthematiken, Work-Life-Balance und die Haltbarkeit von Arbeits- und Lebenskraft gelegt (dazu auch Heiden/Jürgens 2013: 144ff). Daher begegnen Coachingangebote hier häufig im Kontext einer *(Arbeits-)Gesundheitsförderung im Geiste der Resilienz*: Arbeitnehmer*innen sollen sich Wissen um die eigenen Stärken und Schwächen aneignen, darum, wie diese nutzbar zu machen sind, und lernen, die Anforderungen aus den Bereichen von Arbeit und Leben auszubalancieren. Darüber hinaus dominieren in der Anwendung reaktiven Coachings durch Unternehmen *Motive des ‚Kommens und Gehens'*, die im Zuge der Zunahme atypischer Beschäftigungsverhältnisse und der Flexibilisierung von Erwerbsarbeitsbiografien mehr und mehr zur Norm werden. Coaching spielt nicht nur während der Einarbeitungsphase eine Rolle, sondern begleitet auch das Ausscheiden von Arbeitnehmer*innen. Dies gilt nicht für jede Statusgruppe, sondern vornehmlich für Führungskräfte. Zudem werben Unternehmen in der Arbeitnehmer*innensuche mit Coaching- und Weiterbildungsangeboten, um die ‚passende Persönlichkeit' auf ein Stellenprofil zu bewegen. Erwerbsarbeit fordert ja nicht nur „immer mehr Subjektivität von den Individuen" (Kleeman et al. 2002: 62) ein, sondern Erwerbstätige tragen auch „von sich aus mehr Subjektivität in die Arbeit" (ebd.). Sie suchen nach einem Ort, an dem sie sich „entfalten und selbstverwirklichen können" (Voswinkel 2013: 925), und mit dem Einsatz von Coaching kann auf diese Nachfrage reagiert werden. Da Unternehmen heute nicht mehr nur „den fachlich qualifizierten, sondern den sozial kompetenten und sich mit der Arbeit identifizierenden Bewerber" (ebd.) suchen, kommen in der Bewerbungs- und Einstellungsphase häufig psychologisch fundierte Coachingtools zum Einsatz. Außerdem kann die Implementierung von Coaching in Unternehmen eine Reaktion auf den demografischen Wandel darstellen. Mittlerweile lassen sich Angebote finden, die explizit auf die Bedürfnisse ältere Arbeitnehmer*innen zugeschnitten sind (dazu auch Morschhäuser et al. 2008).

Des Weiteren wird Coaching im Unternehmen zur *Lösung von Konflikten am Arbeitsplatz* eingesetzt. Hier werde es auch „verordnet. Das ist so. Das heißt: ‚Wenn Sie jetzt das Coaching nicht annehmen, dann haben wir ein Problem. Dann müssen wir uns von ihnen trennen.'" (C05). Konflikte sind ein bekanntes Coachingmotiv (vgl. Schreyögg 2005). Da sich der persönliche Stellenwert der Arbeit jedoch seit den

---

Lohr/Nickel 2005; zu Ökonomisierung und Prekarisierung: Bourdieu 1998; Voß/Pongratz 1998; Brinkmann et al. 2006; Frey 2009; Castel/Dörre 2009.

1970er Jahren gewandelt hat, ist davon auszugehen, dass Arbeitskonflikte heute viel persönlicher und diffuser verlaufen (vgl. Heiden 2014). Vor allem bei Personen, die sich selbstständig an einen Coach wenden, identifizieren die Expert*innen zwischenmenschliche und innere Konflikte und den durch sie hervorgerufenen Leidensdruck als wesentlichen Beweggrund für Coaching. Dieser Druck wird als durchaus produktiv angesehen, um Veränderungen herbeiführen und festgefahrene Situationen lösen zu können. Die Interviewten begründen dies damit, dass Ratsuchende durch ihr Leiden an Erwerbsarbeit in eine selbstständige Suche nach Lösungswegen hineingetrieben würden und das Coaching dann darauf aufbauen kann, „dass es 'ne Lösung geben muss" (C05). Können Konflikte dauerhaft nicht gelöst werden oder sind Probleme am Arbeitsplatz oder Aufgaben zu komplex, erführen Betroffene zunächst einen „seelischen Leidensdruck" (ebd.). In der Folge träten eine Reihe körperlicher Symptome auf, „naja Kopfschmerzen bis zur Migräne, Magenprobleme und so weiter" (ebd.). Diese körperlichen Symptome würden Ratsuchende in der Regel zunächst zu den Hausärzt*innen führen, welche wiederum, „wenn das so arbeitsbezogen ist" (ebd.), den Gang zum Coach nahelegten und nicht die Aufnahme einer Psychotherapie.

Nicht nur im Konfliktfall findet Coaching aber einen Anlass, sobald „Emotion by Design" (Neckel 2005) endet und ‚emotion by subject(s)' beginnt. Insgesamt stellt es ein Mittel der Bearbeitung von ‚vernetzungsunfreudigen' Gefühlen dar, die sich der willentlichen Steuerbarkeit entziehen; negative Stimmungen etwa, welche die Motivation (im Team) zu arbeiten hemmen.[62] Solche ‚emotionalen Probleme' spielen im Bereich der *Arbeitssuche und des -wechsels* eine große Rolle, werden dort doch nicht nur die „nicht chefkonformen Menschen" (C01) gecoacht, sondern auch „ein bisschen eigenwillige Leute" (ebd.), die ihre emotionale Performance nicht unter Kontrolle haben. Auch Personen, die eher schüchtern, introvertiert und unsicher sind, „also jetzt nicht die wo ich sagen würde, wenn man die in eine Reihe von hundert stellen würde ähm, das sind die die sofort: Chaka rufen" (ebd.), sehen sich in den subjektivierten Arbeitsumwelten vor spezifische Probleme gestellt. Entsprechend ist Coaching in *Jobcenter und Arbeitsagentur* „besonders [.] angezeigt, wenn die Komplexität von Bedarfslagen und strukturellen Verwerfungen, die die Kund/innen als Beratungsbedarf einbringen, sich standardisierten Vorgehensweisen weitestgehend entzieht" (DGSv 2012: 15). Coaching kommt dort vor allem vor dem Hintergrund der Idee zum Einsatz, das Problem andauernder Arbeitslosigkeit sei ein individuelles und am Individuum zu bearbeitendes. Durch die verpflichtende Teilnahme an Bewerbungscoachings und

---

[62] Ich spiele hier weniger auf eine ‚Entfremdung der Gefühle' via Coaching, sondern darauf an, dass sich – nicht nur im Bereich der Arbeit – Tendenzen abzeichnen, isolierende Emotionen eher zu pathologisieren, während ‚soziale', d. h. der Vernetzung vorteilhafte Affekte wie ‚flow' etc. befördert werden. Siehe dazu auch Stäheli 2013a.

Maßnahmen in den Arbeitsagenturen wird strukturelle Arbeitslosigkeit dann weiter „zu einem scheinbar individuell lösbaren Problem umgedeutet" (Jürgens 2010: 579), was Arbeitssuchende als widersprüchlich erleben: „Sie erhalten zwar wiederholt Absagen auf ihre Bewerbungen, dürfen sich aber dennoch nicht von der Orientierung auf einen Arbeitsplatz lösen" (ebd.).

Im Bereich der Arbeitssuche und des -wechsels begegnen den interviewten Expert*innen vielfältige Unsicherheiten und Ängste der Klientel. Dabei geht es nicht nur um Entscheidungsprobleme, sondern mit anhaltender Arbeitslosigkeit häufen sich Selbstzweifel und es entstehen Blockierungen, was die Motivation zur Arbeitssuche (weiter) hemmt. Die Klientel weiß nicht wohin bzw. ob es überhaupt noch irgendwohin geht. Das Material zeigt, dass in solchen Fällen eine Art *Mechanismus selbstinduzierender Feststellung* einsetzt, der der ‚Verschraubung' der Ratsuchenden der Psychotherapie in die gefährliche Weltsicht und ihrer Selbstreduktion in/auf den Körper ähnelt. Im Coaching ist diese ängstliche Fixierung auf den Bereich der Erwerbsarbeit und die Annahme einer entsprechenden *Unzulänglichkeit des Selbst* bezogen: Ängste und Unsicherheiten werden mit der Dauer von Arbeitslosigkeit und -suche gesteigert und die Ursache schließlich auf sich selbst zugerechnet. Wenn Erfolg und Misserfolg in Erwerbsarbeit als Eigenleistungen verstanden werden und als Anerkennungsressourcen dienen, werden festgefahrene Situationen jenseits der Erwerbstätigkeit häufig als persönliche Misserfolge gedeutet. Die Betroffenen werden für diesen Stillstand nicht nur verantwortlich gemacht, sondern teilen diese Sichtweise oftmals auch (vgl. Becker/Gulyas 2012: 87; siehe auch Neckel 2014). Für diejenigen, die trotzdem noch einen ihren Qualifikationen entsprechenden Job finden wollen (oder sollen), kann ein Anlass für Coaching folglich darin bestehen, erst einmal das Selbstwertgefühl wiederherstellen zu müssen. Ist das gelungen, lassen sich ansprechendere Bewerbungen im Sinne subjektivierter Arbeitskultur verfassen: Are „you [.] left with the really hard fundamental character-personality defect" (Thatcher 1978)? Zumindest kann auf dieser Grundlage gecoacht werden.

Diese Ausführungen deuten an, dass auch im Coaching Erfahrungen des Nichtweitergehens eine entscheidende Rolle spielen. Die Situation der Ausweglosigkeit, mit der die Ratsuchenden in diesem Untersuchungsfeld konfrontiert sind, ist aber nicht wie in der Psychotherapie auf den gesamten Lebenszusammenhang bezogen. Der Stillstand ist auf den Bereich der Erwerbsarbeit begrenzt und sein Ausmaß variiert mit der gegebenen Erwerbsarbeitssituation. Wie ich im Folgenden zeige werde, wurzelt er in einer *Überidentifikation mit Erwerbsarbeit* bzw. *Reduktion des Selbstbildes auf die Berufsrolle*. Das ist die große Fixierung und fixe Idee in diesem Untersuchungsfeld,[63] die

---

[63]   Zum Begriff der fixen Idee siehe 4.1.3.

einen wesentlichen Anteil an der Erfahrung hat, dass Scheitern an Erwerbsarbeit heute einem Scheitern an sich selbst gleichkommt. Hier ist wohl der Grund dafür zu suchen, dass eines der großen Themen im Coaching

> „die eigene Wertschätzung [ist, S. M.]. Das heißt oder eben Nichtwertschätzung. Also wir haben in allen Bereichen und durch alle Hierarchien [...] Selbstzweifel an der eigenen Arbeit. [...] ‚Naja, ich bin mir nicht sicher, ob ich wirklich gut bin‘. Ja. Das ist, wenn sie mit Menschen sprechen, dann stoßen sie sehr schnell auf diese Kernaussage." (C05)

Welche verschiedenen Einfärbungen diese *Fixierung auf das Arbeitsselbst* annehmen kann, zeigen nun *Zoe, Hans* und *Björn* als Ratsuchende des Coachings: *Zoe* sucht nach einer festen Stelle, für *Hans* stehen Erhaltung und Optimierung seiner Arbeits- und Lebenskraft im Vordergrund und *Björn* will sich über den Gang zum Coach Klarheit über seinen Wunsch nach beruflicher Veränderung verschaffen. Sie verbindet, dass ihnen im Vorfeld ihres Coachings die Arbeit ziemlich auf den Leib gerückt ist.

Zoe: unheimlich[64]

Vor gut zehn Jahren schloss Zoe ihr zweites Studium ab. Für das erste, das sie abgebrochen hatte, verließ sie ihre Heimatstadt zum ersten und vorerst letzten Mal in ihrem Leben. Sie war umgezogen, das Studium aber eine solche Enttäuschung, dass sie den Rückzug in die vertraute Umgebung antrat und für das zweite Studium Pendeln in Kauf nahm. Zum Zeitpunkt des Interviews ist sie Anfang 30 und seit einem halben Jahr selbstständige Autorin. Es ist ihr unangenehm, wenn man sie nach ihrem Beruf fragt. Sie geht noch einem Minijob nach, ist ledig, hat keine Kinder und wohnt zur Miete.

Nach dem Abschluss des zweiten Studiums war Zoe arbeitslos, bezog dann zwei Jahre Arbeitslosengeld II und brachte ihre erste Psychotherapie hinter sich. Der Gang zum Therapeuten erfolgte aus Eigeninitiative, die Teilnahme am Coaching war hingegen eine Maßnahme, um der Arbeitslosigkeit entgegenzuwirken. Denn Zoe fand keine *„feste Stelle"* und dieses Problem verlangte nach etwas anderem, als einer Psychotherapie,

---

[64] Unheimlich ist, „wenn man sich im Hochwald, etwa vom Nebel überrascht, verirrt hat und nun trotz aller Bemühungen, einen markierten oder bekannten Weg zu finden, wiederholt zu der einen, durch eine bestimmte Formation gekennzeichneten Stelle zurückkommt. [...] An einer [.] Reihe von Erfahrungen erkennen wir [..], daß es nur das Moment der unbeabsichtigten Wiederholung ist, welches das sonst Harmlose unheimlich macht und uns die Idee des Verhängnisvollen, Unentrinnbaren aufdrängt, wo wir sonst nur von ‚Zufall‘ gesprochen hätten" (Freud 2013 [1919]).

„weil ich so ins Handeln kommen wollte und jemandem brauchte, der, also ich wollte was Schnelles, ich wollte schnelle Veränderung und jemanden, der mir schnelle Impulse gibt und so 'ne Therapie ist ja unter Umständen sehr langwierig und da kann man dann jahrelang hingehen und sich Unterstützung suchen. Das finde ich auch nicht verkehrt, aber in dieser Situation hab' ich was anderes gebraucht. Da wollt' ich wirklich was Reales im Hier und Jetzt und so Hilfestellung für jeden Tag."

Von der Hand in den Mund? Zoe ging es nicht mehr um Vollzeit oder Entfristung, sondern die Gewissheit, am Monatsende mit einem festen Betrag für die geleistete Arbeit rechnen zu können. Sie wollte von der Arbeitsagentur loskommen, anstatt sich immer wieder auf diese zu zubewegen, aber das klappte eben nicht: Wenn „Leistung als Arbeit am Selbst verstanden wird, ist nicht mehr unmittelbar plausibel, dass man hierfür eine Gegenleistung erwarten kann" (Voswinkel/Wagner 2013: 80).

Zoe nahm an einem Bewerbungscoaching teil, was sie allerdings frustrierte: Warum sollte jemand, der Literatur studiert hatte, lernen wie man sich ausdrückt? Hatte dieser innovative Studiengang nicht außerdem mit der Verheißung geworben, im Anschluss keine Probleme zu haben, auf dem Markt unterzukommen? Im Jobcenter legte man ihr schließlich die Teilnahme an diesem ,anderen' Coaching nahe, einem, das eher auf *„kreative Methoden"* setzte, für Akademiker*innen, die doch nicht so einfach unter-, so aber zumindest einmal herauskamen aus diesem Alltag zwischen Bewerbung und Absage – Motivation und Frustration. Der Mann vom Jobcenter buchte gleich alle Module des Angebots: *„Hier gibt's 'n dolles Coaching und da müssen Sie jetzt mal teilnehmen und gucken, dass sich bei Ihnen was bewegt!".* Um herauszufinden, warum Zoe *„nicht von der Stelle"* kam, sprach man jetzt nicht mehr über Bewerbungsformalitäten, sondern darüber, was sie eigentlich wollte, setzte auf ihre Persönlichkeit, fuhr in die Natur, spielte Theater und ging in die Kletterhalle. Offenbar hatten andere Menschen ein ähnliches Problem.

Heute nimmt Zoe an, die Gründe für die Teilnahme an diesem Coaching lägen in ihrer Biografie. Oft habe sie Situationen erlebt, in denen ihre Selbstansprüche enttäuscht wurden und Anerkennung ausblieb. Der Abbruch ihres ersten Studiums wurde aus einer solchen Verletzung des Selbstwertgefühls und der Ernüchterung ihrer Selbsteinschätzung geboren, dass sie das Zeug dazu habe, eine gute Autorin zu sein. Das markiert für sie heute, obwohl sie weiter an ihrem Traum festhält, den Punkt, an dem die Unsicherheit in ihrem Leben die Oberhand übernahm:

„Weil das so mein Wunsch war, dass ich da irgendwie mich ausprobiere und das gut klappt und das hat nicht geklappt und da hab' ich die Lust oder das Zutrauen in meine Fähigkeiten verloren [...]. Und dann fing irgendwie, so ab diesem Zeitpunkt fingen diese Zweifel an: ,Ja, was kann ich eigentlich?' und das Studium

nochmal gewechselt und mh: ‚Die anderen sind alle viel besser und haben mehr Erfahrung und sprechen drei Sprachen' und äh keine Ahnung. Also so dann, ich würd' sagen das war schon so ein Cut wo das anfing, dass ich unsicherer wurde."

Wieder zeigt sich, dass der Vergleich mit einer Bezugsgruppe konstitutiv für die Erfahrung einer Abweichung ist. Diese Erfahrung des Andersseins kann als grundsätzlicher Beratungsanlass angenommen werden. Im Vergleich mit den Ratsuchenden der Psychotherapie kommen in Zoes Fall darüber hinaus aber der Erfahrung des Scheiterns und der Gewissheit eigener Unzulänglichkeit eine besondere Bedeutung zu, denn Zoe sieht sich als an sich selbst gescheitert an. Bereits in der Schule hätte sie sich beeilen, planen und klare Ziele definieren müssen, um den Anforderungen des Arbeitsmarktes später gerecht werden und Karriere machen zu können – so wie ihre Mitschüler*innen. Sie habe sich jedoch

„nie Gedanken gemacht, um Karriere oder wo will ich mal landen, beruflich oder so. Das war mir immer relativ egal und ich hatte so 'ne, so 'ne ganz gesunde Gelassenheit, würde ich mal sagen [...] und damit war ich ganz gut im Reinen und hab mich immer so treiben lassen."

Als Zoe das zweite Studium beendet hatte, fing *„die große Suche an"*, denn sich im Anschluss selbstständig *„zu positionieren auf dem Markt und zu sagen: ‚Ich hab' das studiert und die Ausbildung und ich hab' gute Kompetenzen"* gelang ihr nicht. Die Folge war eine wachsende Unsicherheit, immer mehr Gewissheit aber bestand hinsichtlich der eigenen Unzulänglichkeit. Zoe grübelte, konnte nicht schlafen, grübelte weiter und entwickelte diverse Blockaden bis zur Depression. Psychisch, seelisch und körperlich sei es ihr immer schlechter gegangen:

„Das war wie so'n Kloß, der mich daran gehindert hat, einfach loszugehen und weiter zu machen und mich durchzubeißen also wie 'ne Lähmung kann man sagen, 'ne Unsicherheit, die sich wie so 'ne Milchglocke [...] über alles legt und man wird handlungsunfähig. [...] Warum denn jetzt? Ich hab' mir so viel Mühe gegeben, warum passiert nichts, warum wird das nicht belohnt? Und (..) ja glaub auch körperlich auch, hat das auch Begleiterscheinungen, dass ich mich eher schwach gefühlt habe und viel, viel müde war und so nicht richtig, also ich hatte keinen Drive mehr, eigentlich keinen Bock so irgendwas überhaupt noch zu machen. Weil wenig bei rumkommt, rumkam."

‚Subjektiv' gesehen also im Grunde selbst verbockt, oder? „Eigenes Leben – eigenes Scheitern" (Beck 1995: 11)?

„Ja. Also ähm (..) ja also irgendwie ich weiß nicht, mit der Zeit hab' ich so, und ich glaub' es geht vielen anderen auch so, die lange nach 'ner Stelle suchen und

sich bewerben und nur Absagen kriegen, dass man einfach an nichts mehr glaubt was man kann und es persönlich nimmt. "

So wie der Baron Münchhausen sich selbst aus dem Sumpf zog, zog Zoe sich immer weiter hinein: Wenn *„man da einmal drinsitzt, in diesem Gedankenkarussell und es losfährt"*, lässt es sich *„schlecht bremsen"*. Aber ist sie nicht gut ausgebildet? Sogar Akademikerin? Gegen die Zurechnung auf die eigene Unzulänglichkeit ließe sich halten, dass Zoes Biografie Zeugnis davon ablegt, wie sich Subjektivierung, Flexibilisierung und Vermarktlichung von Erwerbsarbeit im eigenen Leben als Erfahrung eines persönlichen Makels niederschlagen. Scheitern am Arbeitsmarkt wird heute weniger „als strukturell verursacht, denn als Resultat selbstverschuldeter Unzulänglichkeit" (Jürgens 2010: 568) interpretiert: es wird existenziell gescheitert. Dabei war Karriere machen, d. h. das Festhalten an Zielen und die Entwicklung eines kohärenten und stimmigen Selbstbildes im Einklang mit dem Beruf, lange Zeit ein Mittel gegen dieses Scheitern des ziellosen Dahintreibens, das darauf verweist, dass man „aus seinem Leben nichts macht" (Sennett 2000: 165). Heute verabschieden wir uns allerdings in zunehmendem Maße von diesem Leitbild der Karriere. Der Mensch, der ihr nachhängt, „definiert für sich langfristige Ziele" (ebd.: 163); Karriere machen heißt also über die Entschlossenheit zu verfügen, „die eigene harte Arbeit in eine lebenslange Erzählung umzugestalten" (ebd.: 161). Nimmt die Flexibilität in der Arbeitswelt zu, gilt jedoch weniger dieses Leitbild der Kohärenz, sondern das des beständig aktiven, vernetzten und wandelbaren Unternehmertums (vgl. Pongratz/Voß 2003; Boltanski/Chiapello 2006: 152ff). Folglich liegt Zoes Problem in ihrem Durchhaltewillen: der beharrenden Suche nach einer festen Stelle, dieser Fixierung aufs Ankommen und der daraus resultierenden Inflexibilität.

Vielleicht gilt heute überhaupt, dass vermehrt diejenigen scheitern, die an der Karriere um ihrer selbst willen festhalten und bleiben wollen, was sie sind. „Innovativ, findig, risikobereit und entscheidungsfreudig ist man nie genug und darf folglich niemals in der Anstrengung nachlassen, noch innovativer, findiger, risikobereiter und entscheidungsfreudiger zu werden" (Bröckling 2008: 82). Zoe hingegen, ist irgendwie schon zu viel, um noch etwas zu werden. Sie kann nicht strategisch planen und sagen: *„ich kann das und ich koste das. Ich mag's überhaupt nicht. [...] Ich komme nicht ran"*, denn dieses Ich wäre eine Kopie – nicht Zweck, sondern Mittel, und *„Mensch, das gibt's doch schon alles doppelt und dreifach und wer braucht das und wer will das"*?

Bios, Zoe?

Das Verb ‚leben' leitet sich wahrscheinlich aus der indogermanischen Wurzel von Leim ab; „feucht schleimig, klebrig sein, kleben [bleiben]" (Wermke et al. 1998–2002: 474). Wer das Leben ausgestalten will, muss das Wohnen beherrschen (vgl. Heidegger

2014 [1952]). Der Verantwortung dafür kann man ausweichen, wenn man aus „den aufgezwungenen Bedingungen der Emigration die lebenskluge Norm" (Adorno 1980: 42) macht. Und so willigte Zoe ein, als sie nach der Teilnahme an ihrem Coaching gefragt wurde, ob sie – neben Minijob und Selbstständigkeit – nicht selbst als Coachin tätig werden wolle.

Hans: Hyperinklusion[65]

Im Gegensatz zu Zoe verfügt Hans über eine ziemlich feste Stelle. Er ist Stadtrat, zum Interviewzeitpunkt Anfang 50, verheiratet und hat drei Kinder. Ebenfalls im Gegensatz zu Zoe liest sich der Weg, den Hans beschritten hat, um diese Position zu erreichen, wie die Verwirklichung eines viel vorsichtiger geträumten Traums. Er studierte zunächst Pädagogik, war wohl aber *„von Haus aus"* schon immer ein *„politischer Mensch"*. Mit Anfang 30 stellte er sich zur Wahl und gewann.

Seit einigen Jahren trägt Hans daher viel Verantwortung. Ginge einmal etwas schief, könnte er es sicherlich in der Zeitung nachlesen. Hans reagierte auf diese Situation, indem er sich so gut wie nie entzog. Zu Spitzenzeiten erforderte dies den Einsatz von 100 Stunden Arbeitskraft pro Woche und brachte eine Vielzahl weiterer Verpflichtungen mit sich. Über die Jahre verteilt, leistete er sich sechs Krankheitstage. Für ihn war das halt so; es gehörte zu seinem Beruf, allzeit zur Verfügung zu stehen. Gerade aufgrund seiner festen Stelle litt Hans irgendwann ebenfalls an einer gewissen Ortlosigkeit. Sein Job verließ mit ihm zusammen das Büro und folgte auf Schritt und Tritt, was schließlich in ein Burnout einmündete: Hans konnte nicht mehr schlafen, nahm zu und hatte *„ganz diffuse Tage und Wochen"*; Gefühle des Ferngesteuertseins und eines bloßen Vorübergehens der Zeit. Er fühlte sich *„kulturell ausgetrocknet"* und das Familienleben wurde in Mitleidenschaft gezogen. Zwar meint er heute, dass ihm beim Antritt der Stelle durchaus bewusst gewesen sei, auf was er sich da einlässt. Erst nach drei Jahren habe er aber gemerkt, wie es sich anfühlt, wenn man bis zur Erschöpfung arbeitet. Und weil also klar war, dass dieses Problem durch die beruflichen Anforderungen zustande kam, empfahl man ihm im familiären Kreis einen Coach, bei dem Hans über ein Jahr verteilt Sitzungen in Anspruch nahm.

Die Wurzel des Burnouts liegt für Hans heute in seiner exzessiven Hingabe an den Beruf. Er vernachlässigte wohl notwendige Phasen physischer und psychischer Reproduktion und sein Privatleben überhaupt, denn durch seinen Berufsstand wurde er

---

[65] „Damit sich eine Gemeinschaft bewegen kann, muß man ein Mitglied isolieren und unbeweglich machen. Könige sind Gesetzte, die ihre Macht gegen Isolation und Unbeweglichkeit eintauschen" (Eickhoff 1994: 217).

*„eigentlich ausschließlich auf seine Rolle beschränkt [.] in der öffentlichen Wahr-
nehmung. Da ist kein Mensch dahinter also die öffentliche Wahrnehmung ist, da
ist 'ne Rolle und da gibt's 'nen Gesicht dazu, so ist die Wahrnehmung draußen
und damit man da nicht aus der Kurve fliegt sag ich mal, muss man immer mal
wieder gucken, dass man mal wieder auf sein Menschsein auch zurückkommt, ne?
Und das geht gut in 'nem Coachingprozess, also das war so mein Schwerpunkt-
anteil halt die letzten Jahre. "*

Zunächst wähnte der Coach bei Hans gar kein Burnout, sondern eine Erschöpfungsdepression und legte einen Klinikaufenthalt nahe. Das kam jedoch nicht in Frage: Hans
musste zwar etwas ändern – schließlich sah man ihm den ganzen Stress mittlerweile
auch schon an – aber sollte jemand, der sich nicht einmal eine Krankheit leistete, nun
auf einmal so ganz ausfallen? Auch eine ambulante Psychotherapie erschien ihm als
Unmöglichkeit, weil sie mit dem Beruf nicht vereinbar gewesen wäre, viel zu lange
gedauert hätte. Ein Coaching sollte weniger Zeit in Anspruch nehmen, sodass es *„neben dem normalen Leben geht oder mit dem normalen Leben geht"*, und normal hieß
hier eben, dass

*„ich mir nur selbst helfen kann, [...] dass ich mir selbst helfen muss und für mich
war auch ausgeschlossen, dass ich mich hier ähm äh beruflich ausklinke. [...]
Also das ist 'nen Beruf, wo vollkommen klar ist, da kann man nicht einfach mal
sagen: ‚Oh jetzt muss ich mal, jetzt bin ich mal krank', das geht net, ne? Also es
geht immer irgendwie, dass ich produktiv bin, dass ich zumindest durch die Post
schauen kann, dass ich zumindest mal hören kann, wo ist was, wo was geklärt
werden muss, dass ich vielleicht mal abends nicht in 'ne Sitzung geh' [...], aber
dass ich im Regelfall da bin. So und deswegen war das Thema Therapie für mich
eigentlich kein Thema. "*

Nur Menschen, die sich in eine Organisation hyperinkludieren, d. h. sich als ganze
Person in ihren Dienst stellen, haben heute die Chance, in die obersten Führungsposi-
tionen aufzusteigen (vgl. Erfurt Sandhu 2013: 177).[66] Leiden sie wie Hans unter dieser

---

[66]   Markus Göbel und Johannes Schmidt definieren Hyperinklusion als Abweichung von der ‚Nor-
malform' Inklusion in der funktional differenzierten Gesellschaft. Handelt es sich dabei immer
um partielle Inklusionen von Personen in systemspezifische Kommunikationen, die idealerweise
keine Konsequenzen für die In- und Exklusion in andere Teilbereiche haben (vgl. auch oben 2.3;
Luhmann 1997: 618ff), bezeichnet Hyperinklusion den Tatbestand, dass ein „‚Zuviel' der Inklusion vorliegt – ‚zuviel' mit Referenz auf die Inklusionsmöglichkeiten in andere Funktionssysteme" (Göbel/Schmidt 1998: 111) – vergleichbar auch mit einer ‚totalen Institution' (vgl. Goffman
1961b). Zusätzlich zum Problem der Exklusions- resp. Inklusionsverkettungen, anhand derer die
Systemtheorie das Problem sozialer Ungleichheit und gesellschaftlicher Teilhabe formuliert (vgl.
Luhmann 1995), besteht jenes der Hyperinklusion darin, dass sie nicht rollenspezifisch ausgerichtet ist: „Die Person wird [.] in ihrer Gesamtbiographie relevant, und erst von hier aus ergeben sich
Inkompatibilitätsgesichtspunkte zu anderen Rollen" (Göbel/Schmidt 1998: 113).

Verschmelzung mit ihrer Berufsrolle, scheint es mittlerweile ein recht *„normaler Vorgang"* zu sein, sich an einen Coach zu wenden. Ein Grund dafür ist, dass dem Burnout der Bezug zur Erwerbsarbeit eingeschrieben ist, während Psychotherapie in Deutschland als Leistung der gesetzlichen Krankenversicherung von arbeitsbezogenen Maßnahmen abgegrenzt wird: Sie „soll nicht zur beruflichen Anpassung verhelfen und auch keine Lebensberatung sein" (Flick 2014: 9). Das hat nicht nur Auswirkungen auf die Kostenübernahme, da Personen, die den Bezug zur Erwerbsarbeit im therapeutischen Erstgespräch offen thematisieren, eigentlich an privat geführte Rehabilitationskliniken zu verweisen sind (vgl. ebd.). Weil für Betroffene in der psychotherapeutischen Praxis häufig die Diagnose der Depression veranschlagt wird, reproduziert sich anhand der jeweiligen Vermögens- und Einkommenssituation die Logik personalisierten Miss-/Erfolgs: Während „der Kassenpatient [.] an einer stigmatisierten depressiven Erschöpfung leidet, [...] bleibt für den Privatpatient (sic!) die Anerkennung als Leistungsträger, bei dem es quasi nur zu verständlich ist, dass er auch mal von seiner Tätigkeit erschöpft ist" (ebd.: 8). Nur wer ordentlich geglüht hat, kann ordentlich ausbrennen (vgl. Haubl 2013). Hyperinkludierte leiden also vermutlich nicht nur aufgrund ihrer finanziellen Situation, sondern auch deswegen seltener an einer Depression, weil das Burnout den Anschein von Produktivität wahrt und mitunter sogar als Auszeichnung gewertet wird. Es ist ein Indiz, dass im gegenwärtigen Kapitalismus „eine Verschiebung der Marktgrenzen in die Subjekte selbst" (Brinkmann/Dörre 2006: 146) stattfindet.

War die Inanspruchnahme eines Coaches für Hans schlichtweg standesgemäßer als sich einer Psychotherapie zu unterziehen? Ein Erfolgs- und Abgrenzungskriterium, weil er als Depressiver nicht tragbar gewesen wäre? Über Gründe lässt sich bekanntlich streiten, trotzdem ist Hans' Fixierung der von Zoe ähnlich: Beide haben an ihrem Traum, ihrer ,Berufung' gelitten, die alles andere überschattete, und für beide ging diese Rechnung nicht auf. Heute, nach dem Burnout, holt Hans sich je nach Bedarf Unterstützung durch seinen Coach und hat die Reduktion seiner Person auf die Berufsrolle durch eine Reduktion der Arbeitszeit ersetzt. Damit sei er zwar manchmal angeeckt, fühle sich aber insgesamt viel ausgeglichener. Zur Wahl wird er sich wohl nicht mehr stellen, eher nimmt der Gedanke Form an, zu den beruflichen Wurzeln zurückzukehren: Weil Hans das, was er in seinem Coaching lernte, stark an seine pädagogische Ausbildung erinnerte, und weil er nun ja nicht nur über Praxiserfahrungen in einem gängigen Coachingfeld verfügt, sondern auch weiß, *„wie man sich unter Umständen sozusagen in bestimmten Situationen auch mal retten kann"*, spielt er mit dem Gedanken, im Anschluss an seine politische Karriere ebenfalls Coach zu werden.

Björn: Hochsensibilität[67]

Björn ist zum Interviewzeitpunkt Anfang 40 und bewohnt mit seiner Freundin eine Altbauwohnung in einer deutschen Großstadt. Außerdem ist Björn hochsensibel. Das ist ihm noch nicht so lange bewusst, gelitten hat er daran aber trotzdem schon eine ganze Weile. Heute ist ihm klar, dass sich seine Hochsensibilität vor allem im Grübeln über soziale Situationen zeigt, darin, dass er sich

> *„Sachen so sehr zu Herzen nimmt oder so ne, ähm das man halt irgendwie wenn irgendwem Dinge rausrutschen, die man, die der gar nicht so meint, so war das bei mir halt, sich sehr zu Herzen nimmt oder aber auch, dass man Stimmungen sehr stark wahrnimmt sowas irgendwie ja unterschwellig irgendwie, es sagt jemand was so und du hörst genau an dem Ton, was derjenige eigentlich sagen will oder was der meint."*

Björn ließ an seinem Arbeitsplatz einfach zu viel an sich heran, und das war belastend; so belastend, dass er nach diversen Krankschreibungen eine Kündigung erhielt. Heute ist er in einem kleineren Unternehmen in Teilzeit tätig und hilft in der anderen Hälfte seines Arbeitslebens Menschen dabei, genau so fit zu werden wie er. Diese Reduktion der Arbeitszeit auf der einen Seite und die Aufnahme einer Nebentätigkeit als Fitnesscoach auf der anderen Seite sind das Ergebnis seiner Teilnahme an einem Coaching für Hochsensible. Und so verbindet Björn mit Zoe und Hans nicht nur, dass er die Fronten gewechselt hat, sondern auch, dass die Arbeit vor dem Coaching zu viel Raum in seinem Leben einnahm.

Konkret entsprang Björns Motivation für das Coaching drei Faktoren: Er wollte sich neben seinem Bürojob mehr bewegen, er wollte mehr Sinn und er wollte Anerkennung für seine Arbeit. Er wollte etwas an seiner Situation verändern, wusste aber nicht was und wie und dachte sich dann *„probierste halt Coaching, investierste mal 'nen bisschen was"* – zusätzlich zur Psychotherapie, die er außerdem in Anspruch nahm. Kurz zuvor war ihm ein Buch zum Thema Hochsensibilität in die Hände gefallen, in dem er sich wiedergefunden hatte:

> *„Äh, von wegen halt, ja Emotionen stark wahrzunehmen und äh, äh sehr viel Masse an Emotionen auch nicht gut filtern zu können und sowas, ja also, hoch- also übersensibel 'nen bisschen für Reize und Stimmungen und so weiter, und äh da hab' ich irgendwie bin ich halt auf so 'n Coach gekommen, der halt selber auch*

---

[67] „Blitzinfo: Aufgrund besonderer Eigenschaften ihres Nervensystems nehmen Hochsensible mehr und intensiver wahr als andere Menschen. […] Falls Sie sich angesichts der auf diesen Seiten aufgeführten Informationen für hochsensibel halten (sic!) sollten Sie trotzdem durch Konsultation eines Arztes sicherstellen, dass Ihre ‚Symptome' nicht durch eine Erkrankung verursacht werden!" (123)

hochsensibel war – angeblich sind das so zwanzig Prozent der gesamten Menschen – ähm und ähm der halt auch so die Stärken dieser Hochsensiblen fördern – oder im Coaching geht's halt auch darum wie halt als Hochsensibler, wie kann ich mich gut einbringen sozusagen im Berufsleben, dass viele, wenn sie denn wüssten was das ist <lacht> auch ähm die Vorteile aus diesen Menschen ziehen können."

Björn meint, er sei schon immer ein *„bisschen depri"* gewesen. Vor ein paar Jahren sei er aber in eine Sinnkrise gefallen und war *„burnoutmäßig"* überfordert. Es tat ihm nicht gut *„diese vierzig, fünfzig Stunden vorm Rechner sitzen"*. Außerdem zollte ihm der Chef keine Anerkennung, ließ ihn mit der Arbeit alleine, Aufgaben verrichten, die eher *„so privater Natur"* waren, und auch mit einer Kollegin gab es Stress. Ein Burnout hatte zwar noch niemand in den Mund genommen, aber Björn merkte,

„dass ich ja mich nicht mehr so gut konzentrieren konnte [...] und ähm dann auch Fehler gemacht habe und ähm daraufhin mir halt ähm irgendwie mir Vorwürfe gemacht habe und danach bin ich halt auch in so 'ne Spirale gekommen, wo ich gemerkt habe zur Depression ist es nicht mehr weit und äh vielleicht war ich auch schon so 'n bisschen drin und ähm ja [...]. Auch keine Motivation so, weil ich gemerkt hatte, es war einfach, was bringt das jetzt so, also was soll ich da jetzt machen, weil ich hab' keinen Sinn gesehen, so wenn der Chef da halt noch nicht mal drauf guckt, auf das was ich äh gemacht habe so. [...] Ich hab' mir halt Mühe gegeben, dass alles aufzubauen, das wurde halt irgendwie nicht gewertschätzt [...]. Insofern war es sinnlos für mich, für andere wäre es vielleicht nicht so sinnlos gewesen."

In dem Zitat verdeutlicht sich eine ähnliche Problematik wie in Zoes Fall. Offenkundig geht es Björn stärker um die Anerkennung der Arbeitsleistung und weniger die Verwirklichung eines intrinsischen Potentials, trotzdem ist die Distanzlosigkeit der Arbeit das entscheidende Thema. Björn wird von seiner Tätigkeit als ganze Person betroffen und emotional überfordert, weil er sich *„Dinge so zu Herzen genommen"* hat. Was ihm fehlt, ist jene souverän-reservierte Einstellung, die, wie Simmel in seiner Studie zur Großstadt dargelegt hat (vgl. Simmel 2006 [1903]), moderne Gesellschaften dem Individuum abverlangen. Heute überfordert aber wahrscheinlich weniger die industrielle Schnelligkeit des Lebens, sondern das Eingesogenwerden in den Arbeitsprozess mit Haut und Haaren. Ein Grund dafür ist, dass in der Arbeitsorganisation nicht mehr klare „Ursache-Wirkungs-Abfolgen oder Befehls-Ketten" (Horn 2009: 10) dominieren, sondern zwecks Produktivitätssteigerung häufig „auf eine gegenseitige ‚Affizierung' der [...] Individuen" (ebd.) gesetzt wird. Nicht nur für Hochsensible findet Coaching einen Anlass, wenn es Menschen misslingt, ihr Gefühlsleben in einen Bereich zu verwandeln, „der genau wie Rechnen oder Lesen mit mehr oder weniger Können gehandhabt werden kann" (Goleman 1996: 56) – emotionale Dummheit? Wer seine Distanzverhältnisse nicht richtig eingestellt hat, landet in einer „Sackgasse" (ebd.), in der alles zu nah ist und sich aufdrängt, „ohne daß irgendeine Schutzzone, irgendeine Aura [...] abschirmt" (Baudrillard 1987: 23).

4.2.3 Zweite Voraussetzung: Überidentifikation und Selbstreduktion

Nach den Einzelfallanalysen lässt sich der Charakter der stillstellenden Voraussetzungen des Coachings zusammenfassend bestimmen. Wie gezeigt wurde, sind die Erfahrungen des Nichtweitergehens und der Einsatz dieser Beratungsleistung formal auf die beruflichen Anteile des Lebens begrenzt. Die empirischen Ergebnisse deuten darauf hin, dass die Ausweglosigkeit der Ratsuchenden in einer problematischen *Überidentifikation mit* bzw. *Selbstreduktion auf Erwerbsarbeit* gründet, durch die die Arbeit im wahrsten Sinne des Wortes auf den Leib rückt. Dieses Phänomen kann als Nebenfolge von Subjektivierungsprozessen verstanden werden. Coaching erweist sich dementsprechend vor allem als ein reaktives Instrument. Anlässe lassen sich auch aufgrund der (branchenspezifischen) Zielgruppe und daran unterscheiden, ob es durch die Ratsuchenden selbstständig nachgefragt wird, als Unternehmensauflage zum Einsatz kommt oder von Arbeitsagentur und Jobcenter nahegelegt wird.

Letztere setzen darauf, Einzelpersonen, die am Arbeitsmarkt scheitern, mittels Coaching (wieder) fit zu machen. Diese Vorgehensweise steht mit der Idee in Zusammenhang, *Arbeitslosigkeit sei ein individuelles Problem*. Hier dominieren Coachings in Form von Bewerbungstrainings, die der unterstellten Individualisierung aber eher schlecht gerecht werden, wenn dort formalisierend verfahren wird. In Abhängigkeit zum Ausbildungs- und Qualifikationsgrad kommen psychologisch inspirierte Tools zum Einsatz, die im wörtlichen Sinne als *Maß-nahmen* an den Ratsuchenden zu verstehen sind. Es wird an der emotionalen Performance gearbeitet und die Klientel lernen, Karriereziele festzulegen, die intrinsisch motiviert sein sollen. Anstatt strukturelle Gründe in den Blick zu nehmen, wird Arbeitslosigkeit als ein persönliches Problem der Unfähigkeit zur Anpassung gedeutet.

Für Unternehmen ist die Motivationsfunktion von Coaching entscheidend, es dient dazu, Entwicklungsmöglichkeiten zu suggerieren, wird als Instrument genutzt, um Innovations-Potenziale abzuschöpfen und Arbeitsprozesse zu optimieren und kommt zur Verbesserung der emotionalen Performance und Kontrolle der Mitarbeiter*innen zum Einsatz. Darüber hinaus fragen Unternehmen eine Monitor- und Distanzierungsfunktion von Coaching nach, um der sozialen Komplexität zu begegnen, die durch entgrenztes, subjektiviertes und emotionalisiertes Arbeiten in die Organisation von Erwerbsarbeit Einzug erhält. Mittlerweile können Coach*innen auf allen Hierarchieebenen in ihrer Rolle als Übersetzer*innen, Diplomat*innen und letztlich ‚Dritte' eingesetzt werden, die bei Konflikten schlichten und Probleme lösen sollen. Verallgemeinernd lässt sich die Voraussetzung für Coaching als Unternehmenssauflage wie folgt zusammenfassen: Eine, durch Entgrenzung, Subjektivierung und Dezentralisierung provozierte neue *Unmitte(i)lbarkeit von Erwerbsarbeit* führt zu einem Anstieg sozialer Komplexität im Unternehmen und diese soll mittels Coaching bearbeitet werden.

Was die Seite der *Ratsuchenden* betrifft, so zeigt sich auch für dieses Untersuchungsfeld, dass ihre ausweglose Lage in einer Fixierung der Selbst- und Weltwahrnehmung gründet. In allen drei Fallbeispielen wird eine *Furcht vor dem Scheitern an der Arbeit* zur Beratungsvoraussetzung, die sich in eine *Furcht vor dem Scheitern an sich selbst* verwandelt. Die Ratsuchenden richten ihr Leben an der Frage der Arbeit aus und reduzieren Lebenswirklichkeit und Selbstbild entsprechend. Diese gleichzeitige *Überidentifikation und Selbstreduktion* auf die Berufsrolle und den Erwerbsarbeitsstatus lässt sich als Konsequenz von Subjektivierungsprozessen lesen. Sie treiben Ratsuchende in die Feststellung eigener Unzulänglichkeit, in die sie sich immer weiter verschrauben. Eindrucksvoll schildert *Zoes* Fall dieses bedrohliche Näherkommen der Arbeit als einen Vorgang sich selbst induzierender ‚Landnahme‘[68]: Die Umdeutung einer ungünstigen Angebot- und Nachfragesituation in einem Branchenzweig des Arbeitsmarktes führt in die Gewissheit eines selbstverschuldeten Scheiterns und das Festhalten an diesem Gedanken in die Auswegslosigkeit. Diese Fixierung auf die eigene Unzulänglichkeit und darauf, *„dass ich mir nur selbst helfen kann, [...] dass ich mir selbst helfen muss“ (Hans)*, erweist sich im Vergleich mit der Psychotherapie und unter dem sozialen Sinnfilter der Arbeit als weniger ich- und körperfixiert, isolierend und welteinfärbend; körperliche Bewegungseinschränkungen, Angst und Bedrängnis sind gleichwohl geringer. Folgerichtig stellen befürchtete Abweichungskosten einen weniger dominanten Coachinganlass dar. Die Ratsuchenden des Coachings stehen in einem ‚burnout-mäßigen‘ bis depressiven Dunstkreis, und ein mangelnder Krankheitswert der Symptome ist ihnen bewusst, zeigt sich doch in allen drei Fallanalysen ein Abwägen zwischen Psychotherapie und Coaching. Der Gang zum Coach wird nicht nur mit der Hoffnung auf schnelle Lösungen begründet, sondern auch mit der Wurzel des Leidens in der gegebenen Erwerbsarbeitssituation.

---

[68] Zur Diagnose kapitalistischer Landnahme siehe Dörre 2009.

4.3 In der Welt habt ihr Angst: Seelsorge

> *„Man könnte sagen, was für einen Sinn hat eigentlich*
> *mein Leben? Wofür setze ich mich ein Wofür arbeite ich*
> *zum Beispiel? Wofür lebe ich, für wen lebe ich, wer bin*
> *ich überhaupt? [...] Es ist ein Identitätsproblem."* (S02)

Im Frühsommer 2014 besuchte ich im Rahmen meiner Forschung einen Vortrag von einem Mann, der im Internet damit warb, zu bewegen und dem eigenen Leben eine neue Richtung zu geben. Eine Lokalzeitung kündigte die Veranstaltung als Coaching an, der Mann stellte sich als Psychologe vor und mitunter wird seine Bewegung als Sekte geführt. Der Mann war Anfang 60, hatte eine eigene Therapiemethode entwickelt und bereits eine Menge Menschen versammelt, die ihr folgten. Für ihn arbeitete eine Vielzahl von Coach*innen und Therapeut*innen und jährlich besuchten so viele Menschen seine Vorträge, dass er gut davon leben konnte.

Als ich den Seminarort zehn Minuten vor Beginn erreichte, hatte sich eine Schlange an der Kasse gebildet. Wer noch keine Karte hatte, musste warten, der Großteil aber schien vorbestellt zu haben und hielt sich im Gebäudeinneren auf, wo auf einer langen Tischreihe CDs und Bücher zum Verkauf angeboten wurden. Im Innern des Gebäudes angekommen, begab ich mich die Treppe hinauf in den Vortragsraum. Die Sitzplätze waren fast alle belegt und später rechnete ich auf ca. 600 Personen hoch. Ich suchte mir einen übriggebliebenen Platz im hinteren Mittelfeld. Im Publikum war von der Oberstufe bis zum Ruhestand alles vertreten und es machte auf mich einen Eindruck von Bildungsbürgertum und Selbstständigkeit. Die Mode der Frauen reichte von Walkstoffen, über leichtere Sommerkleider, bis zum Satin-Blazer und die Männer trugen Birkenstock und Leinenhose. Auf der Bühne hatte jemand eine Leinwand aufgestellt, auf der Werbung für den Mann und seine Methode ausgestrahlt wurde. Dort erschienen Wörter wie ‚Herz‘, ‚Seele‘ und ‚Willen‘ und alle Menschen, die auf der Leinwand zu sehen waren, strahlten. Hinter mir sagte ein Mittzwanziger etwas von Personenkult. Später am Abend sagte er, dass es so angenehm sei, wie der Mann auf der Bühne Verweise auf das Übernatürliche in seine Rede einflechtet, sodass es nie aufdringlich und sehr verständlich sei.

Mit zehn Minuten Verspätung betrat der Mann die Bühne. Der Saal applaudierte und weiter hinten rief jemand „Wuuh!". Nach der Begrüßung sprach der Mann zunächst davon, dass Personen, die immer die Erwartungen anderer erfüllen wollen, an der Nadel hängen würden wie Junkies. Er verwies auf Studien, in denen man Sterbende befragt hatte, was sie in ihrem Leben am meisten bereuen würden, und betonte, dass das Schlimmste sei, zu viel Zeit damit verbracht zu haben, es anderen recht machen zu wollen. Er sprach davon, dass die Welt in Bewegung ist; draußen und in uns. Europa sei in der Krise, Arbeit und Familie ebenfalls und all das Elend und Leid auf der Welt bewege Angst und Unsicherheit in uns hoch. Daher sei es nicht nur wichtig, eine innere Sicherheit zu erfahren, der Mann hatte auch den Grund für die Vielzahl der Krisen parat: die Zeit der großen Transformation, in der es mehr denn je um das bewusste Sein, das *Be*wusstsein, geht und in der alle Menschen dazu aufgerufen sind, aktiv ihr Leben zu ändern.

Wie genau diese Veränderung vonstattengehen sollte, verdeutlichte der Mann, indem er die Schritte benannte, in denen die Transformation zu vollziehen ist. Schritt eins sei einzusehen, dass jeder Mensch einen Energie- bzw. Aura-Körper hat. Der Mann zog mit beiden Armen einen Kreis um sich herum, der das Volumen dieses Körpers, in dem alle Gedanken, Erinnerungen und Gefühle gespeichert sind, verdeutlichen sollte. Schritt zwei sei zu erkennen, dass wir nicht gelernt haben, uns selbst wertzuschätzen und zu lieben. Schritt drei sei anzuerkennen, dass die Energien aus unserem Energiekörper ausstrahlen, z. B. entweder als Angst oder als Vertrauen, und ebendiese Ausstrahlung, d. h. die Energie, die jemand in die Welt ausstrahlt, erschaffe unsere gesamte Lebenswirklichkeit. Der Mann sagte, dass es nichts Starres gibt, sondern Stimmungen und Atmosphären, die hoch oder niedrig aufgeladen sind und entsprechend ausstrahlen können. Es sei unsere Aufgabe, neue Gedanken ins Leben zu lassen, die stimmig sind. Um mich herum wurde genickt.

Danach wollte der Mann ein bisschen mit uns ‚nach innen gehen‘. Es erklang Musik, die Augen sollten geschlossen werden und wir sollten darauf achten, wie der Körper zu uns spricht, jedoch nicht darüber nachdenken, sondern Unruhe und Ruhe erfühlen. Unruhe dürfe sein – vor mir begann eine Frau zu weinen – Unruhe wolle angenommen werden – die Frau verließ den Saal. Alle sollten sich befragen, was sie an sich lieben und was für sie das Wichtigste in ihrem Leben ist. Der Mann meinte, dass Brüder und Schwestern an unserer Seite sind, die uns begleiten. Er lud die Ahnen ein, sie sollten begrüßt werden, der Abend gesegnet sein und reiche Früchte tragen. Damit war die erste kollektive Meditation beendet und wir sollten zurückkommen und unsere Körper strecken.

Was dann folgte, lässt sich für einen durch Natur-, Human- und Sozialwissenschaften geprägten Menschen vielleicht am besten als alternativwissenschaftliche Einführung in Psychosomatik umschreiben: Alles, was das Herz sagen will, schlägt sich im Körper nieder und zeichnet sich dort ab, z. B. in Form von Demenz, Übergewicht oder Hüfterkrankungen. Geisteskrankheit ist vor allem auch eine Angewohnheit, Druckkrankheiten im Körper gründen in druckerzeugenden Gedanken und überhaupt gibt es gar nichts, das sinnlos ist. Trennung, Trauer, Unfall – alles und jede einzelne Sekunde hat ihren Sinn, will angenommen werden und ruft zur Verarbeitung auf. Der Mann sprach von Resonanzen und Spiegeln bis endlich – der Saal schien schon darauf gewartet zu haben – das ‚Innere Kind'[69] die Bühne betrat. Er holte weit aus, bis hin zu Naturvölkern, und sprach dann von Engeln – wieder rief jemand „Wuuh!" – die in der Zeit der großen Transformation ‚hochkämen', Knöpfe am Körper drücken würden und uns mit unseren Gefühlen konfrontieren. Um mich herum wurde immer wieder zugestimmt. Dann war 30 Minuten Pause und die Menschen bündelten sich im Foyer des Veranstaltungsortes um die Verkaufstische. Als ich mich wieder zurück in die Halle begeben hatte, sprach mich mein Sitznachbar an: „Schreiben Sie alles mit?" „Ja. Ich kann mir das dann besser einprägen". Wir kamen ins Gespräch, er schwärmte von dem Mann und verwies darauf, dass man fast alles von ihm im Internet fände – auch die Meditationen. Er habe alle CDs und obwohl die so teuer seien- aber naja, in der Tüte, die wir am Eingang erhalten hatten, wäre ja auch wieder eine CD gewesen, die er noch besäße und so habe man ja eigentlich auch weniger Eintritt bezahlt. Er könne das nicht, alles so mitschrieben, weil er nicht multitaskingfähig sei. Ich sagte noch einmal etwas davon, dass ich meine Mitschriften zur Einprägung bräuchte, was aber auch dazu führen würde, dass ich nicht alles so gut auf mich wirken lassen könne. „Ja, ja. Genau!", das sei das, was er bräuchte. Schließlich habe er alle CDs und den Mann auch schon ziemlich oft gesehen, erfahre so aber immer wieder Neues. Ich erkundigte mich, wie er denn auf den Mann aufmerksam geworden sei. Er erwiderte, dass er einen großen Verlust erfahren und sich daraufhin mehrere Jahre vollkommen isolierte habe. Beim Googeln sei er dann auf den Mann und seine Methode gestoßen und seitdem ginge es ihm besser. Das wäre hier ja aber auch nicht so etwas, wo man sich selber total aktivieren müsse und das könne er ja auch nicht, so „Chaka!" rufen. Dann ging es weiter und unser Gespräch war zu Ende.

---

[69] Wikipedia sagt zum ‚Inneren Kind' Folgendes: „Das Innere Kind gehört zu einer modellhaften Betrachtungsweise innerer Erlebniswelten, die durch Bücher von John Bradshaw und Erika Chopich/Margaret Paul bekannt wurden. Es bezeichnet und symbolisiert die im Gehirn gespeicherten Gefühle, Erinnerungen und Erfahrungen aus der eigenen Kindheit. Hierzu gehört das ganze Spektrum intensiver Gefühle wie unbändige Freude, abgrundtiefer Schmerz, Glück und Traurigkeit, Intuition und Neugierde, Gefühle von Verlassenheit, Angst oder Wut. [...] In der Arbeit mit dem Inneren Kind wird davon ausgegangen, dass ein Mensch, der als Kind wenig Liebe und Anerkennung erfahren hat und häufig durch Missachtung, Liebesentzug, Verlassenwerden oder Entwertung verletzt wurde, in seinem Selbstwertgefühl beschädigt wurde und dann als Erwachsener ein unangemessen großes Verlangen nach Zuwendung durch andere Menschen entwickelt, und dass bei einem solchen Menschen schon wenig Kritik alte Kindheitsverletzungen aktualisieren kann und er dadurch übermäßig kränkbar ist. [...] Das Ziel einer Therapie ist, eine liebevolle innere Verbindung zwischen dem Inneren Kind und dem liebevollen Erwachsenen herzustellen, um (wieder) Zugang zu den tiefen Quellen der Freude, Wahrnehmung und Intuition zu erlangen. Es ist nötig, dass der innere Erwachsene sich dafür entscheidet und das Kind anzunehmen und sich mit seiner ‚inneren Wahrheit' zu verbinden. Sie ist für den Erwachsenen eine Orientierung dabei, die falschen Glaubensmuster zu beseitigen und bessere Glaubenssätze zu finden, nach denen er leben möchte" (I24).

Im zweiten Teil sagte der Mann eigentlich nicht viel Neues. Er verwies auf verschiedene Strategien der Selbstfindung, die in den Alltag integriert werden können, betonte aber auch, dass die Lebensführung grundsätzlich zu ändern ist. Ein Mittel sei z. B. im Verlauf eines Tages immer wieder nach innen, zum Herzen zu gehen und in dieser Erkundung der eigenen Stimmigkeit Achtsamkeit auf sich selbst zu lenken. Gegen die Gefühlskälte, die unsere Zeit kennzeichnet, ließe sich außerdem ‚anatmen', allerdings werde es wohl in zehn Jahren sowieso Normalzustand sein, alle Dinge, Orte, Interaktionen und Beziehungen danach zu befragen, wie sie sich anfühlen und mit anderen darüber zu sprechen. Wenn alle ihre Aufmerksamkeit auf das unbewusste Leben richten und sich in dieser Konzentration auf sich selbst in herzensoffene und geordnete Menschen verwandeln, ist das Ergebnis eine liebevolle Gemeinschaft. Nicht die da oben in den Unternehmen sind schuld an unsere Lage, das ist Opferdenken, und man sollte sich viel eher fragen, ob man selber zu besseren Schwingungen in der Firma beiträgt. Einige Personen im Publikum meldeten sich.

Gegen Ende der Veranstaltung, kurz nach 22 Uhr, prognostizierte der Mann noch einen sehr heißen Sommer. Diese Hitze sei Folge dessen, dass in der Krisenzeit viele Schwingungen auf die Erde kommen. Das dadurch bedingte Druckgefühl ist wiederum dazu da, unsere Schwere in Gang zu bringen, damit sich neue Bindungen bilden und Angst, Wut und Hass in Freude verwandelt werden können. Abschließend gab es noch eine kollektive Meditation. Bevor es aber losging, wurde noch darauf verwiesen, dass alle Meditationen auch auf CD erworben werden können. Als wieder alle aus ihrem Trancezustand zurückkommen und die Körper gestreckt werden sollten, flossen im Publikum Tränen. Während der Mann vor der Bühne Autogramme gab, nahmen sich einige der Anwesenden in die Arme und ich verabschiedete mich von meinem Sitznachbarn. Es war 22:30 und ich hatte nicht an einem Coaching teilgenommen, sondern eine Kirche betreten, in der ein Psychologe eine Predigt hielt. Ich hielt den Mann für einen guten Unternehmer – meinem Sitznachbarn hatte er aus einer existenziellen Krise geholfen und ihn aus seiner Starre und Isolation gelöst. Lähmende Schicksalsschläge bilden einen basalen Anlass zur Seelsorge. Sie bietet Hilfestellung an, indem sie die Welt mit Sinn überzieht und insbesondere in ihren posttraditionalen Varianten Menschen miteinander verbindet. Was aber lässt heute nach einem solchen In-Verbindung-Setzen und Angenommenwerden streben?

Im Folgenden soll dieser Frage nachgegangen werden. Erneut stehen dabei die Erfahrungen des Nichtweitergehens im Vordergrund und die Ausweglosigkeit der Ratsuchenden wird auf eine feldspezifische Fixierung rückgeführt. Nach einer Beschreibung einiger Charakteristika der gegenwärtigen Situation der Seelsorge (4.3.1), wird dieser Zusammenhang an drei Fallbeispielen konkretisiert (4.3.2). Abschließend werden die Ergebnisse zur feldtypischen Beratungsvoraussetzung zusammengefasst (4.3.3).

4.3.1 Seelsorge heute: Ein weites Feld

Im Fokus der folgenden Darstellung stehen verschiedene Formen der evangelischen und protestantischen Seelsorge. Ihr Grundanspruch ist, eine Hilfestellung für Menschen bei außeralltäglichen und belastenden Ereignissen und Situationen zu sein. Neben der Arbeit von Gemeindepfarrer*innen gibt es heute Telefon- und Onlineseelsorge, Seelsorge bei der Deutschen Bahn, im Krankenhaus, bei einem Trauerfall oder an einem Unfallort. Es gibt Polizeiseelsorge, Militärseelsorge, Gefängnisseelsorge, Seelsorge bei den Olympischen Spielen, für Zirkusartist*innen und für Schausteller*innen.[70] In allen diesen Fällen stehen Menschen in „besonderen Lebenssituationen" (S03). Dazu zählen nicht nur Ereignisse wie ein Trauerfall, sondern auch biografische Transitphasen wie die Aufnahme eines Studiums als „besondere Zwischensache an der Hochschule, [...] noch nicht so richtig weg von zu Hause, aber schon doch irgendwie weg. Noch nicht ganz wo angekommen, noch dazwischen" (ebd.).

Zusätzlich zu diesen kirchlichen existiert ein buntes Konglomerat aus individualreligiösen und posttraditionalen Angeboten. „Die Sorge um die Seele ist schon lange kein kirchliches Monopol mehr" (Schmid 2003: 234), was u. a. daran liegt, dass Seelsorge wie Coaching kein geschützter Begriff ist.[71] Nicht nur „esoterische Bewegungen und religiöse Sekten wie Scientology" (Nauer 2007: 10) reklamieren den Seelsorgebegriff mittlerweile für sich. Es sprießen „auch immer mehr seelsorgerische Lebensberatungspraxen philosophisch-psychologischer Couleur aus dem Boden" (ebd.). Zwar nahm schon Émile Durkheim an, dass alle „Religionen, selbst die gröbsten, [...] in gewissem Sinn spiritualistisch" (Durkheim 2007 [1912]: 615) sind. Unter dem Schlagwort der Magie hätte er solche Angebote aber wohl eher noch als Abgrenzungsfolie für seine Religionsdefinition gewählt, sofern sie kein dauerhaft bindendes, kein solidarisches System von heiligen Praktiken und Überzeugungen darstellen:

„Es gibt keine magische Kirche. [...] Der Magier hat eine Kundschaft [...] und seine Kunden brauchen untereinander keine Beziehungen zu haben, so daß sie sich oft gar nicht kennen. Selbst die Beziehungen, die sie mit ihm haben, sind im allgemeinen zufällig und vorübergehend; sie ähneln den Beziehungen eines Kranken zu seinem Arzt" (ebd.: 72f., Herv. i. O.).

Allerdings hat Durkheim auch darauf hingewiesen, dass dauerhafte Integration, die sich als Kriterium von Religion vor allem in den (Volks-)Kirchen verwirklicht findet,

---

[70] Beachte darüber hinaus die Aufzählung und Beschreibung der einzelnen Themengebiete auf den Internetseiten der EKD (Evangelische Kirche Deutschland) (dazu I25).

[71] In Deutschland ist auch der Begriff ‚Psychotherapie' nicht geschützt, dafür aber der des Psychotherapeuten bzw. der Psychotherapeutin.

im Verlauf der Moderne einem religiösen Individualismus weichen könnte (vgl. ebd.:
76). Verflüssigungen und Hybridisierungen im Bereich religiös-fundierter und religi-
ös-inspirierter Beratungen lassen sich durch eine solche Individualisierung und Priva-
tisierung von Religion (und Moral) im Zuge von Modernisierungsprozessen erklären
(dazu Luckmann 1991, 2002). Überlegungen zu posttraditionalen Vergemeinschaftungen, die durch Ad-hoc-Beziehungen und Prozesse der Vermarktlichung gekennzeichnet sind (vgl. Hitzler 1998; Gebhard 2008), legen ebenfalls die Vermutung nahe, dass
der Bezug auf Kirche als Definitionsmerkmal von Religion im Allgemeinen und von
Seelsorge im Besonderen heute zumindest fragwürdig ist. Eher scheint der *„Erfahrung,* im Glauben nicht allein zu stehen" (Gebhard 2008: 203, Herv. S. M.), ein neuer
Stellenwert zuzukommen.

Auf den Weltjugendtagen der christlichen Kirchen wird der „Papst als ‚Superstar'"
(Gebhard 2008: 203) gefeiert bis sich die Stimmung ins Ekstatische steigert (vgl.
ebd.), evangelikale Freikirchen verzeichnen, insbesondere im charismatischen und
pfingstlerischen Bereich,[72] einen deutlichen Zuwachs. Zwar sind die genauen Mitglie-
derzahlen umstritten, es ist jedoch davon auszugehen, dass es sich „um weltweite, rie-
sige Bewegungen handelt" (Knoblauch 2006: 101), die in einigen Jahren womöglich
„die Mehrheit der Christen ausmachen" (ebd.). In Deutschland rechnete man um die
Jahrtausendwende „mit ungefähr 150.000 bis 250.000 Charismatikern und etwa
150.000 Pfingstlern" (ebd.). Zur gleichen Zeit sollen weltweit „rund 600 Mio. Menschen pfingstlerischen, charismatischen und neocharismatischen Gemeinden angehört
haben" (Eggenberger et al. 2003: 117).[73]

Als verantwortlich für diesen Zuwachs gilt vor allem der „Einbezug emotionaler
und enthusiastischer Elemente in Gottesdienst und Lebenspraxis" (ebd.). Heil(-ung)
soll über ekstatische Vergemeinschaftungen wie kollektiv tanzende Gebete oder Grup-
penmeditationen erreicht werden (vgl. Wolff 2012: 8f.). Der Fokus scheint also auf der
leiblichen Erfahrung und ihr folgenden Veränderungen des Bewusstseinszustands zu
liegen, weswegen diese Bewegungen auch eine große Ähnlichkeit mit Angeboten des
so genannten ‚New Age' haben. Unter diesem Begriff lassen sich verschiedene Beratungsformate fassen, die sich „aus ‚alternativen' religiösen und allgemein kulturellen
Quellen speisen" (Knoblauch 2006: 102) und in ihrer Ideologie nicht unter den herr-
schenden Kanon der Religionen in den westlichen Gesellschaften fügen. Es handelt

---

[72] Wie Hubert Knoblauch betont, hat die charismatische Bewegung auch einen „starken Flügel im
       Katholizismus" (Knoblauch 2006: 101). Diesem ließen sich 2006 weltweit 95 Millionen Men-
       schen zurechnen (vgl. ebd.).
[73] In Südamerika und Afrika gewinnen „Evangelikalismus, Pfingstlertum und christlicher Funda-
       mentalismus […] Millionen von KonvertitInnen […]. In Nigeria oder Ghana verkünden die pros-
       pery gospels der großen Pfingstkirchen ihren zahlreichen Mitgliedern Gesundheit und Erfolg,
       wenn sie sich von ihren traditionellen religiösen Praktiken lossagen" (Daniel et al. 2014: 143).

sich z. B. um Wiederbelebungen keltischer oder germanischer Rituale, Praktizierung indianisch-schamanistischer Techniken oder Adaptionen von asiatischen Meditations- und Medizintechniken, wie Yoga oder Ayuveda (vgl. ebd.). Westlich psychologische Wissenstraditionen werden häufig religiös umgedeutet, was etwa in der ‚Human-Potential'-Bewegung der Fall ist, und auch „die lange Zeit unterdrückten Formen des hiesigen Aberglaubens werden in einer reflexiv modernisierten Form neu belebt. Dasselbe gilt für den damit sich überschneidenden Okkultismus, die Magie und die Esoterik" (ebd.: 103).[74] In ihrer Abgrenzung von den (Volks-)Kirchen haben in allen diesen Angeboten Elemente posttraditionaler Vergemeinschaftung einen besonderen Stellenwert. Zudem dominiert unter der spiritualistischen Ausrichtung eine „persönliche Bezugnahme auf ‚Gott' oder gottähnliches Transzendentes" (ebd.: 91), weswegen religiöse Erfahrungen und Erfahrungen des Religiösen nicht mehr nur bestimmten Gruppen und entsprechenden Expert*innen vorbehalten sind. Es wird davon ausgegangen, dass „jeder Mensch in den Kontakt mit dem Göttlichen treten kann" (ebd.: 102). In der Bibel gilt dieser persönliche Bezug zu Gott – der den Reiz dieser Angebote auszumachen scheint – als Charakteristikum einer heidnischen Seelsorge (vgl. Nauer 2007: 41).

Diese Tendenzen einer religiösen ‚Erfahrungsorientierung' legen die Einschätzung nahe, dass sich die Volkskirchen in Bewegung setzen müssen, wenn sie am gegenwärtigen Seelsorge- und Lebensberatungsmarkt bestehen wollen. Nach wie vor konkurriert die kirchliche Seelsorge darüber hinaus mit Angeboten der sozialen Arbeit. Eine Reaktion darauf scheint zu sein, Differenzierungsleistungen aus diesem Bereich in die Organisation und Präsentation der Seelsorgetätigkeit der Kirchen zu (re-)integrieren. So gliedert sich seelsorgerische Beratung im Bereich der Diakonie bspw. in Themenfelder wie Lebens- und Krisenberatung, Schwangerschaftsberatung, Suchtberatung, Schulseelsorge, Seelsorge für Jugendliche und junge Erwachsene, Seelsorge rund um die Themen Ehe, Familie, Erziehung, für bestimmte Berufsgruppen, Menschen mit Behinderung etc. (vgl. I26). Außerdem gibt es spezielle Angebote wie ‚Männerarbeit'. An den Ausführungen eines Experten aus diesem Bereich wird nicht nur deutlich, inwiefern sich Seelsorge als Hilfestellung in besonderen Lebenssituationen definiert. Es zeigt sich auch, dass die Kirche Nebenfolgen von Individualisierungsprozessen, vor allem im Sinne einer zunehmenden (Rollen-)Unsicherheit in den letzten drei Jahrzehnten, in Inklusionsfaktoren umzusetzen versucht.[75]

---

[74]   William James hat in einem ganz ähnlichen Sinne auf die so genannte ‚Mind-Cure-Bewegung' hingewiesen, die sich zu Beginn des 19. Jahrhunderts entwickelt hat. Es handelt sich ebenfalls um ein Konglomerat verschiedener religiöser und nichtreligiöser Elemente; „von christlicher Mystik, von transzendentalem Idealismus, von Vedantismus und von der modernen Psychologie des subliminalen Selbstes" (James 2014: 130).

[75]   Zum Unsicherwerden der Männerrolle siehe auch Postler 1985; Wacker/Rieger-Goertz 2006; Franz/Karger 2011.

Auf der Ebene der Professionen setzt seit jeher und spätestens seit Freud der Religion (als Illusion) die psychologische Funktion zugesprochen hatte, „die menschliche Hilflosigkeit erträglich zu machen" (Freud 2003b [1927]: 152), und die monotheistischen Religionen einer Analyse unterzog (vgl. ebd. 2003a [1939], insb.: 527ff), die Psychotherapie die Seelsorge als Mutter der Beratung unter Zugzwang. Im seelsorgerischen Feld wird darauf seit den 1960er Jahren vor allem mit dem Einsatz der Pastoralpsychologie als einem eigenständigen theologischen Ausbildungs- und Beratungsbereich reagiert. Diesen Wandel in der Poimenik (Lehre der Seelsorge) sehen die interviewten evangelisch-unierten Expert*innen als Modernisierung der Seelsorge an. Im Unterschied zur kerygmatischen Orientierung wurden Beichte und Mission als theologische Fundamente in weiten Teilen durch Psychologie ersetzt.[76] In der Konsequenz bietet die evangelische Kirche heute jedoch nicht nur psychologische Beratungen an, sondern es zeichnen sich auch Tendenzen des Dialogs zwischen Seelsorge und Psychotherapie ab. Es ist davon auszugehen, dass diese Annäherung auf die Individualisierung, Spiritualisierung und Erfahrungsorientierung im religiösen Feld und nicht zuletzt auf die so genannte „Rückkehr der Religion" (Riesebrodt 2001) in die Gesellschaft aufbauen kann.

Der Psychiater und Neurowissenschaftler Raphael M. Bonelli hat darauf hingewiesen, dass das Thema ‚Religiosität und psychische Gesundheit' seit einiger Zeit in den USA eine neue Aufmerksamkeit erhält. Zahlreiche US-amerikanische Autoren würden „die Integration der spirituellen Dimension in den medizinischen Heilungsprozess" (Bonelli 2007: 8) propagieren und der Überzeugung sein, „dass praktizierte Religiosität bewiesenermaßen gesundheitsfördernd ist" (ebd.). Es wird darüber diskutiert, wie Spiritualität vor Burnout schützen kann (dazu Bucher 2007); in der ‚Biblischen Intensiv-Seelsorge' Bruno Schärs wird die Depression auf eine Kombination der Sünden des Stolzes und der Rebellion zurückgeführt und die Frage des Therapieerfolgs mit der Einbettung in die christliche Gemeinde in Verbindung gebracht (vgl. Eggenberger et al. 2003: 127f.; 127). Kritische Stimmen meinen, dass eine zunehmende Sensibilität der Mediziner*innen für die Spiritualität ihrer Patient*innen zu Missbräuchen führen könne, da „kranke Menschen besonders anfällig für Manipulation seien" (Bonelli 2007: 8). Dennoch wird seit Mitte der 1990er Jahre in von der APA (American Psychological Assoziation) unterstützten Publikationen die Frage verhandelt, ob und wie Spiritualität in Psychotherapie eingebunden werden kann (vgl. Schipani 2012: 41f.). In Deutschland haben solche Annäherungsversuche zwischen Theologie, Medizin und Psychologie zum gleichen Zeitpunkt noch einen experimentellen Charakter.

---

[76] Die verschiedenen seelsorgerischen Traditionslinien und deren Wandel werden unter 5.3.1 dargestellt.

Dies wird an den Ausführungen einer Expertin mit pastoralpsychologischer Ausbildung über ihre Tätigkeit in einer psychosomatischen Tagesklinik deutlich:

„Es war eine, ja, sag' ich mal, die Privatinitiative eines engagierten, humanistisch gesinnten Psychiaters, der [...] im Grunde sagte [...]: ‚Zu mir kommen am Vormittag sagen wir 100 Patienten, allen gebe ich Tabletten, ich weiß, dass sie keine Tabletten wollen, obwohl sie mir sagen, sie wollen Tabletten‘, also so, ne? Und was die Menschen brauchen sind auch keine Tabletten [...] und deswegen hat er sich überlegt im Grunde wegzugehen von, ja, so einer klassischen psychiatrischen Ambulanz oder psychiatrischen, ärztlichen Versorgung, hin zu einem Gemeinschaftsmodell, sag' ich mal, weil die These war, dass es im Grunde an fehlender Kompetenz von Interaktionen liegt, fehlender Kompetenz an Gestaltung von Gruppenbezügen, Familienbezügen, Bezügen am Arbeitsplatz. Und von daher im Grunde [...] er die Vorstellung hatte, [...] Menschen dazu anzuregen, nochmal ein anderes Verhältnis zu sich selber zu suchen. [...] Das war auch die These damals in der Tagesklinik, dass die eigentlichen Probleme von Menschen eigentlich existentieller Art sind und weil sie von existentieller Tragweite sind, im Grunde religiös gedeutet werden können.“ (S02)

Insbesondere im volkskirchlichen Rahmen dient der Verweis auf eine psychologische und damit wissenschaftliche Fundierung von Seelsorge als Abgrenzungskriterium von spiritualistischen und alternativreligiösen Formen der Lebensberatung. Ein Experte äußert auf die Frage, welche Einstellung er gegenüber esoterischen und spiritualistischen Angeboten vertrete, seine skeptische Haltung wie folgt:

„Da denk' ich wiederum da bin ich viel zu verkopft für wahrscheinlich, also ich will alles auch verstehen können und nachdenken können und wenn ich das nicht begreifen kann, dann bin ich zumindest erstmal skeptisch. Wenn dann jemand mich sehr überzeugt [...] dann ok. Aber ich hab's auch hier schon gehabt, dass jemand sagen wir mal ganz krass 'ne Depression hatte und dann mit irgendwelchen Globuli behandelt wurde. Da denk' ich dann nur: *Das geht gar nicht.* [...] Dann hab' ich das Gefühl, da wird nur das was in der Psychiatrie eben erkannt wurde, was eben medizinische Grundlagen, was im Gehirn abläuft bei Depression, das wird überhaupt nicht gesehen, das wird völlig ausgeblendet, das ist für mich nur noch Ideologie. [...] Also, Sie sehen, da bin ich dann eben auch kritisch und möchte lieber auf die anderen Wissenschaften hören, als dass ich nur denen glaube, nenn ich's jetzt auch mal von solchen Menschen, ja.“ (S07)

Heute zeigen sich in der Seelsorge vielfältige Vermischungen religiöser bis spiritualistischer Elemente mit Elementen der Psychotherapie, aber auch des Coachings.[77] Auch

---

[77] Zu Letzterem siehe Fiedler 2013; darüber hinaus I28; I29; I30.

im Internet hat die Seelsorge ihren Platz gefunden,[78] sodass sich unter diesem Begriff insgesamt ein weites und unübersichtliches Feld eröffnet. Ein Kern lässt sich darin identifizieren, dass es sich bei seelsorgerischen Beratungen immer um eine Begegnung zwischen Ratsuchenden und solchen Beratenden handelt, denen ein exponierendes religiöses und/oder spirituelles Wissen zugeschrieben wird. Dies gilt unabhängig davon, ob diese Expert*innen in volkskirchliche Organisationen eingebunden sind oder es sich z. B. um charismatische Heiler*innen handelt. Auch die Hinwendung in eine religiöse Gemeinde oder spirituelle Gemeinschaft ist, als Form seelsorgerischer Beratung, aber Teil der weiteren Analyse der feldspezifischen Beratungsvoraussetzungen. Denn alle diese Fälle verbindet das Teilen heiliger, transzendierender Ideen. Was Ratsuchende heute danach streben lässt, ist abermals eine spezifische Situation der Ausweglosigkeit. Bevor diese Situation und die Erfahrungen des Nichtweitergehens anhand von Einzelfallanalysen nachvollzogen werden, sollen ihre Konturen zunächst in einem kurzen Vergleich mit der Psychotherapie und dem Coaching geschärft werden.

4.3.2 Allgemeine Sinnbesorgung

Als Form religiöser Kommunikation kann der Seelsorge basal die Funktion zugeschrieben werden, das mit Sinn auszustatten, was sonst unbegründet bleiben müsste: Religion liefert letzte Gründe, damit Transzendenz (vgl. Luhmann 2000a: 7ff) und sorgt so für ein Weitergehen. Das lateinische ‚Transcendere‘ bedeutet wortgemäß ‚übersteigen‘, wobei primär ein Übersteigen in „vertikaler Richtung gemeint [ist, S. M.], das sich zu einem Hinaus-Steigen, einem Darüber-hinweg-Steigen und einem Nach-jenseits-Gelangen nuanciert" (Holzhey 1979: 8). Das Transzendente wiederum steht „für das Woraufhin des Übersteigs, es bezeichnet in formaler Weise die jenseitige Wirklichkeit selbst, zu der der Transzendierende aufbricht, was immer auch inhaltlich noch von dieser ‚Wirklichkeit‘ ausgesagt werden kann" (ebd.: 9). Transzendenzproduktionen stellen Bewegungen der Grenzüberschreitung dar. Die zu überschreitende Grenze trennt das „Undenkbare und Unsagbare vom Denk- und Sagbaren, das Unendliche vom Endlichen, das Sein vom Seienden, den Grund von Gründen, das umfassende Ganze vom Teilhaften usw." (Holzhey 1978: 10). Dass in religiösen Kommunikationen also über den Sinn hinausgegangen wird – obwohl man doch eigentlich nicht

---

[78] Ein Experte, der auch im Bereich von Online-Seelsorge tätig ist, verweist im Interview auf die Besonderheiten, die sich aus dieser Form seelsorgerischer Beratung ergeben und dadurch zustande kommen, dass man das Gegenüber nicht sieht, der Körper also in den digitalen Kommunikationen ausgespart wird. Einerseits kann so ein niederschwelliger Zugang zum Angebot erreicht werden. So hätten „ganz viele Menschen, im Gegensatz zu dem, was ich in der Gemeinde erlebt hab‘, das gerade genutzt aus der Anonymität raus sich an mich zu wenden" (S07). Andererseits ergibt sich eine höhere Abbruchwahrscheinlichkeit.

kann (vgl. Luhmann 1984: 92ff) – zeigt sich letztlich daran, dass keine Religion den Tod auszusparen vermag. Als Singularität schlechthin, als „Grenzerfahrung, die der Form der Grenze widerspricht, die ja voraussetzen muß, daß es eine andere Seite gibt" (ebd. 2000a: 51.), wird er religiös zu einem „Fall, an dem Sinn selbst als paradox erfahrbar wird" (ebd.), und dadurch aufgenommen „in eine Welt, die als bekannt und vertraut behandelt werden kann" (ebd.: 52).

Diese Ausführungen zeigen an, dass Seelsorge nicht nur bei religiösen Glaubensfragen zum Einsatz kommt, sondern ebenfalls, *wenn es nicht weitergeht.* Die Erfahrungen des Nichtweitergehens und die Ausweglosigkeit in diesem Untersuchungsfeld haben eine ähnliche Ausstrahlung in den Alltag der Ratsuchenden wie jene der Psychotherapie, ihnen wird jedoch *kein Krankheitswert* zugschrieben, sondern der Stillstand gilt als Folge von *Schicksalsschlägen* oder *allgemeiner existenzieller Problematiken.*[79] Immer noch bilden die drei großen existenziellen Ereignisse Geburt – Ehe – Tod die drei großen Themen seelsorgerischer Beratungen, insbesondere im kirchlichen Rahmen. Darüber hinaus gehören Grundfragen des Daseins zum Themenspektrum der Seelsorge – „Was soll das alles hier, warum bin ich da, welchen Sinn macht das Ganze?" (S03) – und Probleme im gemeinschaftlichen und gesellschaftlichen Miteinander, wie etwa

„Ablösungsprozesse. […] Ja, überhaupt die Kommunikation miteinander, weil viele zwischenmenschliche Probleme sind wirklich einfach auf die, auf eine sag' ich jetzt mal, mangelhafte Kommunikation zurückzuführen […]. Das sind so diese Sachen, aber es sind im Grunde genommen wirklich, ja es sind auch Dinge am Arbeitsplatz manchmal, nicht so häufig. Es sind auch zum Teil: ,Wie geht's weiter? Was kann ich mit meinem Leben noch anfangen?'. Ich hab' auch ähm Angstpatienten aber nicht mit Panikattacken, sondern einfach Leute, die sagen: Ich hab Angst <unverständlich> zum Beispiel, die ganz schlecht alleine bleiben können. Oder auch Leute, die innerlich nicht zur Ruhe kommen, sagen: ,Ich fühl' mich immer gejagt, gestresst. Oder auch Leute, die sagen: ,Ich schaff' das alles nicht mehr'. Wie auch immer. […] ,Wie kann das Leben sich anders formieren?' Aber ich mach' keine äh, ich mach' keine äh Sachen nach ir-, also was so im weitesten Sinn unter ICD-10 fällt. Also ich nehme keine Leute […] die jetzt, sagen wa mal 'ne Schizophrenie-Diagnose haben oder manische Depression und so weiter. Ich nehm' auch keine Leute, die also ständig unter Angstattacken lei- leiden. Die versuch' ich dann entsprechend weiterzuleiten, also vielleicht einfach ein Stück zu begleiten, äh aber sie dann auch weiterzuleiten. […] Ich hab' einen Beratervertrag und äh in dem sind die Leute auch verpflichtet, Diagnosen anzugeben." (S06)

---

[79] Franz-Xaver Kaufmann zählt ,Kontingenzbewältigung' zu den sechs Leistungen bzw. Funktionen von Religion und definiert diese als „*Verarbeitung von Kontingenzerfahrungen*, also von Unrecht, Leid und Schicksalsschlägen" (Kaufmann 1989: 84).

Seelsorger*innen erwerben nicht nur in ihren Aus- und Weiterbildungen Kompetenzen, um entscheiden zu können, ob das Gegenüber bei ihnen richtig aufgehoben ist. Darüber hinaus ist Ausmaß des Stillstands und der Ausweglosigkeit ein entscheidender Faktor:

> „Ein Kriterium könnte sein, wenn ich feststelle, dass in Gesprächen *man sich eher so im Kreis dreht, dass man immer wieder an dieselbe Stelle kommt* und eigentlich weiß: *Über die kommt der Mensch nicht raus.* [...] Das zweite könnte sein, wenn ich einfach Anzeichen merke- mir fällt mit Sicherheit nicht jeder Fachbegriff gleich ein, aber wenn Persönlichkeitsstörungen vorliegen, dann haben die ja bestimmte Merkmale auch. Und dann kann ich mich auch beraten und kann nochmal fragen: Wie ist denn das? Ist das nicht *in Richtung* Borderline oder ist das nicht *in Richtung* dies und das? Und dann merkt man das. [...] Also ich glaub' da trau' ich mir inzwischen zu durch einige Jahre Erfahrung, das auch abzuschätzen." (S07)

Ein weiteres Abgrenzungskriterium zur Psychotherapie ist, dass Seelsorge wie Coaching nicht über einen langen Zeitraum stattfinden soll. Allerdings könne sie in Form einer präventiven ‚Seelenhygiene' zum Einsatz kommen. Auch hier gilt,

> „dass es Grenzen gibt, also dass man nicht sagen kann Seelsorge ersetzt eine Psychotherapie, die vielleicht manchmal auch nötig ist, sondern ich würde viel eher davon reden, dass Seelsorge an sich so etwas Ähnliches wie seelische Hygiene ist. Also nichts was man erst in Anspruch nehmen sollte, wenn es wirklich brennt, man merkt da läuft was schief, sondern meines- meiner Ansicht nach schon etwas das, wo man regelmäßig einfach schaut, reflektiert, was beschäftigt mich in meinem Leben als solches. Das muss also nicht immer gleich ein großes Drama oder ein großer Konflikt sein, sondern regelmäßig einfach schauen, ja: ‚*Wie geht es mir?* Was beschäftigt mich in letzter Zeit?' und, ja: ‚Was macht das mit mir?', diese Umstände, in denen ich vielleicht bin. Ich vergleich das- Oder ich finde ein passendes Beispiel dafür ist eigentlich so wie die regelmäßige Zahnarztkontrolle. [...] Und da würde ja auch keiner sagen: ‚Wie bist du etwa krank?', gehst zum Zahnarzt, weil Du 'ne Kontrolle machst. Und dieses Stigma hat glaube ich Seelsorge noch so ein bisschen, dass nur die, die es nicht hinkriegen in ihrem Leben, die es nicht selbst auf die Reihe kriegen, die müssen die Seelsorge in Anspruch nehmen. Und das ist für mich finde ich, ja eine bisschen traurige Engführung, weil ich glaube halt, wie bei der zahnärztlichen Untersuchung, dass man nicht erst ein Problem haben muss, um regelmäßig Seelsorge zu haben, sondern auch einfach, generell einfach zur Reflektion des eigenen Lebens." (S04)

Als *Lebensberatung für verschiedenste Problematiken ohne Krankheitswert* übernimmt Seelsorge heute die Aufgabe einer *allgemeinen Sinnbesorgung.* Die Erfahrungen des Nichtweitergehens in diesem Untersuchungsfeld zeichnen sich dadurch aus, dass sie den Alltag der Ratsuchenden eher diffus und die Person im Ganzen betreffen.

Der Zustand des Festgestelltseins ist also nicht auf einen Lebensbereich beschränkt, so wie es im Coaching der Fall ist, jedoch wird er – in Abhängigkeit zu seiner Dauer – auch nicht als Krankheit angesehen, sondern bereits im Vorfeld einer seelsorgerischen Beratung mit dem per se unsicheren Vollzug menschlicher Existenz in Verbindung gebracht. Ein weiteres Charakteristikum, das die Anlässe der Seelsorge von Psychotherapie und Coaching unterscheidet, offenbart sich auf der Ebene der Ratsuchenden, die nun durch *Jennifer, Nils* und *Ruth* verkörpert werden. An diesen Fallanalysen wird deutlich, dass die Ausweglosigkeit der Seelsorge weniger Folge einer übersteigerten Ich-Fixierung ist, sondern Konsequenz eines Mangels an Selbstbegrenzung.

Jennifer: Indifferenz[80]

Erinnern wir uns an Zoe und ihre Suche nach einer *„festen Stelle"*. Was sie zu viel hat, hat Jennifer zu wenig: Selbstbewusstsein. Sie ähnelt einem Chamäleon, das in Bedrängnis gerät, wenn sich die Aufmerksamkeit auf es richtet und der tarnende Hintergrund verschwindet. Zum Zeitpunkt des Interviews ist sie Anfang 30 und seit gut zehn Jahren Mitglied einer spiritualistischen Gemeinschaft, deren Namen sie nicht preisgeben möchte. In Kombination mit ihrem Status als Beamtin gibt ihr das eine Struktur in ihrem Leben und eine gewisse existenzielle Sicherheit. Jennifer ist Single und wohnt in einer Wohngemeinschaft in einer Großstadt im Süden Deutschlands.

Im Abstand zu den *„normalen Menschen"*, die für Jennifer vor allem dadurch gekennzeichnet sind, dass sie Häuser bauen und Grenzen ziehen, beschreibt sie sich als grundsätzlich selbstunsicher. Allzu häufig zeigt sie sich von ihrer Umwelt und diesem ‚Normalen' der Anderen irritiert, kann aber, im Versuch daraus eine Selbstbeschreibung zu ziehen, auch nicht davon ablassen. Problematisch ist ein solcher Zustand sicherlich nicht per se. Dass er es werden könnte, deutete sich jedoch bereits mit dem Ende der Schulzeit an. Zoe darin ähnlich, hatte Jennifer keinen Plan. Als die Strukturen der Schule wegzubrechen und der Freundeskreis sich zu zerstreuen drohte, suchte sie jedoch nicht ihren ‚eigenen Weg': Eine Freundin absolvierte ein Praktikum, entschloss sich, etwas in dieser Hinsicht zu studieren, und Jennifer zog *„völlig planlos"* nach. Den weiteren Teil der Ausbildung absolvierte sie, *„weil's halt dazugehört"*. Damit aber fingen die Probleme an.

Das Studium gefiel ihr sehr gut, weil es so vielfältig war, die Berufspraxis hingegen überhaupt nicht, denn dazu gehörte, dass sie täglich auf dem Präsentierteller stand

---

[80]   „Existence is a selective blindness. [...] In other words, the difficulty of maintaining what we call 'life', which all beings experience, is precisely the difficulty of maintaining the appearance of any particular mode of existence, so that it continues to appear recognizably the same" (Spencer-Brown 1997: 194).

und Anderen etwas vormachen musste. Für jemanden, der sich lieber in der Masse versteckte und ihr folgte, war das genau das Falsche. Dementsprechend war die tägliche Ausübung ihres Berufs auch erst einmal ziemlich

> *„doof, weil ich war nicht so entschlossen und hat' das Schwierige gelassen und wenn man nicht so entschlossen ist und das Schwierige gelassen hat – ich mein' ich bin schon auch eher unsicher, manchmal im Sozialen ja? Also, dass ich schnell Selbstzweifel krieg' oder so. […] Also ich denk', es geht sicher manchen Leuten so, aber ich weiß nicht vielleicht war das auch bei mir extrem, ich weiß nicht. Und deswegen hab' ich dann auch genau, hab' ich damals schon viel Alkohol getrunken oder auch Drogen probiert, Kiffen und so, weil ich dacht' ich werd' da zufriedener, aber es wurde nur schlimmer. "*

Die Gruppe zu betreuender Jugendlicher, die man ihr aufgrund ihres Berufs zugeteilt hatte, hielt sich nicht an das, was sie ihnen auftrug, sondern tanzte *„auf den Tischen"*. Weil Jennifer immer wieder mit dem Gedanken spielte, aufzugeben und etwas Anderes zu versuchen, bekam sie *„Existenzängste"*, in die sie sich hineinsteigerte. Sie dachte, *„wenn ich jetzt den Beruf nicht mache, oder wenn ich das nicht kann, dann hab auch kein Geld und keine Zukunftsplanung"*. Weil sie all dies belastete, studierte sie noch ein weiteres Fach, entschied sich dann aber – weil *„man damit auch nichts- keinen Job kriegt"* – für eine Ausbildung in einem Büro und wechselte die Stadt. Nach zwei Jahren Bürotätigkeit dachte sie sich wiederum: *„Ach jetzt probier' ich's [...] und dann hat' ich Glück"*. Dieses Glück und der Grund dafür, dass es nun *„doch ging"* waren nicht nur Folge der Entfristung ihrer Stelle, was die materielle Absicherung versprach und jene *„große Sicherheit"* gewährte, die darin liegt, *„wenn man weiß man ist unkündbar"*. Durch ihre praktizierte Spiritualität hatte Jennifer außerdem eingesehen, dass sie sich von allem, was sie umgab, irritieren ließ. Lag hier die Ursache dafür, dass sie *„eher so negativ mir selber gegenüber"* eingestellt war? Die anderen, ,normalen' Menschen waren das in ihren Augen schließlich nicht.

Da die Einrichtung, in der sie zunächst tätig war, das Angebot psychosozialer Beratung beinhaltete, hatte Jennifer sich schon während ihres ersten beruflichen Versuchs an einen Psychologen gewandt. Zusätzlich begann sie zu beobachten, warum Andere erfolgreicher waren als sie. Eine solche Beobachtung war auch ausschlaggebend dafür, dass sie zur Spiritualität fand. Ihre Mutter hatte diesen Glauben schon einige Jahre gelebt, nun zeigten aber auch Freund*innen daran Interesse. Im Jahr verteilte Treffen und gemeinsames Meditieren gehörten genauso dazu, wie regelmäßige Unterweisungen durch den Meister im Ausland. Man hatte die gesamte Lebensweise auf eine geordnete Struktur umzustellen:

„Also da hat' ich irgendwie Glück, weil, weil mir das halt so in den Weg gelegt wurde. Meine Mutter hat angefangen zu meditieren [...] kam dazu durch eine Freundin aber vielleicht auch durchs Yoga [...]. Und dann, dann isst man kein Fleisch, also halt ethisches Leben gehört dazu kein Fleisch, kein Fisch, keine Eier, kein Alkohol, keine Drogen [...], aber das mit dem Meditieren fand ich nicht so interessant und ähm aber als ich [...] war, da haben sich dann Freunde von mir in die Meditation einweihen lassen und dann dacht' ich: Ach, wenn die das jetzt machen, dann probier' ich das. Also war sehr unentschlossen, also keine bewusste Entscheidung und aber als ich dann angefangen hab' zu meditieren, hab' ich gemerkt, dass es mein Gemüt befriedigt und mich mehr zufrieden macht. Mehr als alles andere halt, was ich so kannt'."

Jennifer sagt, dass sie durch das Meditieren glücklicher, zufriedener, offener und selbstbewusster geworden ist. Sie beschreibt dies als eine *„stetige Entwicklung"*, die die Spiritualität ihr ermöglicht habe. Der Zustand der selbstunsicheren Orientierungslosigkeit und des Festgestelltseins lässt sich hingegen als Ausdruck eines Mangels an Selbstbegrenzung interpretieren, welche in der modernen Gesellschaft aber eine Notwendigkeit darstellt. Zwar mögen die „Suggestionen der Vorbilder des einzelnen" (Tarde 2009b [1890]: 104) vielfältiger und unterschiedlicher werden, je mehr sich das Leben der Menschen verbindet und zusammendrängt. Je schwächer dadurch aber die Intensität eines einzelnen Vorbilds und potentiellen Lebensentwurfs wird, desto mehr ist man „von der Wahl [..] bestimmt" (ebd.).[81] Das Selbst muss über eine Formel verfügen, mit der es sich im Wechsel der gesellschaftlichen Ereignisse als Zentrum seines Handelns und Erlebens bestimmen kann (vgl. Schimank 2002).

Es ist diese Selbstdistanzierung von der Umgebung, die Jennifer nicht gelungen ist. Immer wieder gab sie sich den vielfältigen Einflüssen hin, sodass ihre Identität als totale Kopie nur eine Art Versatzstückcharakter haben konnte. Wenn sich die Augen der Anderen auf sie richteten und sie im Mittelpunkt der Aufmerksamkeit stand, konnte es ihr nur gelingen, „sich auf ungeschickte Art und Weise unbeweglich [...] zu machen" (Tarde 2009b [1890]: 106). Bereits der Drogengebrauch – der gegen die Meditation eingetauscht wurde – deutet auf einen Wunsch nach Aufgehen im anderen, nach Entgrenzung statt Begrenzung hin. Struktur und Ordnung erhält er in der Hingabe an das ‚Charisma' (Weber 1980 [1922]: 122ff) des Meisters. In seiner erhabenen Position wird er zu dem einen Vorbild, an dem es sich noch orientieren lässt, sodass Jennifers Weg von nun an tagein, tagaus durch die Regeln ihres Glaubens bestimmt werden kann. Was Zoe also zu wenig hat, hat Jennifer zu viel. Sie erspart sich die „Mühe des Erfindens" (Tarde 2009b [1890]: 32) durch ihre Spiritualität.

---

[81]   Diese Diagnose Tardes steht im Kontext seiner allgemeinen Theorie der Nachahmung (dazu Tarde 2009b [1890]).

Nils: Immersion[82]

Nils ist süchtig – süchtig nach dem Anderen. Zum Zeitpunkt des Interviews ist er Anfang 20 und seit ca. drei Jahren in der evangelikalen Gemeinde seines Heimatortes aktiv, wo man ihn zum Leiter einer Jugendgruppe gemacht hat. Das ist etwas, auf dem er aufbauen kann, wenn er der ihm durch Gott zuteil gewordenen Berufung folgen will, Pastor zu werden. Momentan absolviert er eine pflegerische Ausbildung und wohnt in einer Wohngemeinschaft; auch seine Freundin ist Mitglied einer freikirchlichen Gemeinde. Die beiden haben sich im Internet in einem christlichen Forum kennengelernt und führen zum Zeitpunkt des Interviews seit einem halben Jahr eine Beziehung. Nils sagt, dass die Ehe das Ziel ist und ist glücklich mit seinem derzeitigen Leben. Das kann man an der Leidenschaft merken, mit der er von seinem Glauben spricht, und seinen strahlenden Augen. Das war allerdings nicht immer so, denn bevor er zu Gott fand, waren seine Augen vor allem auf den Computerbildschirm fixiert.

Nils' Familie ist schon lange Mitglied der Freikirche. Bis vor ein paar Jahren hat er sich dafür jedoch nicht sonderlich interessiert. Er sei zwar durchaus Christ gewesen, verbrachte seine Zeit aber lieber mit Onlinespielen. Das übernahm irgendwann so sehr die Oberhand in seinem Leben, dass seine Eltern das Internet abklemmten und die Tür des Zimmers abschlossen, in dem sich der Router befand. Dies brachte nicht sonderlich viel. Denn Nils konzentrierte sämtliche Regungen darauf, seiner Lust gerecht zu werden, den Körper vor dem Bildschirm abzusetzen und sich auf die Kommunikation via Hand, Headset und die Fortbewegung mittels der Augen zu verlassen. Anders als Drogensüchtige, von denen man annehmen kann, dass sich „Mund und Augen in ein Organ [verwandeln, S. M.], das vorspringt und mit durchsichtigen Zähnen zuschnappt" (Burroughs 2000: 14), litt Nils an einer Übertreibung des Sehsinns, der Einigen sowieso als „Hauptsinn der Moderne und [.] Hebel der neuzeitlichen Körperpolitik gilt" (Kamper/Wulf 1984: 11). Diese exzessive Form des *Fern-sehens* versetzte nicht nur das Haus der Familie in Bewegung, als das Internet die „physische Wirksamkeit von Mauern [.] außer Kraft" (Rath 1984: 65) setzte, nur damit die Grenzen im Innern mittels verschlossener Türen neu gezogen werden konnten. Alsbald versetze sie auch Nils in Bewegung, der – wie ferngesteuert – nur noch darauf aus zu sein schien, die errichteten Barrieren zu umgehen, um sich der Welt des Digitalen hinzugeben. Derart, dass alles darauf zugerichtet schien, hatte sich der „Haftblick seines Auges [.] am Bildschirm" (ebd.: 66) festgesaugt. Endlich wandte er sich nicht nur in allerlei Ausreden, sondern übte sich auch im Schlösserknacken.

---

[82] „Wir suchen nicht die Veränderung, stellen nicht das Unbewegte dem Bewegten entgegen, sondern suchen etwas, das bewegter als das Bewegte ist: die Metamorphose ... […] Der Blick ist schneller, er ist das Medium aller Medien, er ist das Schnellste. Alles sollte unmittelbar geschehen. […] Die ekstatische Form ist unmoralisch" (Baudrillard 1991: 7f.).

Heute schämt sich Nils für dieses Verhalten vor allem, weil er das Vertrauen von *„Mum und Dad"* so missbraucht und *„kaputt gemacht"* hat. Immer wieder hat er sie angelogen, dabei sei er eigentlich

> *„komplett nur darein gerutscht, sag' ich mal. Ich hab' mir immer gesagt, ich will nie zocken, weil ich mit Onlinefreunden zocken will. Ich hab' immer nur mit Freunden gezockt. Aber da ich halt ein extrovertierter Typ bin, und viele Leute kenne, hat der eine mal vormittags gefragt, der andere mittags, der andere nachmittags, die, für die war das nicht viel, aber letztendes für mich war das dann sehr, sehr viel. Und dann war – was weiß ich – dann hast du mit dem einen bis vier Spiele gemacht, je, also insgesamt vier Stunden, von achtzehn bis zweiunzwanzig Uhr. Da kam der nächste, der wollt' auch mal wieder drei Spiele mit dir machen, dann hast du von zweiunzwanzig bis ein Uhr, der nächste dann wieder von ein Uhr bis drei Uhr oder vier Uhr. Ja genau so war das halt."*

Immer war irgendjemand online, der um ein Spiel bat, und Nils konnte nicht Nein sagen. Wenn er die ganze Nacht durchgezockt hatte, schaffte er es morgens nicht in die Schule, sondern blieb zu Hause, und da er nicht in die Schule gegangen war, konnte er auch gleich ab mittags vor dem Bildschirm weitermachen. Nils meint, dass der Glaube ihn schließlich aus diesem Teufelskreis befreit, ja sogar sein Leben gerettet hat:

> *„Also wenn ich drüber nachdenke, ich glaub', ich weiß nicht, aber ich glaube nicht, dass ich noch hier sein würde, hätt' ich meinen Glauben nicht, gerade in der Suchtphase nicht. (..) Da war ich kurz auch immer so vor dem Schluss, so von wegen: ,Ja ok. Lohnt sich das Leben wirklich noch?'. (.) Wo ich dann halt abends echt so, oder nachts war's eher: ,Du hast ja die ganze Zeit gezockt – drei Uhr, vier Uhr – du hast Dich einfach leer gefühlt durchs Zocken und ja so von wegen: ,Was bringt dieses Leben eigentlich noch?'"*

Die Bekehrung nahm ihren Anfang, als sein Vater für ihn einen Termin in einer kirchlichen Beratungsstelle vereinbarte. Das Angebot war nicht auf gläubige Christen beschränkt, der Glaube konnte aber in den Gesprächen Thema werden, sofern man dies wünschte. Zunächst dominierten psychologische Gespräche, diese allein hätten jedoch nicht den ausschlaggebenden Punkt seiner Heilung gebildet:

> *„Da sagen sie halt nichts über den Glauben, weil sie halt wollen wirklich in erster Person der Person helfen wollen. <Interviewerin: Und warst Du da öfter oder warst Du da nur einmal?> Nee öfter war ich da und es hat mir auch wirklich geholfen, aber den Durchbruch hab' ich halt letzendes halt mit Gott. [...] (5) Ich glaub dadurch, dass ich- Ok. Durch diese Suchtberatung hab' ich halt gemerkt so von wegen, ich hab's vielleicht vorher schon gemerkt, so ok: ,Gott. Ich möchte' das nicht mehr so haben, ich möchte' das nicht mehr', aber ab dieser Suchtberatung war in meinem Herzen halt so von wegen: ,Ok. Ich möchte' das nicht nur*

nicht mehr, sondern ich möchte näher an Dir ran'. [...] Und einfach so der engere Kontakt mit Gott halt, die engere Beziehung mit Gott, die hat mich daraus geholt, würd' ich sagen. [...] Letztendes, weil du dir halt Gedanken auch über die Sucht machst, in der Suchtberatung. "

Um näher an Gott heranzurücken, brachte sich Nils bereits in seiner Suchtphase stärker in der Gemeinde ein. Zuerst engagierte er sich in einer Gruppe, die Gemeinschaftsabende für Jugendliche organisierte, und absolvierte eine entsprechende Weiterbildung. Vor allem in den Gesprächen mit den anderen Teilnehmer*innen habe er *„halt gesehen, dass ich die Fähigkeiten und die Gaben dafür hab".* Er wurde zum Leiter der Gruppe gewählt und schließlich von einem Pastor angefragt, eine Predigt zu organisieren. Nils war zwar aufgeregt und etwas unsicher, habe so aber

„halt gemerkt so von wegen: Gott möchte, dass ich die Jugend leite und Gott hat mich in diversen Parts da auch drauf hingewiesen. <Interviewerin: Und wie?> Gibt viele Arten. Also einmal dort halt, hab' ich gemerkt: ‚Ok, du hast das Potenzial'. Dann hat es halt in mich gearbeitet, wo ich erst gedacht hab': ‚Nein, nein geht nicht'. [...] ‚Guck mal, du kommst ja noch nicht mal mit deiner Sucht zurecht', wie willst du da zu Jugendlichen irgendwas sagen', oder ja. Ähm und da hab' ich mir halt viele Gedanken gemacht und letztenendes dann halt auch: ‚Wo sind meine Gaben wirklich?'. Hab' da auch gemerkt, dass ich in der Lehre auch 'ne Gabe habe ähm. Hab' dann halt mit unserem Pastor auch, der jetzt mein Mentor ist, ähm (.) ja auch sozusagen das Predigen ausprobiert. [...]Ja und dann sollte ich am Sonntag predigen und das war halt der Sonntag wo das Nachbereitungstreffen von diesem [...]-Kurs war an diesem Wochenende und deswegen musste ich dann früher von diesem Wochenende weg [...] der hat mich dann halt zum Bahnhof gefahren und das war 'ne Strecke von halber Stunde und da hab' ich halt mit ihm geredet und hab' dort gemerkt- hab' ihm das halt erzählt so von wegen meine Gedanken und so und dass ich den Gedanken hab einfach Jugendpastor zu sein und- Ja, dann hat er mir von seinem Leben erzählt und hat mir halt von seinen Süchten früher erzählt, die er hatte und ich konnte mich da halt voll mit verbinden und hab gemerkt: ‚Ok. Er ist jetzt hier [...] und er war früher auch mal so und Gott nutzt das'. "

Dieser längere Interviewauszug verdeutlicht, dass das ‚Näherrücken an Gott' Nils' Biografie eine kohärente Struktur verleiht und ihn zu einem neuen Selbstverständnis führt. Die Ereignisse fügen sich ineinander, sein bisheriges Leben mündet schicksalshaft in die Berufung zum Pastor und die Sucht bekommt, als Prüfung der *„Gaben"* Gottes, einen Sinn. Dieser Wandel des Selbstverständnisses durch den Glauben und die seelsorgerische Beratung soll im nächsten Kapitel ausführlich dargestellt werden.

Ruth: Kontrolle[83]

Ruth ist zum Zeitpunkt unseres Gesprächs Anfang 50. Sie ist Pädagogin und engagiert sich in einer diakonischen Einrichtung. Vor gut 20 Jahren ist sie durch ihren Ex-Mann zu dieser Nebentätigkeit gekommen. Bis zu seinem Tod war er in der Verwaltung der Einrichtung tätig. Ruth sagt, sie sei schon seit ihrer Jugend gläubige Christin, und beschreibt ihre Motivation, sich in dem christlichen Werk zu engagieren und der Gemeinde beizutreten, als missionarisch dominiert:

> *„Ich war schon bevor ich hier gearbeitet habe, hab' ich sehr so geglaubt oder hab' den christlichen Glauben für mich ernst genommen sag ich mal so. Das hab' ich schon als Teenager, das war wo ich herkomme, war ich in 'ner Gemeinde, ne da bin ich auch so eingeladen worden durch Freunde [...] und hab' mich da wohlgefühlt und ja. Und ja ähm also christlicher Glauben heißt ja auch, ähm heißt eben nicht nur für mich- ich versuche eben auf meine Art das weiterzugeben und das war auch 'nen Grund, dass ich hier hergekommen zu diesem Werk, [...] dazu beizutragen, dass mehr Leute das erfahren. Das ist jetzt schon mal so 'n <u>Grundding des Glaubens</u> ja? Dass man das Gute, das man erfährt, auch anderen ja weitergeben möchte."*

Besonders wichtig sind für Ruth die christlichen Werte der Liebe, Hoffnung und Vergebung. Ihr Glaube ist für sie eine Art Heimat, die durch diese Werte aufgespannt wird. Egal welche Schicksalsfälle das Leben bereithält, der Glaube ist der Fels in der Brandung, das, was sicher bleibt. Hielten sich alle Menschen an christliche Werte, wüsste man immer woran man sei. Die Welt wäre nicht nur ein stückweit friedvoller, sie wäre ein verlässlicher und sicherer Ort. Denn wenn man genau hinschaut, ist Ruth schon *„mehr so 'ne Ängstliche, ja? Ich kann nicht so viel, oder ich trau mich nicht".* Wenn sie sich in furchteinflößenden Situationen an ein Bibelzitat erinnern kann, wirkt der Glaube, vor allem mit seinen verbindenden und vergemeinschaftenden Elementen, gegen die Angst:

> *„Eins der meistgebrauchtesten Bibelworte ist ,Fürchte dich nicht und habe Mut'. Und ähm das inspiriert mich dann auch nochmal aus mir selber rauszugehen, mal Schritte zu wagen, die ich mir vielleicht nichtzutraue. Einfach in dem Wissen: okay was kann schiefgehen? Gott hält mich irgendwo an seiner Hand und es wird nichts passieren, was er nicht will, also kann ich doch einfach mal 'nen Schritt wagen und mal aus mir rausgehen, meine Komfort-Zone verlassen. Und das hab' ich in all den Jahren schon geschätzt. Also wenn ich das nicht gehabt hätte, weiß ich*

---

[83] „Der Vertrauende macht sich mithin an der Möglichkeit übergroßen Schadens die Selektivität des Handelns anderer bewußt und stellt sich ihr. Der Hoffende faßt trotz Unsicherheit einfach Zuversicht. Vertrauen reflektiert Kontingenz, Hoffnung eliminiert Kontingenz" (Luhmann 2000b: 29).

nicht wie mein Leben verlaufen wäre. Ich wäre irgendwie 'nen dickes graues Mäuschen irgendwo in 'ner Ecke, ich kann nichts und ich bin nichts und ähm so geworden denk ich. [...] Das hilft mir sehr dieses Angenommensein, diese, diese Hab-Mut-Geschichte, ja. Und auch ähm diese Sinngeschichte. Ich äh zusammen mit andern, hab' ich so ein, ein Etwas, was verbindet. So zusammen an einem großen Auftrag arbeiten, das verbindet ja Menschen, und das find ich gut. Also das gefällt mir."

Auf die Frage, wie sich die Unsicherheit äußert, beginnt Ruth ähnliche Erfahrungen wie Lucy und Jennifer zu beschreiben. Da auch Ruth unter Angst und Panik leidet, sobald sie sich *„irgendwie vor Leute [...] stellen"* muss, fallen ihr einige Tätigkeiten in dem christlichen Werk schwer. Sie hat

„irgendwie so 'ne Angst äh mich zu blamieren oder etwas, ja Fehler zu machen und dann ausgelacht zu werden oder irgendwie schlecht dazustehen [...] so 'ne Grundangst, irgendwie in der ersten Reihe zu stehen und was zu wagen. Das hab' ich einfach ja."

„Grundangst" und *„Grundunsicherheit"* beziehen sich einerseits auf die *„kleinen Dinge"* des Lebens, andererseits auf größere Lebensentscheidungen wie die Frage, ob Ruth ein zweites Mal heiraten solle. Sie beschreibt dieses Gefühl der Unsicherheit als *„wirklich seltsam das ist- ich merke oft, wie unbegründet es ist, und trotzdem geht's nicht weg"*. Weil sie Angst und Unsicherheit bis zur Depression verstimmt haben, hat der Hausarzt eine Psychotherapie nahegelegt. Zum Interviewzeitpunkt nimmt Ruth stattdessen eine christliche Beratung in Anspruch, denn *„entweder zeitlich oder auch menschlich sind wir da nicht miteinander warm geworden"*. Zusätzlich nimmt sie Medikamente, die ihr gut helfen würden. Sie habe das Gefühl,

„wieder die Alte zu sein, während da ich in dieser Krankheit immer so neben mir stand und da war die Brille völlig schwarz, die ich da aufhatte, und naja. Und ähm dieser Depression auf den Grund zu kommen, das ist mein Anliegen gewesen, indem ich meine- mir da jemand Hilfe, so die Hilfe gesucht habe, bin ich bei dieser Frau gelandet. Ja also es wurde auch ärztlich empfohlen das zu tun, ja."

Durch die christliche Beratung hat Ruth eingesehen, dass sie schon als Kind oft

„rot geworden [ist, S. M.], wenn ich irgendwo- hab' ich mich geschämt, wenn ich irgendwie vor der Klasse oder stand. Und seitdem begleitet mich das so 'nen bisschen ich schäme mich oder: nur nicht zu viel wagen, sonst muss ich mich schämen, als ich- wenn ich jetzt in diese Beratung denk ich auch, dass da viel in meiner Erziehung ähm liegt, äh: ‚Sei vorsichtig. Das Leben ist böse und du musst immer aufpassen und du musst es allen recht machen', ja. Und die Menschen sind böse um dich rum, dieses Grundgefühl, das hab' ich schon internalisiert."

Wie für Nils ermöglicht die Religiosität für Ruth eine stimmige biografische Ordnung und ein im Ganzen sinnvolles „*Grundvertrauen*". Sie wird zu einem Bollwerk gegen ihre Angst in der Welt. Trotz „*aller vielen Fragen*", die sie nach wie vor hat, hilft ihr der Glaube zum Leben, und Ruth glaubt, „*dass er das für andere auch tut*".

4.3.3 Dritte Voraussetzung: Symbiosehunger und Isolationsangst

Seelsorge erstreckt sich heute über ein weites und unübersichtliches Feld. Dieses reicht von Leistungen kirchlicher Träger bis hin zu esoterischen und spiritualistischen Angeboten. Der „Vielfalt religiöser Erfahrung" (James 2014 [1902]) korrespondiert eine Vielfalt an Beratungsangeboten, welche die Charakteristika des „postmodernen Sinnmarktes" (Duttweiler 2004: 26; siehe auch oben 2.2) stärker widerspiegelt als die Angebote der Psychotherapie und des Coachings. Als „Sorge um die Seele" (Nauer 2007) und ‚allgemeine Sinnbesorgung' hat Seelsorge eine hybride Form angenommen, in der sich tradierte Elemente kirchlicher Sorge und christlicher Nächstenliebe mit therapeutischen und spiritualistischen Praktiken vermengen. Dabei gilt: Je höher der Professionalisierungsgrad des jeweiligen Angebots ist, desto geringer ist der Grad der Hybridität und desto eher werden Ratsuchende, die eine bestimmte Symptomatik zeigen, an das psychotherapeutische Feld verwiesen.

Die Grenze zwischen krank und gesund wird im Untersuchungsfeld dadurch (nach-)gezogen, dass die Erfahrungen des Nichtweitergehens, an denen die Ratsuchenden leiden, zwar ähnlich vielschichtig sind wie in der Psychotherapie. Jedoch wird ihre Ursache im Vorfeld einer Beratung weniger am Ich festgemacht und stärker in ‚sozial-gängige' Ursache-Wirkungs-Zusammenhänge gestellt: Der Stillstand gilt als *Folge von Schicksalsschlägen* oder *wahrscheinlicher existenzieller Problematiken und Lagen*. Der potentiell problematische bis pathologische Gehalt wird daran gemessen, ob sich das Leben in eine umfassende Situation der Ausweglosigkeit zentriert. Nicht nur die Dauer ist ein ausschlaggebender Faktor, sondern auch die Stärke des Bedrängnisgefühls und der körperlichen Bewegungsunfähigkeit. Außerdem sind für die Seelsorger*innen zur Bestimmung des Pathologischen psychologische Kenntnisse sowie Erfahrungswerte von Bedeutung.

Unter 4.1.3 wurde argumentiert, die Situation der Ausweglosigkeit, die Psychotherapie für die Ratsuchenden lösen soll, sei durch eine stark isolierende Ich- und Körperfixierung und durch die Totalisierung eines gefährlichen Blicks auf die Welt geprägt. Im Coaching wird mit der Reduktion des Selbst auf bzw. in die Arbeit, so wie sie unter 4.2.3 zusammenfassend herausgearbeitet wurde, eine geringere Isolation, Privation und letztlich Entkopplung sichtbar. Im Vergleich dazu ist die Ich-Fixierung in der Seelsorge am geringsten. Stillstand und Ausweglosigkeit gründen in einem Verlust der

Selbstgrenze, einer Fixierung auf das Andere und der Suche nach einem Aufgehen des Selbst in diesem. Dies zeigt sich bei *Jennifer* in der chamäleonartigen Orientierung an der Umwelt und der daraus resultierenden Unselbstständigkeit, in *Nils'* Lust an der Immersion und *Ruths* Bedürfnis nach einer ‚heilen Welt'. Dieser „Hunger nach Symbiose" (Schmitz 2011: 42) schlägt in Bedrängnis um, wenn er nicht gestillt werden kann und auf Widerstand trifft. Folglich erstarren diese Ratsuchenden, sobald sie auf sich selbst zurückgeworfen werden. Die angestrebte Weitung und das Begehren nach Entgrenzung des Selbst werden im religiösen Glauben und der gläubigen Gemeinschaft spruchfähig. Der Glaube wird zu einem Mittel gegen die Angst vor der Isolation und findet seine Legitimation darin, dass Andere diese *Fixierung auf die Überschreitung des Selbst* teilen. Da religiöser Glaube „als System, das genügend Weltwissen mobilisieren, genügend Redundanzen aktualisieren kann" (Luhmann 2000a: 62), Plausibilität gewinnt, haben wir es bei religiösem Handeln immer mit „einer bestimmten Art von Gemeinschaftshandeln zu tun" (Weber 1980 [1922]: 245). Der ‚Glaube' an die Omnipräsenz von Viren, der in den Waschzwang treibt, ist hingegen privater Natur.

Dass wir die Struktur, die der religiöse Glaube als Antwort auf den *Symbiosehunger* und die *Isolationsangst* der Ratsuchenden gibt, nicht wiederum für eine psychische Störung halten, obwohl auch er einen Ausschluss anderer Möglichkeiten bedeutet, liegt also an seiner ‚Verbindlichkeit': Während neurotischer Zwang, Angst und Panik auf die Körper der Ratsuchenden zielen, um sie wie eine zweite Haut zu schützen und die Betroffenen von der Welt abschneiden, findet er seine fixe Idee schon in der Richtung auf eine Umgebung, die ihn ‚teilt'. Auch die Gewissheit der eigenen Unzulänglichkeit im Coaching teilen wir, wenn wir die Ursache der Ausweglosigkeit in der Arbeit finden. Die Fixierung auf den eigenen Körper als Voraussetzung der Psychotherapie teilen wir im geringsten Maße und finden ihre Ursache im höchsten bei uns selbst. Dieses Ergebnis möchte ich zum Anlass nehmen, um das Kapitel abschließend die Ordnung der Untersuchungsfelder auf der Grundlage der Beratungsvoraussetzungen nachzuzeichnen.

4.4 Zusammenfassung

Die Entkopplung des Selbst als Gradmesser der Beratung

Der Weg in die Beratung hat sich als ‚Vorgang' der leibhaftigen Entkopplung des Selbst erwiesen. Sie äußert sich in vielfältigen Erfahrungen des Nichtweitergehens; als leibliche Bedrängnis und Kontrollverlust über den eigenen Körper, dessen Hemmung und Automatisierung Menschen schließlich in die Beratung treiben, sobald körperliche Ursachen ausgeschlossen wurden. Vor diesem Hintergrund konnten in diesem Kapitel verschiedene Situationen der Ausweglosigkeit als feldspezifische Voraussetzungen der

Beratung identifiziert werden: erstens das Leiden an der Gewissheit einer gefährlichen Welt in der Psychotherapie, zweitens das beständige Scheitern an sich selbst im Coaching und drittens eine Angst des In-der-Welt-seins in der Seelsorge. Indem diese Situationen ihrerseits auf *Voraus(-)setzungen*, auf ‚eigenartige' Fixierungen ratsuchender Menschen rückgeführt wurden, hat sich der Prozesscharakter der Ausweglosigkeit verdeutlicht: Im Vorfeld einer Beratung verschrauben sich Ratsuchende in verschiedene Formen der Gewissheit und in dieser Elimination von Kontingenz werden andere Möglichkeiten der Selbst- und Welterfahrung verschlossen und die Bewegung gerichtet und gehemmt. Diese Fixierung äußert sich in der Psychotherapie in einem Katastrophensinn, der zu einem Bestreben des Selbstschutzes führt. Im Coaching leiden die Ratsuchenden an der übermächtigen Idee des Sinns der Arbeit und in der Seelsorge am Begehren nach Symbiose und Geborgenheit.

Diese Ergebnisse zu den Beratungsvoraussetzungen legen eine *Dominanz der Psychotherapie* im Untersuchungsfeld nahe. Es wurde ersichtlich, dass diese den professionellen Hoheitsanspruch über die Individualberatung erhebt, an dem sich die Akteure aus den beiden anderen Bereichen orientieren. Allerdings ist diese Orientierung nicht lediglich ein institutionelles Artefakt, sondern die ich-fixierte Entkopplung des Selbst aus ‚gängigen' Sinnverweisungen ist der entscheidende Gradmesser der Beratung und der Hierarchisierung der Untersuchungsfelder. Dabei gilt: Je ich- und körperfixierter Selbst- und Weltsicht sind, desto stärker ist die Bewegungsunfähigkeit und das Gefühl, in Bedrängnis zu sein, und desto eher wird die Ursache der Ausweglosigkeit an der Psyche bestimmt.

In der *Psychotherapie* ist die Ausweglosigkeit der Ratsuchenden *tat-sächlich* am stärksten: Selbst- und Weltdeutungen und Erfahrungen des Nichtweitergehens zeichnen sich durch den geringsten Grad an sozialer Nachvollziehbarkeit aus, isolieren im höchsten Maße und die Bewegungsunfähigkeit, Bedrängnis und Ich-Fixierung sind am stärksten ausgeprägt. Dennoch wurde die Psychotherapie als Beratung für ‚Normal-Gestörte' beschrieben, da sie auf der Krankheitseinsicht aufbaut. Unter Zuhilfenahme der Unterscheidung von Neurose und Psychose wurde deutlich, dass sich die Ratsuchenden dieses Untersuchungsfeldes zwar in einen irritierenden Abstand vom routinierten Lebensvollzug und der umgebenen Sozialwelt versetzt fühlen. Die Einsicht in die Krankheit bedeutet jedoch eine stärkere sozial-sinnhafte Einbindung, als es für psychiatrische Leiden der Fall wäre. Diesen, so wurde argumentiert, kommt selbst der Bezug auf die Psyche als Modus eines der Beratung vorausgesetzten Verstehens abhanden. An der Frage, ob auch noch diese Verbindung und dieser ‚soziale Draht' gekappt werden oder halten, entscheidet sich der Einsatz psychiatrischer oder psychotherapeutischer Interventionen.

Im *Coaching* färbt die Ausweglosigkeit das Leben der Ratsuchenden in einem geringeren Maße ein. Der Stillstand wird als weniger ‚tief‘ im Individuum verankert angenommen und ist schon im Vorfeld einer Beratung auf den Faktor Erwerbsarbeit bezogen. Folgerichtig ist Coaching lösungs- und nicht ursachenorientiert. Es wurde als eine Psychotherapie der Erwerbsarbeit beschrieben, die auf Subjektivierungsprozesse aufbauen kann, welche die Grenzen zwischen Selbst und Arbeit verschwimmen lassen. Die Arbeit rückt nicht nur im wahrsten Sinne des Wortes auf den Leib, scheitern am Arbeitsmarkt kommt heute auch einem Scheitern an sich selbst gleich. Bei den Ratsuchenden dominiert die Fixierung auf ein Arbeitsselbst und sie leiden an der Gewissheit eigener Unzulänglichkeit: Das Selbst wird auf die Berufsrolle reduziert, festgesetzt, entsprechend verabsolutiert und schließlich ängstlich mit der Arbeit überidentifiziert. Dabei basiert die Ausweglosigkeit nicht nur auf einem übermäßigen Arbeiten, sondern ausschlaggebend ist auch die Furcht vor dem Verlust des Arbeitsplatzes oder beständiger Arbeitslosigkeit. Im Umschlagen einer aussichtsreichen Selbstverwirklichung in die aussichtslose Unzulänglichkeit des Selbst totalisiert sich der arbeitsbezogene Blick auf die Welt und versperrt andere Wege. Vor diesem Hintergrund zeigt sich Coaching eher als ein reaktives denn präventives oder optimierendes Instrument. Anlässe lassen sich weiter aufgrund der (branchenspezifischen) Zielgruppe und der Frage unterscheiden, ob ein Coaching in Eigeninitiative nachgefragt oder durch Arbeitsagenturen und Unternehmen nahegelegt wird.

Wie im Coaching bleiben die Erfahrungen des Nichtweitergehens in der *Seelsorge* ohne Krankheitswert, wenn sie nicht in eine das Leben überschattende Situation der Ausweglosigkeit kulminieren und der Stillstand zügig durchbrochen werden kann. Zwar prägen Angst und Selbstzweifel den Alltag der Ratsuchenden, erscheinen jedoch vor allem als Folge der schicksalsartigen Wechselfälle des Lebens und menschlicher Existenz. Im Feldvergleich sind die Voraussetzungen der Seelsorge im höchsten Maße ‚allgemein‘ bzw. intersubjektiv ‚teilbar‘. Mit ihrer übersteigerten Orientierung am Anderen und ihrem Hunger nach Symbiose ist die typische Fixierung der Ratsuchenden zudem ursprünglich nicht durch ein Bestreben nach Abstand und Distanzierung ausgezeichnet. Diese Ausweglosigkeit ist nicht Konsequenz eines übersteigerten und isolierenden Selbstbezugs, sondern Folge eines Mangels an Selbstbegrenzung, gründet sie doch in einer Suche nach allumfassender Nähe. Bereits die Ratsuchenden des Coachings tendieren im Prozess des Eingesogenwerdens des Selbst in die Arbeit in diese Richtung auf Selbstentgrenzung, und in den Voraussetzungen der Seelsorge steigert sich dieser ‚Vorgang‘ zum Wunsch nach Überschreitung des körperlichen Selbst. Diese Ratsuchenden befürchten weniger die (körperliche) Selbstvernichtung durch die Besetzung mit Fremdem in einer gefährlichen Welt. In der Gewissheit, dass die Einnahme eines eigenen Standpunktes unmöglich ist, leiden sie an einer Isolationsangst, für die der religiöse Glaube ein Gegenmittel bereitstellt: einen Ausweg.

Somit offenbart die Analyse der Beratungsanlässe folgende Ordnung der Untersuchungsfelder: Je auswegloser die Lage, d. h. je ich-fixierter die Voraussetzung der Beratung, je unheimlicher die Erfahrung des Nichtweitergehens, je unkontrollierbarer der Körper, je größer das Unverständnis über diese Phänomene und je mehr sich dies in wechselnden Kontexten aufdrängt, desto eher vermuten wir den Grund des Übels bei uns selbst und an der Psyche: „„Oh dann, dann bin ich wohl das Problem‘" (S07). Diese Selbsteinsichtigkeit hat weniger den Charakter einer sozialen Konstruktion, noch ist sie lediglich diskursive Formung als problematisches Subjekt. Sie ist auch die *„spürbare Gewissheit"* (Gugutzer 2002: 102, Herv. i. O.), dass es im Leben um einen selbst geht und die Konsequenz, dass nichts Anderes übriggeblieben ist, an das es sich halten ließe.

5 Beratung als Verbindungsarbeit

Erweiternde Einstellungen

„Is' auch anstrengend, is' schon auch Arbeit." (PS05)

Im vorausgegangenen Kapitel wurden die Beratungsanlässe mit Leben gefüllt. Für jedes Untersuchungsfeld ließ sich eine Situation der Ausweglosigkeit identifizieren und auf verschiedene Beratungsvoraussetzungen zurückführen. Dabei hat sich die Entkopplung des Selbst als Gradmesser der Beratung erwiesen. Sie bestimmt die Verteilung ratsuchender Menschen in die drei Untersuchungsfelder und ist Faktor ihrer Hierarchisierung.

Dieses Kapitel zeigt, wie die feldtypischen Fixierungen in Psychotherapie, Coaching und Seelsorge durchbrochen und Ratsuchende (wieder) in Bewegung gesetzt werden. Beratung erweist sich als eine Arbeit der Verbindung und Kopplung des Selbst, die eine Einstellungserweiterung an den Ratsuchenden betreibt. Dazu werden innerhalb eines Beratungsprozesses verschiedene *Gegenstände des Erfahrungsbegreifens als Gegen-stände der Erfahrungen des Nichtweitergehens und der Ausweglosigkeit* von der Ebene der Profession auf die Ebene der Ratsuchenden übersetzt und ein entsprechender Wandel im Selbstverständnis provoziert. Mit dem *Gegen-stand* der psychischen Störung führt dieser Wandel in der Psychotherapie zu einer Psychologisierung des Selbst, im Coaching mit dem Potenzial zu einer Ökonomisierung des Selbst. In der Seelsorge finden die Ratsuchenden den *Gegen-stand* ihrer ausweglosen Lage in einer Erfahrung von Verbundenheit. Sie führt in ein ergriffenes Selbst. Im Durchgang durch die drei Untersuchungsfelder offenbart sich so eine Tendenz der Deindividualisierung durch Beratung, die von der Psychotherapie zum Coaching zur Seelsorge zunimmt. Bevor das Kapitel mit der Darstellung der Ergebnisse in dieser Hinsicht schließt, soll die Beratungspraxis für jedes Untersuchungsfeld einzeln vorgestellt werden. Wieder beginne ich mit der Psychotherapie (5.1), bevor sich der Blick ins Coaching (5.2.) und schließlich auf die Seelsorge richtet (5.3.). Abschließend werden die Ergebnisse zusammengefasst (5.4.).

© Springer Fachmedien Wiesbaden GmbH, ein Teil von Springer Nature 2019
S. Mönkeberg, *Der (Un-)Sinn der Beratung*,
https://doi.org/10.1007/978-3-658-27945-5_5

5.1 Psychotherapie: Der Weg durch die Störung

> *„Also Analyse heißt Auflösung.*
> *Im Grunde genommen löst man etwas auf.*
> *Nicht die Krankheit, es wäre schön [...],*
> *sondern [...] das Subjekt wird aufgelöst.*
> *Das löst sich selbst auf. [...]*
> *Und [...] dann ist einer der wichtigen Wege*
> *dieser Auflösung des zunächst einmal festgefügt scheinenden Subjekts,*
> *dass es aufgelöst wird in eine Beziehung." (PS06)*

Wie unter 4.1 gezeigt, wird Psychotherapie von der Einsicht der Ratsuchenden getragen, mit ihnen stimme etwas nicht. Zu erkunden, wie die Ratsuchenden zu dieser Einsicht gelangen, war Bestandteil des vorausgegangenen Kapitels. Außerdem wurde dargelegt, dass die (neurotische) Krankheitseinsicht die Grenze zwischen Psychiatrie und Psychotherapie markiert und Letztere als eigenständige Profession legitimiert. Daher wurde auch von einer ‚Psychotherapie für Normal-Gestörte‘ gesprochen.

Der Bezug zur normalen Störung ist also ein entscheidendes Strukturierungsmerkmal des psychotherapeutischen Feldes. Im Folgenden wird zu zeigen sein, wie er die psychotherapeutische Praxis als eine In-Bewegung-setzende Arbeit der Verbindung und Kopplung des Selbst prägt. Dabei stehen zwei Fragen im Fokus: Was geschieht in einer Psychotherapie bzw. wie funktioniert sie? Verändert eine Inanspruchnahme Selbstverständnis und Leben ratsuchender Menschen?

Unter dem nächsten Abschnitt werden allgemeine Ziele und Mechanismen der Psychotherapie sowie das ihr typische Selbstverständnis herausgearbeitet. Dieses Selbstverständnis wird im Verlauf einer Therapie mit dem *Erfahrungsgegen-stand* der psychischen Störung von der Ebene der Profession auf die Ebene der Ratsuchenden übersetzt (5.1.1). Diesen Übersetzungsprozess, der zu einer Psychologisierung des Selbst führt, zeichnet der anschließende Abschnitt nach, wobei zwei Strategien herausgearbeitet werden. Sie spiegeln Unterschiede zwischen psychoanalytischen und verhaltenstherapeutischen Verfahren wider und werden erneut an Einzelfallanalysen konkretisiert (5.1.2). Abschließend werden die Ergebnisse zusammengefasst und der Wandel des Selbst durch Psychotherapie als Vorgang der Verbindung und Kopplung konturiert (5.1.3).

5.1.1 Gestörte Subjekte: Ziele, Selbstverständnis und Logik der Psychotherapie

Die eine Psychotherapie als solche gibt es nicht. Unter dem Label versammeln sich verschiedene Ansätze, die von analytischen, tiefenpsychologischen und verhaltenstherapeutischen Verfahren, über humanistische und systemische Schulen, bis hin zu lauter werdenden Rufen nach einer integrativen Perspektive reichen (vgl. Egger 2012: 452).

Die Lager verbindet die Idee einer möglichen Beeinflussung von Verhaltensstörungen und Leidenszuständen in der Interaktion von Therapeut*in und Klient*in (vgl. schon Strotzka 1978: 4). Dies soll im Einverständnis der Beteiligten stattfinden, mit „psychologischen Mitteln (durch Kommunikation) meist verbal aber auch averbal, in Richtung auf ein definiertes, nach Möglichkeit gemeinsam erarbeitetes Ziel (Symptomminimalisierung und/oder Strukturveränderung der Persönlichkeit) mittels lehrbarer Techniken auf der Basis eines normalen und pathologischen Verhaltens" (ebd.). Psychotherapien stellen professionelle Formen psychotherapeutischen Handelns dar. Sie sollen den Regeln des öffentlichen Gesundheitswesens folgen und sich „auf wissenschaftlich begründete und empirisch gesicherte Krankheits-, Heilungs- und Behandlungstheorien" (Senf/Broda 2012: 2) stützen. Josef Egger zufolge gilt dies lediglich für das „Konzept der *Psychoanalyse* mit seinen *tiefenpsychologischen Schulen* und das empirischpsychologische Konzept mit seinen *kognitiv-behavioralen (‚verhaltenstherapeutischen')* Ansätzen" (Egger 2012: 453, Herv. i. O.). Beide Verfahren sind über die gesetzlichen Krankenkassen abrechnungsfähig und dominieren das psychotherapeutische Beratungsfeld.

Allerdings zeigen die empirischen Ergebnisse, dass Unterscheidungen in und Zugehörigkeiten zu verschiedenen Schulen in der therapeutischen Praxis nicht das dominante Organisationsprinzip darstellen. Da wird hier ein bisschen Verhaltenstherapie mit Tiefenpsychologie und/oder psychosomatischen Ansätzen gemixt, der Psychoanalyse Systemtheorie hinzugestellt und überhaupt ist Analyse nicht gleich Analyse und Verhalten nicht gleich Verhalten. Wie Coaching und Seelsorge wirkt auch diese Profession daher etwas diffus – immer noch, wie anzumerken wäre, denn über diesen Zustand wurde schon in den 1970er Jahren diskutiert. Schon damals seien Psychotherapeut*innen mit einer Vielzahl von Vorstellungen und Theorien über seelische Störungen und ihre Behandlungsmöglichkeiten konfrontiert gewesen, die außerdem auf unterschiedlichste Weise in therapeutischen Einrichtungen und Einzelpraxen umgesetzt wurden (vgl. Fürstenau 1972: 19). Der Großteil habe entweder ein bestimmtes Verfahren angewandt oder über einen Methodenbaukasten verfügt, „aus dem für die einzelnen Patienten pragmatisch ausgewählt" (ebd.: 34) wurde. Bemühte man sich zu dieser Zeit um eine schärfere Grenzziehung zwischen den Schulen sowie eine entsprechend professionelle Fundierung therapeutischer Praxis, gilt der jüngeren Generation der psychotherapeutischen Expert*innen der Schulenstreit als „so retro" (PS03). Im Untersuchungsfeld lässt sich zwar eine stärker konturierte Grenzlinie zwischen Psychoanalyse und Verhaltenstherapie ausmachen, die insbesondere von den Psychoanalytiker*innen der älteren Generation betont wird. Alle Interviewten arbeiten jedoch nicht strikt schulenkonform, sondern orientieren sich an ihrem Gegenüber als individuellem Fall und entscheiden auf dieser Grundlage, welche Methode zum Einsatz kommt. In

Selbstbeschreibung und -präsentation verorten sie sich zu bestimmten Schulen zugehörig und formal bestehen Unterschiede, in der Praxis wird aber selten ein einheitliches Verfahren angewendet.

Dennoch mag ein Faktor dieses ‚Methodenpragmatismus'' die vor allem organisationale Dominanz der Verhaltenstherapie sein, stehe doch, wie Judith Lebiger-Vogel in ihrer Studie über „Gute Psychotherapie" (2011) zeigt, einem integrativen Therapieverständnis aus dieser Perspektive relativ wenig entgegen.[84] Seit einiger Zeit wird in Studien auf die Dominanz verhaltenstherapeutischer Verfahren und Modelle verwiesen. Nicht nur eine ökonomische Ineffizienz der Psychoanalyse aufgrund ihrer Zeitintensivität gilt, etwa im Kontext einer ‚nachanalytischen Gesellschaft', als Faktor (dazu Castel et al. 1982.; Castel 1988; darüber hinaus Leuzinger-Bohleber/Bürgin 2004; Lebiger-Vogel 2011), sondern auch die vermeintlich mangelnde (natur-)wissenschaftliche Fundierung (dazu Keupp/Kraiker 1977: 670f.; Bruns 2001; Lebiger-Vogel 2011: 35ff). Seit den 1980er Jahren finde

„ein fortschreitender Prozess der Entidealisierung und der Abwertung psychoanalytischer Ansätze, vor allem im klinisch-psychologischen Kontext bei einer gleichzeitigen Etablierung der Verhaltenstherapie statt [...]. Verhaltenstherapien wurden populärer und begannen, insbesondere in den Instituten für Klinische Psychologie der Universitäten, die Psychoanalyse zu ersetzen" (Lebiger-Vogel 2011: 33).

Heute nimmt die Psychoanalyse eine Außenseiterstellung an deutschen Universitäten ein. So waren im Jahr 2009 41 Lehrstühle verhaltenstherapeutisch ausgerichtet und nur vier verfügten über einen psychodynamischen Schwerpunkt (vgl. ebd.: 34). Wirksamkeitsstudien können zur Professionalisierung der beiden Verfahren folglich wenig beitragen. Denn wenn „in Deutschland die meisten Professuren mit Verhaltenstherapeuten ähm besetzt sind" (PS03), wird eben auch

„am meisten verhaltenstherapeutische Wirksamkeitsforschung hier betrieben. Und das ist halt ein Grund, warum Andere schon keine Chance haben, im Endeffekt. Weil die kriegen einfach auch keine Forschungsgelder, weil die weisen sich das natürlich gegenseitig zu. Es gibt dann schon noch eine starke psychoanalytische Lobby, ne? Aber das ist auch einfach über den ärztlichen Bereich, weil die Ärzte

---

[84] Das liege u. a. daran, dass der Ansatz größtenteils Techniken nutzt, die sich „nach EbM-Kritieren [einheitlicher Bewertungsmaßstab der vertragsärztlichen und psychotherapeutischen Versorgung in Deutschland, S. M.] als wirksam erweisen" (Lebiger-Vogel 2011: 65). Weniger werde hingegen wie „in der (klassischen) Psychoanalyse ein bestimmtes Setting – theoretisch abgeleitet – für zentral gehalten" (ebd.). Insgesamt gelte in der Verhaltenstherapie die „im Psychotherapeutengesetz verankerte Verfahrensspezifizität [...] nicht [als, S. M.] unbedingt sinnvoll bzw. notwendig" (ebd.).

sind auch viel ähm für Psychoanalytiker. Und die ham, die ham – wie soll ich das sagen? – die ham halt ein massives Nachwuchsproblem" (ebd.).

Das *Sample der Beratenden* lässt deutlich diese Tendenzen der ‚Postpsychiatrie'[85] und eine Abkehr von der Psychoanalyse erkennen. Als studierte, promovierte bis habilitierte und niedergelassene Psychotherapeut*innen lassen sich vier Personen in der professionellen Mitte des Feldes verorten und zwei eher an den Rändern; eine weitere arbeitet als Heilpraktikerin für Psychotherapie. Von den Erstgenannten vertreten zwei Personen einen psychoanalytischen und zwei einen verhaltenstherapeutischen Schwerpunkt. Die Therapeut*innen bilden sich interdisziplinär weiter und gerade die jüngere Generation setzt in der Praxis auf einen Mix aus Tiefenpsychologie und Verhaltenstherapie. Von den Zweitgenannten ist eine Person in einer Informationsstelle für Selbsthilfegruppen tätig und die andere in einer integrativen Einrichtung für chronisch psychisch-kranke Menschen. Sie haben ein pädagogisches Fach studiert, sind nicht auf der Grundlage eines Psychologie- und/oder Medizinstudiums psychotherapeutisch ausgebildet, besetzen durch ihre Tätigkeit aber eine Schnittstellenfunktion für die Vermittlung von Ratsuchenden in Psychotherapie und Psychiatrie.

Was diese Menschen eint, ist nicht nur ihre selbst so titulierte Arbeit an individuellen Persönlichkeiten, sondern auch ein sicherlich ambivalentes Ethos der Selbstabschaffung durch gute Arbeit – schließlich sei das „Schönste" (PS04), was ein Therapeut erreichen kann, „dass er selbst überflüssig wird" (ebd.). Aus Expert*innensicht liegt das Ziel von Psychotherapie jedoch weniger in der vollkommenen Genesung der Klientel, sondern der Minderung ihres Leidensdrucks. Dies soll durch Wiedergewinnung von Bewegungschancen und Verhaltensflexibilität geschehen (dazu auch Heinz 2014).

Um dieses *Ziel des In-Bewegung-Setzens* zu erreichen, wird in einer Psychotherapie die Perspektive der Ratsuchenden auf sich selbst (und die Welt) verschoben. Meine Ergebnisse zeigen, dass der Dreh- und Angelpunkt dieser *Einstellungserweiterung* die *Übersetzung einer zentralen Objekt-Subjekt-Beziehung* von der Ebene der Profession auf die Ebene der Ratsuchenden ist. Innerhalb einer Therapie wird diese Übersetzung mittels der *psychischen Störung als Gegen-stand der Erfahrungen des Nichtweitergehens und der Ausweglosigkeit* vollzogen, und erfolgt prozesshaft und selten geradlinig: So wie die Situation der Ausweglosigkeit ein sich im Zeitverlauf bildendes Konglomerat der Erfahrungen des Nichtweitergehens und Fixierungen der Ratsuchenden ist, ist

---

[85]   Unter dem Begriff der Postpsychiatrie wird die Tendenz in Psychiatrie und Psychotherapie gefasst, dass sich Therapeut*innen weniger an formalen Methodengrenzen, sondern an der Einzelperson orientieren. Die Subjektivität der Klient*innen soll im Vordergrund stehen (vgl. Dittmar 2013: 42; darüber hinaus Gergen/Kaye 1992; Lewis 2000, 2006).

die psychische Störung kein statisches Artefakt. Ihre Bedeutung verändert sich im Verlauf einer Therapie, und sie ist außerdem kein unmittelbarer Start- und erst recht kein Zielpunkt. Die psychische Störung stellt in der therapeutischen Praxis und im Hinblick auf die psychotherapeutische Expertise ein mehrfachverweisendes Sinnbündel dar, für das verschiedene funktionale Aspekte unterschieden werden können. Neben einer sinnstiftenden Funktion auf der Mikroebene der Ratsuchenden, die weiter unten beschäftigen wird, zeigt sich die organisational-formale Bedeutung der Störung vor allem auf der Mesoebene des psychotherapeutischen Feldes:

„Ja die traurige <räuspern> Also die, da gibt's ja die schöne und die unschöne Variante dafür. Also die unschöne Variante ist, damit man mit dem ähm Kassensystem abrechnen kann. Also die Spielregeln innerhalb der gesetzlichen Krankenkasse erfordern, damit man die Dienstleistung also, damit man die Psychotherapie bezahlt bekommt, 'ne Diagnose. [...] Also dieser formale Akt ist quasi notwendig, um an diesen Topf ranzukommen. Ähm und das höhere Ziel war mal, so irgendwie, dass 'ne Depression hier, in Afrika und in Asien sozusagen gleichdefiniert ist. Und das überall auf der Welt sozusagen für einen Störungskomplex sozusagen die gleiche Symptomatik gilt. Also dass man sich darüber austauchen kann und das objektiviert wird. Damit man weiß, was man hat und nicht irgendwie diffus" (PS04)

Soll eine Therapie kassenärztlich abgerechnet werden, bildet die Störungsdiagnose also schon rein formal die Eintrittskarte ins psychotherapeutische Feld. Welche Diagnose wiederum veranschlagt wird, bemisst sich vor allem am Leidensdruck der Ratsuchenden, wobei die Frage der körperlichen Bewegungsfähigkeit eine entscheidende Stellung einnimmt. In Anlehnung an Andreas Heinz ist davon auszugehen, dass der Schweregrad einer Diagnose von der körperlichen Unversehrtheit der Betroffenen abhängig ist (vgl. Heinz 2014: 41ff; 220). Sie bildet ein Kriterium der Entscheidung zur Zwangseinweisung in eine Klinik, und in einer ambulanten Therapie kommen auf den Körper bezogene Interventionen zum Einsatz, sobald seine Unversehrtheit gefährdet scheint.[86]

Die frühe Formaldiagnose stattet die Erfahrungen des Nichtweitergehens bereits am Anfang einer Therapie mit einer intersubjektiven Nachvollziehbarkeit aus und durchbricht so einen Teil der Isolation der Ratsuchenden. Ratsuchende und Beratende

---

[86] Eine Expertin beschreibt im Anschluss an das Interview, wie in einer Gruppensitzung mehrere Personen gleichzeitig ‚derealisierten'. Mit den Begriffen der ‚Derealisation' und ‚Depersonalisation' werden Unwirklichkeitserlebnisse bezeichnet (dazu Meyer 1968, 2004 [1936]; Hunter et al. 2004). In solchen Fällen sei es notwendig, „wirklich viel Orientierung zu geben" (PS03), wozu man sich vor allem an der materiellen Umgebung und Gegenwart orientiert: Die Personen werden angesprochen, auf Datum und Ort hingewiesen und, wenn keine Reaktion erfolgt, auf Ansage berührt oder einem Schmerzreiz ausgesetzt.

erhalten ein gemeinsames Vokabular, mit dem sie den Stillstand in der Sprache teilen können. Für die psychotherapeutischen Expert*innen hat die Diagnosestellung den Sinn, die Therapie am Fall ausrichten zu können und folglich eine strukturierende Wirkung.[87] Sie betonen jedoch nicht nur die Bedeutung der Diagnostik in dieser Hinsicht, sondern verweisen auch auf ihre grundsätzlich ambivalente Stellung. So entscheiden sie bspw. über die Frage, wie im weiteren Verlauf mit der Formaldiagnose verfahren werden soll, am (bereits diagnostizierten) Fall: Hilft eine Benennung der Diagnose gleich zu Beginn oder befördert dies sekundären Krankheitsgewinn? Motiviert die Diagnose für eine Lösung des Stillstands oder hemmt sie eher? Auf der einen Seite könne eine „gute Diagnostik [..] viel Leid ersparen, weil's oft den Weg in die richtige Therapie für den Patienten ebnet" (PS04). Auf der anderen Seite könne die Diagnose aber auch stigmatisieren, „so im Sinne von jetzt hab ich's sozusagen auf, weiß und jetzt ist es in meiner Krankenakte drin, dass das und das vorliegt" (ebd.).[88] Den Ratsuchenden liefert die Diagnose einen wissenschaftlich-legitimierten Begriff für ihre Situation. Nach der beratungsveranlassenden Einsicht „,Oh dann, dann bin ich wohl das Problem'" (S07) birgt diese Identifikation einer Ursache die Aussicht auf eine Zukunft, in der es für sie weitergeht. Dieses Gewahrwerden anderer Möglichkeiten kann eine entscheidende Entlastungsfunktion haben:

> „Also so 'n positives Beispiel wär' die Panikstörung. Da gibt es Patienten, die laufen mehrere Jahre von Arzt zu Arzt, zum Neurologen, zum Orthopäden, vielleicht wegen Schwindel und andere Sachen, und für die ist manchmal hilfreich *festzustellen*: Ja es gibt 'ne Di- es gibt 'n Namen dafür, das, was ich habe ist irgendwie bekannt und ist behandelbar. Also ich bin nicht dazu verdammt, mein Leben lang damit rumzulaufen. Und das äh da kann 'ne Diagnose sehr entlastend sein." (PS04)

Die *Feststellung der Störung* bringt

> „die Sache in eine bestimmte Ordnung […]. Und das entlastet mich, das macht-Auch wenn ich dann darunter leide vielleicht, dass es eben so eine Störung ist, an der ich dann gar nicht so viel ändern kann oder so, ja. Aber es ist erstmal eine Entlastung." (PS06)

Die Expert*innen betonen, dass die Nennung einer konkreten Diagnose nicht alleinige Bedingung der Entlastung ist. Um sichergehen zu können, dass die Ursache der Ausweglosigkeit eine psychische Störung ist, genügt in der Regel die formale Inklusion

---

[87] Wie stark frühe Einschätzungen den Therapieverlauf strukturieren können, zeigt Christina Schachtner in der Studie „Ärztliche Praxis. Die gestaltende Kraft der Metapher" (1999). Sie kommt zu dem Ergebnis, dass fachspezifische Bestimmungen häufig eine geringere Rolle spielen als bestimmte Metaphern und Narrative.

[88] Zur Stigmatisierung durch Psychotherapie siehe auch 4.1.2.

ins psychotherapeutische Feld. Die jeweils veranschlagte Diagnose legitimiert dann (weitere) Interventionen, die dazu dienen „festgefahrene Situationen aufzulösen" (Dellwing 2010: 46).[89]

Verschiedene Studien haben gezeigt, dass Krankheitsdiagnosen eine Wirkung auf biografische Konstruktionen entfalten (dazu Goffman 1961a, 1975; Becker 1973; Strauss 1974, insb. 95ff; Schaeffer 2009; Pfeffer 2010). Dies trifft auch auf die Störungsdiagnose zu. Im Unterschied zur Krankheit bzw. ihrer Diagnose betonen die interviewten Expert*innen mit dem Begriff der Störung jedoch den vorübergehenden und aufhebbaren Zustand der ausweglosen Lage. Diesen Sinngehalt bringt der folgende Interviewauszug auf den Punkt:

> „Psychologen verwenden ungern den Begriff Krankheit, weil Krankheit hat sowas, nehmen wir mal lieber Störung, weil Krankheit hat sowas medizinisch Geprägtes und manchmal auch was Dauerhaftes. [...] Und äh an sich so dieses Störung assoziiert mehr: es ist im Moment so. Es ist aber nicht in die Zukunft geschrieben, dass es jetzt immer so bleiben wird, sondern irgendwann ist das dann auch wieder in Anführungsstrichen behoben und dann kann's auch *weitergehen*." (PS04)

Aus wissenssoziologischer Perspektive kann der Bezug auf den Störungsbegriff als Ausdruck einer epistemologischen Verschiebung zwischen ‚dem Normalen und dem Pathologischen' (Canguilhem 1974) verstanden werden. Dabei ist davon auszugehen, dass die vielzitierte ‚Expansion der flüchtigen Therapien' (Castel et al. 1982; Castel 1988) mit einem sich seit den 1970er Jahren vollziehenden Wandel des psychologischen Diskurses korrespondiert: „weg von der psychoanalytisch-ätiologisch orientierten Tradition hin zur deskriptiven Nosologie der Verhaltensweisen" (Dellwing 2010: 42). Eine entsprechende Modifikation der Kriterien für die Klassifikation und Bearbeitung psychischer Erkrankungen bzw. Störungen wurde im DSM 3 vorgenommen (vgl. ebd.). Diese werden dort zwar differenzierter geordnet als in den vorausgegangenen Auflagen, bei Aussagen über Ursachen herrscht allerdings Zurückhaltung. Seit den 1980er wird ein stärkeres Augenmerk auf Prävention gelegt und zeitgleich haben sich Therapieansätze verbreitet, die sich an dem auf Aron Antonovsky zurückgehenden biopsychosozialen Gesundheitsmodell orientieren (vgl. Payk 2007: 21). Zusätzlich zur Erhaltung fokussieren sie auf den prozesshaften Charakter von Gesundheit.[90] Zwar

---

[89] Man fühlt sich hier doch etwas an Pierre Bourdieu erinnert: „Symbolische Macht ist die Macht, Dinge mit Wörtern zu schaffen" (Bourdieu 1992a: 153). Dann müsste aber auch gelten: „Nur wenn sie wahr ist, das heißt den Dingen adäquat, schafft die Beschreibung die Dinge" (ebd.).

[90] Diese Tendenz radikalisiert sich in aktuellen Behandlungsmethoden, die Krankheit als Potenzial eines selbstbewussteren Lebens propagieren, wie das so genannte ‚Recovery' (dazu u. a. Amering/Schmolke 2009). Solche ‚Wendungen' spielen im Coaching eine nicht unwesentliche Rolle, wie weiter unten zu zeigen sein wird.

lassen sich (psychische) Krankheit und (psychische) Störung immer schon als das (graduell) Andere des Gesunden und damit als „Reduktion auf Konstanten [.], nach denen wir uns selbst als normal begreifen" (Rabinow 2004: 90), verstehen. Mit dem Fokus auf die Seite der Gesundheit werden dieses Andere und die Abweichung unter dem Störungsbegriff aber weniger in Kategorien der Dauer und Schicksalshaftigkeit gefasst, so wie es bei der Krankheit der Fall ist (dazu auch Bauman 2005a). Sie erscheinen als ein abwendbares Risiko, dem über Prävention und Selbstbearbeitung entgegengewirkt werden kann (vgl. Payk 2007: 21),[91] und als etwas Vorübergehendes.

Der Bezug zur psychischen Störung ist im Untersuchungsfeld mit einer *psychologischen Anthropologie* verzahnt: Einerseits wird die psychische Störung von den Expert*innen als Effekt eines psycho-biografischen Subjekts verstanden, andererseits fungiert sie in Form einer pathologischen Kehrseite, die dieses Verständnis des Subjekts stützt. In Anlehnung an Luhmann kann folglich von einer *Kontingenzformel der psychischen Störung* gesprochen werden.[92] Diese ‚störungsanfällige' psychologische Anthropologie stellt das Individuum-Subjekt als familial-biografisch Geronnenes zwar nicht isoliert, sondern als soziales Wesen vor. Als konstitutiv gelten jedoch vor allem die ‚kleinen', die mikrosoziologischen und interpsychischen Interaktionen und Beziehungen in der Familie, zu Lebens- oder Ehepartner*innen, im Freundes- und Bekanntenkreis, am Arbeitsplatz usw. Aus Expert*innensicht bilden sie diejenigen sozialen Faktoren, die, neben biologischen Dispositionen und innerpsychischen Konflikten, die Entstehung einer Störung begünstigen und sich somit ungünstig auf den Krankheitsverlauf auswirken können. Gelingende Sozialbeziehungen versprechen hingegen Leidenslinderung, was auch für therapeutische Praxis gilt. So betonen die Expert*innen,

---

[91] Im soziologischen Diskurs treten neben sozialkonstruktivistische Ansätze, die die (konstitutive) Kehrseitigkeit des Kranken im Hinblick auf gesellschaftliche Ordnung betonen (u. a. Ackerknecht 1967, 1970; Foucault 1969, 1973; Canguilhem 1974; Beese 1974; von Ferber/von Ferber 1978, insb.: 120ff; Freidson 1979; Scheff 1980; Groenemeyer 2008; Stollberg 2012; Dellwing/Harbusch 2013), ebenfalls Diskussionen um Gelingen und Erhaltung von (psychischer) Gesundheit (u. a. Franke/Broda 1993; Antonovsky 1997; Hurrelmann 2006). Zu entsprechenden (sozial-)politischen Verschiebungen siehe Lessenich 2008.

[92] Kontingenzformeln dienen Luhmann zufolge dazu, „Unbestimmbarkeit in Bestimmbarkeit, also unendliche Informationslasten in endliche Informationslasten zu überführen" (Luhmann 2000a: 147). Es handelt sich um eine Art Reflexionsstopp, der Kommunikationen in spezifischen Systemkontexten Form gibt. Andere Möglichkeiten des sinnhaft-kommunikativen Anschlusses werden unterdrückt (vgl. ebd.: 150) und damit, wie sich aus phänomenologischer Perspektive sagen ließe, *etwas als etwas* bestimmt. Während ein System operiert, fungiert eine Kontingenzformel in Form eines blinden Flecks, welcher sich aus einer Beobachter*innenperspektive zweiter Ordnung sichtbar machen lässt.

dass der Hauptwirkfaktor von Psychotherapie in der Beziehung zwischen Beratenden und Ratsuchenden zu suchen sei (dazu auch Lambert/Barley 2001):[93]

„Also, es ist so, die, die, also die Methode, die man konkret macht, klärt relativ wenig vom Therapieerfolg auf, also Minimum 20 Prozent. Der Rest des Erfolgs ist begründet in Beziehungen, in Therapeutenvariablen, Patientenvariablen und also das heißt, die Beziehung muss passen. Und ich mein das bedeutet nicht, dass man mit einfach Irgendwas intervenieren soll, sondern es gibt schon eine theoretische Stringente und so ähm, ähm also ganz klar, klare Ziele geben, die halt mit klar definierten Interventionen erreicht werden, aber insgesamt nimmt die Schule eine untergeordnete Position ein. Also es gibt, das is' ja alles, ne? Es gibt- die ganzen Wirksamkeitsstudien kommen ja immer zu Aussagen, dass die eigentlich ähnlich gut sind in die Effekte und man hat – und da und das find ich schon interessant – Unterschiede zwischen den Therapeuten gefunden, also es gibt manche Therapeuten, die sind halt einfach richtig gut" (PS03).

Und an anderer Stelle:

„Die Forschung sagt also so die, die Hauptwirkfaktoren ist erstmal so die Beziehung, also alleine dieses Schmieden dieses Arbeitsbündnis, dass man zusammen halt was arbeitet. Ähm generell sind das so die Empathiewertschätzungen, also dass der Patient einfach so, wie er genommen wird, merkt, dass er gut ist. [...] Als erstes ist diese Allianz, die therapeutische Beziehung muss stimmen, weil erst wenn die stimmt, erzählen die Patienten auch wirklich ihre Sachen, dann werden die Interventionen besser, man kommt zusammen voran. Ähm dann scheint relativ wichtig zu sein – das ist vielleicht manchmal so 'n bisschen erschreckend auch – dass der Therapeut davon überzeugt ist, was er macht. Ähm das ist unabhängig davon, ob es wirkt oder nicht. Sozusagen so funktionieren ganz viele der Heilpraktiker in der Esoterikszene" (PS04).

Außer den genannten sozialen werden gesellschaftliche Faktoren im Rahmen einer Psychotherapie so gut wie nicht verhandelt; Zusammenhänge zwischen der Entstehung und Prävalenz psychischer Störungen und Lebensverläufen, -mustern oder gesellschaftlichen Strukturen werden selten zum Thema (dazu auch Margraf 2003). Eine Psychotherapie eruiert nicht die Ursachen von Burnout im gegenwärtigen Kapitalismus.[94] Sie weist Ratsuchende darauf hin, dass Hauptwirkfaktoren glücklich machender

---

[93]   Lebiger-Vogel wertet diese Einsicht in die Bedeutung der therapeutischen Beziehung als Verdienst der Psychoanalyse: „Die Relevanz der therapeutischen Beziehung wird mittlerweile auch in der Verhaltenstherapie, wenn auch weniger untermauert und systematisiert als in der psychoanalytischen Behandlung, verstärkt einbezogen [...] Allerdings bleibt zu bedenken, dass die Beziehungsebene in der verhaltenstherapeutischen Theoriebildung nicht explizit konzeptualisiert ist" (Lebiger-Vogel 2011: 454).

[94]   Für derartige Versuche siehe exemplarisch Neckel/Wagner 2013.

Arbeit in den Beziehungen am, dem Tätigkeitsprofil und den Anforderungen des Arbeitsplatzes sowie dem persönlichen Umgang damit liegen. Bei Problemen gilt es folglich, die subjektive Perspektive auf Kolleg*innen und Vorgesetzte anders einzustellen oder den Job halt zu kündigen.[95] Diese Perspektive ist nicht auf das Thema Erwerbsarbeit beschränkt, das, wie unter 4.1.2 geschildert, in einer Psychotherapie sowieso nicht im Fokus stehen darf. Sie betrifft vielfältige Problemlagen, die in der soziologischen Forschung eher als Konsequenzen gesellschaftlichen Wandels denn der individuellen Einstellung, des individuellen Verhaltens und/oder in familial-biografischen Dispositionen gründend analysiert werden. Die im Untersuchungsfeld vorherrschende Orientierung an einem psychosozialen Individuum-Subjekt verweist also auf grundsätzliche Unterschiede in den Perspektiven von Psychologie und Soziologie (dazu u. a. Simmel 1983a [1917]; Adorno 1972; Elias 2001 [1987], insb. S. 101–129). Allerdings heißt das nicht, dass soziologische Daten für die psychotherapeutischen Expert*innen keine Rolle spielen: sie werden aus der Individuum-fokussierenden Perspektive relevant. Es gibt genügend Studien, in denen Psychotherapeut*innen etwas über Zusammenhänge zwischen psychischen Störungen und der Sozialstruktur, der Prävalenz zwischen den Geschlechtern etc. nachlesen können. Ob das Abrufen derartiger Informationen aber nötig ist, entscheidet sich für sie am Einzelfall und mit Blick auf den Therapieerfolg.

Zusammengefasst besteht der *Dreh- und Angelpunkt psychotherapeutischer Expertise* in der Bezugnahme auf ein dezidiert *individualisiertes*, ein *biografisches* und dabei *‚tiefes‘ Subjektverständnis*. Damit einher geht die Annahme einer zur Selbstreflexion fähigen Persönlichkeit. Diese gilt als Element der Bildung der Störung und als Kriterium ihrer Beurteilung, „ist zugleich die Wirklichkeit und das Maß der Krankheit" (Foucault 1973: 19). Dieses ‚Selbstverständnis' hat für die Arbeit der Expert*innen den Charakter einer Legitimationsformel und eines Reflexionsstopps: In der (indirekten) Bezugnahme lassen sich psychotherapeutische Interventionen begründen, und auf der Ebene der Ratsuchenden fungiert es in Form einer Umleitstelle gegen die Fixierung auf die Gefahr und die Reduktion auf das Körperselbst (dazu oben 4.1.3). Wer in diesem Feld arbeitet oder sich dorthin begibt, glaubt an diese psychokonstruktivistische Idee – oder übt sie ein – dass wir als Menschen Wesen sind, deren Selbst- und Weltverhältnis durch die (vorwiegend familiale) Erfahrungsbiografie gestört, jedoch in der Auseinandersetzung mit ihr auch neu eingestellt werden kann. Die-

---

[95] Unter der Frage, inwiefern das Thema Erwerbsarbeit in der Therapie eines Burnouts bzw. einer Erschöpfungsdepression eine Rolle spielt, kommt Flick zu dem Schluss, dass „die Bedeutung von Arbeit [...] eher aus der Persönlichkeitsstruktur, der psychischen Disposition und dem Beziehungsverhalten der Individuen" (Flick 2014: 8) abgeleitet wird. Im Fokus steht „das Verhalten der Betroffenen [..], die Arbeit wird als Anforderung betrachtet, der sich Menschen unterschiedlich stellen und die für sie eine je subjektive Bedeutung besitzt" (ebd.: 8f.).

ser Glaube ist bereits für die Motivation der Expert*innen ausschlaggebend, im psychotherapeutischen Bereich tätig zu werden. In der Regel haben sie ihren Beruf ergriffen, weil sie mit ‚individuellen' Menschen arbeiten und diese in ihrer jeweiligen Besonderheit verstehen wollen, was sie außerdem mit ihrer eigenen Biografie oder einem ‚subjektiven' Wissen darum begründen, dass diese Tätigkeit eben genau das Richtige für sie sei. Eine damit einhergehende, grundsätzlich ergründungswillige Gesinnung bringt ein Experte auf den Punkt:

> „Also als Psychoanalytiker muss man ja ständig über sich selbst nachdenken und seine eigene Analyse betrifft natürlich auch die Frage, warum wähle ich diesen Beruf oder einen anderen und so weiter. Das hat natürlich was mit Kindheitsmustern zu tun und mit Wünschen der Mutter und des Vaters, was ich so werden sollte, aber ich glaube eines war für mich immer wichtig, ich irgendwie quer zu so einer (.) also festlegenden Logik meinen Lebensweg und auch meinen Studienweg machen. Also wenn ich schon Medizin studiere, das war der Wunsch meiner Mutter, […] meine Mutter ist früh gestorben, und ich habe in meiner Phantasie, glaube ich, gedacht ich werde Arzt um […] eben andere Frauen zu retten, ja. […] Das sind so unbewusste Phantasien, etwas Wieder-Gutmachen-an durch die eigene Berufswahl. Und ich bin nicht Jurist geworden, wie mein Vater das gewünscht hätte. Das hatte auch so eine Bedeutung, aber wenn ich schon Medizin mache, dann will ich nicht einfach Medizin machen, sondern dann möchte ich mich auch mit dem beschäftigen in der Medizin, was mir so am/schon immer so der Stachel der Erkenntnis war, nämlich wieso denken, fühlen und handeln Menschen so, wie sie es tun und so wie ich es, vielleicht auch gar nicht spontan, verstehen kann, ja. Also mich haben immer die psychischen Störungen oder die einfach Verhaltensauffälligkeiten absolut fasziniert, weil ich wissen wollte, warum macht ein Mensch sowas, *warum geht er so damit um* oder so ganz anders als ich zum Beispiel." (PS06)

Sogar die Antwort auf die Frage, ob jemand ein guter oder weniger guter Therapeut ist, erweist sich aus Expert*innensicht letztlich als „Typsache" (PS03); etwas, das „oft so an der Person" (ebd.) dranhängt. Ebendiese Idee ist auch für die Frage der Entstehung einer psychischen Störung entscheidend, der man beikommen will, indem man sie in das Selbstverständnis der Ratsuchenden implementiert. Dieser Übersetzungsprozess erfolgt im Untersuchungsfeld anhand von *zwei Strategien des Erfahrungsbegreifens*: der *Internalisierung* und der *Externalisierung* des Störungsobjekts und -subjekts. Die erste Strategie ist durch eine umfassende biografische (Re-)Konstruktion des Selbstverständnisses der Ratsuchenden gekennzeichnet und erfolgt im ‚analytischen Tiefgang'. Die zweite Strategie zeichnet sich durch mehr körperlichen Einsatz aus und löst die Fixierung durch Ablenkung. Da diese Vorgehensweisen Unterschiede zwischen psychoanalytischen und verhaltenstherapeutischen Verfahren widerspiegeln, möchte ich im folgenden Abschnitt kurz auf beide Schulen eingehen und anschließend die zwei Strategien psychotherapeutischen Begreifens an *Sabrina* und *Ruben* konkretisieren.

5.1.2 Psychoanalyse vs. Verhaltenstherapie?
Inter- und Externalisierung als Strategien psychotherapeutischen Begreifens und der Psychologisierung des Selbst

Unter dem „Dach der beiden Verfahrensrichtungen" (Lebiger-Vogel 2011: 78) Psychoanalyse und Verhaltenstherapie lässt sich eine „Vielzahl unterschiedlicher theoretischer Konzepte sowie Behandlungsansätze" (ebd.) finden. Daher wird in der folgenden Darstellung grundsätzlich verkürzend verfahren. Psychoanalyse und Verhaltenstherapie bezeichnen in sich bereits keine einheitlichen Strömungen und das Label wirkt stereotyp. Dennoch lassen sich Unterschiede identifizieren, die von den zugrundeliegenden theoretischen Modellen und wissenschaftlichen Traditionslinien getragen werden (dazu auch Keupp/Kraiker 1977; Lebiger-Vogel 2011). Diese Unterschiede in den Bewusstseins- und Krankheits- bzw. Störungskonzeptionen lassen sich verallgemeinern: einerseits zu einer psychopathologischen Perspektive, die die Psychoanalyse prägt, und andererseits zu einer pathopsychologischen Perspektive, in deren Traditionslinie die Verhaltenstherapie steht.[96]

Psychoanalytischen Strömungen gilt eine psychische Erkrankung als Ausdruck eines ungelösten Konflikts oder Traumas, die in dissoziativer Verdrängung als psychopathologisches Symptom reproduziert werden. Dass sich diese Verdrängung unbewusst vollzieht, zeigt sich an der Deautonomisierung des Handelns in ein ‚gestörtes' Verhalten der ‚Kranken', die um seine Ursache nicht wissen. Hinter einer Symptomatik – und das ist grob gesagt die Grundidee der Freud'schen Psychoanalyse – verbirgt sich also ein nicht gelöstes biografisches und in der Regel familiales Problem (vgl. u. a. Keupp/Kraiker 1977: 668f.) Aus dieser Perspektive wären die Erfahrungen des

---

[96] Die Psychopathologie orientiert sich am medizinischen Krankheitsbegriff und ist Karl Jaspers zufolge auf Klassifikation und Ordnung der „seelischen Vorgänge, deren Bedingungen und Ursachen und deren Folgen" (Jaspers 1973 [1923]: 4) gerichtet. Die Pathopsychologie versucht, „die pathologische Methode in die Psychologie einzuführen und von ihr systematisch Anwendung zu machen" (Specht 1912: 4). Sie bewertet pathologische „Erscheinungen nicht als Symptome von Krankheiten [.], sondern als Abweichungen vom normalen Verlauf des psychischen Lebens" (Münsterberg 1912: 53), zieht aus der Pathologie Rückschlüsse für die Normalität und ist eher Teil der Psychologie. „Psychopathologie dagegen [ist, S. M.] ein Teil der Pathologie" (ebd.: 51) und Pathologie ursprünglich ein Teil der Medizin. Françoise und Robert Castel kommen in der zusammen mit Anne Lovell durchgeführten Studie über die „Psychiatrisierung des Alltags" (1982) für die USA der späten 1960er Jahre entsprechend zu dem Schluss, dass „die Mediziner praktisch das Monopol für die Ausübung der Psychoanalyse besitzen" (ebd.: 287). Ob sich diese Situation bis heute grundlegend geändert hat, ist fraglich.

Nichtweitergehens Symptome unbewusster Wiederholungen ungelöster Konflikte, und löste man sie, so ginge es weiter. Wenn die Erfahrung als Symptom ein Zeichen ist, gelingt diese Lösung mittels Analyse folgerichtig durch ein ganzheitliches, in die Tiefenschichten des Subjekts vordingendes Durcharbeiten der Biografie. Seit Freud ist dabei der Bezug zur Vergangenheit prägend und das Modell der Krankheit und nicht der gegenwartsbezogenen Störung (vgl. Lebiger-Vogel 2011: 68ff, 77). Eine zentrale Annahme ist, dass „Umstände aus der Kindheit verantwortlich für daraus resultierende Wünsche und Impulse sowie Erfahrungen und Erinnerungen [sind, S. M.], die gemeinsam das ‚personale Unbewusste' […] bilden" (ebd.: 66). Analyse heißt Auflösung, so der einleitend zitierte Hinweis eines Experten – und eben nicht ‚bloß' des Symptoms, sondern des (psychologisch konstituierten) Subjekts, da das Symptom nicht für sich steht, sondern auf das Subjekt verweist. Mittel dieser (Auf-)Lösung ist das Verständnis dessen, was hinter dem Symptom liegt: das Verständnis des Subjekts.

Vor diesem Hintergrund hat Lebiger-Vogel in Anlehnung an Judith Butler von einer psychoanalytischen Vorstellung des Menschen als „Subjekt, das sich nicht selbst begründet" (Butler 2003: 28, zitiert nach Lebiger-Vogel 2011: 69), gesprochen. Der Mensch erscheint in der Psychoanalyse als bedeutungserzeugendes Wesen, das im Hinblick auf diese Bedeutungen jedoch nicht ‚Herr im eigenen Hause' (Freud 1917) ist, sondern unbewusst von ihnen bestimmt wird. Mithilfe der psychoanalytischen Methode können diese Bedeutungen „mittelbar und näherungsweise bewusst(er) gemacht werden" (Lebiger-Vogel 2011: 70): „Das ist Psychoanalyse – man will verstehen" (PS07). Die Annahme ist also, dass unbewusste Bedeutungen, Verdrängungen und Konflikte durch die Analyse gelöst werden können und sich das Subjekt in diesem Ergründen schließlich selbst begründen kann. Verdrängung wiederum gilt in der Regel als kulturabhängig, da davon ausgegangen wird, dass die Kultur bestimmte Verhaltensweisen unterdrücken, andere hingegen prämieren würde. Anders als in der Verhaltenstherapie wird eine enge „Wechselwirkung von gesellschaftlichen Entwicklungen mit individuellen Dynamiken angenommen" (Lebiger-Vogel 2011: 67) und auch die Entwicklung der Psychoanalyse im Kontext gesellschaftlicher Verhältnisse betrachtet (vgl. ebd.). Diesen Unterschied heben die interviewten Psychoanalytiker*innen hervor. So sei in der Psychoanalyse der gesellschaftliche bis soziologische Bezug stärker, in der Verhaltenstherapie hingegen der naturwissenschaftliche:

> „Also die Psychoanalyse hat sich immer verstanden, dass im Leiden des Individuums immer auch die ungelösten Konflikte einer Gesellschaft deutlich werden. Also dass die Menschen immer auch an der Gesellschaft erkranken. Das ist so. Und das ist uns- dass wir immer einen Zugang haben, dass wir das Leiden der Menschen oder die Symptome, die sie dann bekommen, dass wir die verstehen und nicht ein-

fach nur wegmachen wollen. Oder wenn man eine andere Auffassung- und ich hab' auch 'ne verhaltenstherapeutische Ausbildung, ich hab' beides und das ist ganz gut, dann kenn ich das, das ist ein sehr anderer Ansatz, sehr naturwissenschaftlich, lerntheoretisch ist die Wurzel der Verhaltenstherapie, wo man- ich sag's jetzt viel verkürzt, die haben auch inzwischen viel differenziertere Modelle, aber der Grundansatz ist schon so: Also ein Symptom ist etwas schlecht Gelerntes. Und wo man quasi möglichst wissenschaftlich fundierte Techniken einsetzt, um dieses falsch Gelernte umzulernen. Und da ist ein Menschenbild dahinter, was natürlich – ich spitz es jetzt zu – in unseren Augen immer auch etwas von Machbarkeit hat, während die Psychoanalyse hat eher etwas Sokratisches. Also, dass wir denken das Leiden gehört auch zum Menschen oder der berühmte Satz von Freud, dass quasi das individuelle Leiden in uns kommunes Unglück verwandelt, das heißt, dass man das Unglück was eben auch zum menschlichen Leben gehört eher ertragen kann, ohne über Symptome einen Umweg zu suchen. Und drum ist es immer sehr wichtig für uns, die Symptome zu verstehen, weil das die Sprache der Seele sind." (PS07)

In verhaltenstherapeutischen Ansätzen ist die Annahme zentral, es handele sich bei psychischen Störungen um erlerntes (abweichendes) Verhalten. Die Idee der Machbarkeit, die der Störungsbegriff appräsentiert, ist folglich stärker ausgeprägt. Macht eine Person „bestimmte Lernerfahrungen" (C02), können sich „bestimmte Reaktionsweisen" (ebd.) entwickeln. „Also es nützt nichts, dass man nur sein Problem versteht und Ideen hat, man muss es auch machen" (ebd.). Mit der kognitiven Wende der Verhaltenstherapie in den 1970er und 80er Jahren vollzog sich eine Abkehr vom rein behavioristischen Lernbergriff (vgl. Lebiger-Vogel 2011: 62). ‚Lernen' ist heute nicht mehr mit Konditionierung gleichzusetzen, sondern bezeichnet eine Art der unpraktischen ‚Einschleifung' von Gewohnheiten, die durch musterhafte kognitive Einstellungen (re-)produziert werden.

Durch diese Perspektive geprägt, steht im Mittelpunkt verhaltenstherapeutischer Ansätze nicht das Verständnis der (unbewussten) Motive einer (pathogenen) Verhaltensweise aus dem biografischen Kontext einer Person. Es gibt außerdem keinen Ort für ein Unbewusstes, weil man sich in der experimentalpsychologischen und naturwissenschaftlich geprägten Theoriebildung „explizit *nicht* auf nicht direkt beobachtbare Konzepte" (ebd.: 61; Herv. i. O.) bezieht. Obwohl es die Pluralität der Ansätze von Beginn an – und dies im Unterschied zur Psychoanalyse, die mit Freud zumindest ihre Gründungsszene findet – nicht zugelassen hat, bei der Verhaltenstherapie von einem einheitlichen Schulengebäude zu sprechen, eint die verschiedenen Ansätze diese „Forderung nach empirisch-wissenschaftlicher Überprüfung ihrer Vorgehensweisen und Wirkelemente" (Egger 2012: 447f.): Innere psychologische Zustände sind einfach zu klein, um direkt beobachtet werden zu können, weswegen sie nicht empirisch untersucht werden sollten. Gezeigtes Verhalten lässt sich hingegen gezielt beforschen, und

auf dieser Grundlage können standarisierte sowie auf verschiedene Störungen zuge-
schnittene Behandlungstechniken und -methoden entwickelt werden (vgl. Lebiger-
Vogel 2011: 60).

Das Gegenstück zum Glauben an das Unbewusste in der Psychoanalyse besteht in
der Verhaltenstherapie somit im Glauben an die Wahrheit des Symptoms; es ist „selbst
ein Teil des Problems" (Egger 2012: 447). Die Verhaltenstherapie lässt sich als „Therapie des bewussten Denkens [...] durch bewusste Prozesse" (Vogel 2005: 46, zitiert
nach Lebiger-Vogel 2011: 62) charakterisieren. Sie zielt auf ein Umlernen bzw. Um-
lenken des Symptoms, welches die Störung *ist*:

> „Das ist das klassische verhaltenstherapeutische, also man guckt wo ähm, also man
> geht eher davon aus, dass is' eher so 'ne Art, der Mensch hat's halt in Anführungs-
> strichen schlecht gelernt. Also der Mensch ist nicht per se schlecht, böse oder so,
> sondern aus irgendwelchen Gründen hat sich da so 'n ungünstiges Muster einge-
> schlichen. Äh man guckt sich sozusagen in der Verhaltenstherapie als erstes, wie
> kommt man da raus. Und oft hängt damit zusammen: was hält das Muster auf-
> recht? [...] Und dann versucht man quasi durch, also Psychotherapie ist in dem
> Bezug auch Hilfe zur Selbsthilfe, dass man dann eben mit dem Patienten guckt,
> wie sie diesen Kreislauf durchbrechen können." (PS04)

Im Umlernen hat sich das Denken eine neue ‚Gewohnheitsbahn zu schleifen' und
hemmende Muster zu durchbrechen, was z. B. mittels körperlicher Konfrontation bewerkstelligt werden kann. Darüber hinaus bieten die verhaltenstherapeutisch orientierten Expert*innen distanzierende Strategien an, wie Entdramatisieren und Entkatastro-
phisieren angstauslösender Situationen, Perspektivenwechsel, Rollenspiele und Rol-
lentausch.[97]

Verhaltenstherapien werden also an einer akuten Symptomatik ausgerichtet und
bieten entsprechende Interventionsstrategien an. Das zugrundeliegende Menschenbild
ist entschieden durch diesen Pragmatismus geprägt. Einer der Gründerväter, der US-
amerikanische Psychologe Burrhus Frederic Skinner, hat aus seiner strikt behavioristi-
scher Perspektive zwar darauf hingewiesen, dass durch die Fokussierung auf empirische Überprüfbarkeit die Idee des Selbst überflüssig ist, wenn sie Verhalten lediglich
in Form einer Heuristik erklärt. Nach einer Kontroverse um Experimente mit Elektro-
schocks an unfreiwilligen Versuchspersonen in den USA der 1970er Jahren wurde das
bis dato deterministische Konzept der Fremd- und Umweltsteuerung des Verhaltens

---

[97]   Für verschiedene Methoden in dieser Hinsicht siehe auch Hautzinger 2011: 160f. Die Idee des
       ‚Umlernens' erhält mittlerweile Rückhalt in den Neurowissenschaften. Konzepte wie ‚Neuroplas-
       tizität' gehen von der Veränderungsfähigkeit und willentlichen Beeinflussbarkeit synaptischer
       Verbindungen und hormoneller Ausschüttungen im Gehirn aus. Möglich werde dies u. a. durch
       Selbstbeobachtung und Einstellungsveränderung (dazu Doidge 2008; bereits Hebb 2002 [1949]).

jedoch durch Modelle der Selbstregulation, -steuerung und schließlich des Selbstmanagements ergänzt (vgl. Köllner 2004). Als quasi technische Reflexionsinstanz wird das Selbst auf einer Beobachtungsebene zweiter Ordnung konturiert und im Rahmen einer Therapie nicht ergründet, sondern kommt praktisch zum Einsatz.[98]

Die genannten Unterschiede im Selbst-/Krankheits-/Störungsmodell lassen sich in Anlehnung an Lebiger-Vogel zu einem Paradigma des ‚hermeneutischen Konstruktivismus' in der Psychoanalyse und einem Paradigma des ‚empirischen Positivismus' in der Verhaltenstherapie zusammenfassen (vgl. Lebiger-Vogel 2011). In beiden Fällen haben wir es zwar mit der Idee zu tun, Krankheit und Störung seien eine Hemmung, jedoch unterscheiden sich die Ansätze bezüglich Lokalisierung und Verursachung und schlagen entsprechend andere therapeutische Maßnahmen, andere Lösungswege vor. Diese Unterschiede möchte ich nun an fortsetzenden Fallanalysen zu *Sabrina* und *Ruben* konkretisieren und dabei zeigen, wie diese Ratsuchenden mit der Psychologisierung ihres Selbstverständnisses wieder in Bewegung gesetzt werden. Die Vorgehensweise der Psychoanalyse führt in ein *psychologisch-hermeneutisches Selbstverständnis*, dessen Übersetzung in *Sabrinas* Fall mithilfe der *Internalisierung* des Störungsobjekts und -subjekts gelingt. Die Vorgehensweise der Verhaltenstherapie provoziert ein Selbstverständnis des *psycho-technischen Pragmatismus'*. In *Rubens* Fall gelingt seine Übersetzung durch die *Externalisierung* des Störungsobjekts und -subjekts. Auf *Lucy* nehme ich als Kontrastfolie Bezug.

Internalisierung: Sabrina

Im ersten Teil von Sabrinas Fallanalyse hat sich gezeigt, dass ihre Angst für sie vor allem einen therapiewürdigen Zustand darstellt, weil sie mit einer selbstverstärkenden Kraft ausgestattet ist. Als leibliche Krisenerfahrung entzieht sich die Angst der rationalen Kontrolle und determiniert das Verhalten und die Bewegungsfähigkeit. Im Interview betont Sabrina, das Unheimliche dieser Erfahrung liege in dieser Irrationalität:

---

[98] Das Konzept des Selbstmanagements geht auf die Psychologen Frederick Kanfer, Hans Reinecker und Dieter Schmelzer zurück, die ein Modell von automatisierter vs. kontrollierter Informationsverarbeitung in die Verhaltensanalyse eingeführt haben. Automatisierte Informationsverarbeitung sei in routinierten Alltagspraktiken von Vorteil, werde aber problematisch, wenn dysfunktionale Verhaltensmuster automatisiert werden, die zu wiederkehrenden Konfliktsituationen führen. Es ist die Aufgabe von Verhaltenstherapie, diese Muster in den bewussten Modus zu überführen, da davon ausgegangen wird, dass sich an diesem ‚selbstbewussten Verhalten' Modifizierungen vornehmen lassen. Volker Köllner zufolge wurde der Weg in diese Richtung vor allem durch die Arbeiten von Albert Bandura geebnet, der im Rahmen seiner Theorie des Modellernens das Konzept der Selbstwirksamkeit entwickelte. Verbunden damit ist die Annahme, dass Personen ihre Verhaltensmuster nur ändern, wenn sie davon überzeugt sind, dass das neue Verhalten von ihnen auch ausgeübt werden kann (vgl. Köllner 2004; siehe auch Bandura 1979, 1995). Für eine Diskussion von Verhaltenstherapie und Systemtheorie siehe Lieb 1995.

Die Angst überfällt plötzlich und Sabrina erachtet dies als derart unbegründet, dass sie denkt wahnsinnig zu werden. Sie leidet daran, dass sie nicht versteht, was mit ihr passiert. Die wesentliche Leistung ihrer tiefenpsychologisch ausgerichteten Therapie besteht dementsprechend darin, diesen unheimlichen Erfahrungen einen Sinn gegeben zu haben, der ursächlich auf die Persönlichkeit bezogen ist. So hat eine Vergegenständlichung des Angstgefühls stattgefunden, das sich nach seiner Ursache befragen und damit in eine Distanz bringen lässt:

> *„Ähm mittlerweile bin ich an dem Punkt, wo ich dann eigentlich auch mit der Angst rede und sage: Angst ok, Du bist da. Du möchtest mich vor irgendwas beschützen, du willst mir helfen, du willst irgendwas mitteilen und dann wird's teilweise gar nicht mehr so schlimm, dass ich zu 'ner Panikattacke komm'. Also dann beschäftige ich mich damit, schreibe mir meine Gedanken auf und dann ähm is' auch ok. "*

Das Angstobjekt verweist nicht auf eine diffuse Gefahr, sondern teilt etwas Persönliches mit. Diese Verwandlung der Angst in das Zeichen eines inneren Zustands beruht auf einer Internalisierung der mithilfe der psychischen Störung begriffenen Erfahrung in ein psychologisches Selbstverständnis. In klassisch psychoanalytischer Stoßrichtung erfolgt eine Textualisierung und Hermeneutisierung der unheimlichen Erfahrungen des Nichtweitergehens, durch welche Angstaffekt und Fluchtimpulse auf ‚psychischem Gebiet' zurückgehalten und verarbeitet werden können (dazu Freud 1981 [1914]). Die Verschriftlichung der Angstgedanken und deren ‚Aussprache' in Therapie und Selbsthilfegruppe verstärken diesen Effekt; ein früher Schritt in diese Richtung ist die Feststellung der Diagnose während der Inklusion ins psychotherapeutische Feld.

In Sabrinas Fall wird die Angst durch eine verinnerlichende Vergegenständlichung in ein persönliches Objekt und einen begrifflich-begreifenden *Gegen-stand* der Erfahrung gemindert. Dieser Vorgang bezieht sich nicht nur auf Angst und Panik, sondern auch auf den massiven, bewegungshemmenden Körper. Im wiederholten übermäßigen Essen hatte er sich ja ebenfalls dem rationalen Zugriff entzogen und begann, ein Eigenleben zu führen. Wie zum Abschluss des ersten Teils der Fallbeschreibung angesprochen, stellt dieser Körper für Sabrina heute aber weniger den Grund allen Übels dar, sondern erscheint als Reaktion auf bestimmte, seinen Zustand gleichsam erklärende Ursachen. Diese Ursachen macht Sabrina vor allem in ihrer Biografie aus, wodurch der pathologische Körper zu einem Sozialisationseffekt und Ausdruck der Psyche wird. Wie weit dieser internalisierende Griff um das Körperobjekt reicht, zeigt sich daran, dass Sabrina seiner Masse vor allem über kognitive Maßnahmen beizukommen sucht:

„Also ich hab' jetzt mittlerweile in der Therapie herausgefunden, dass man das so vergleichen kann, dass normalerweise ähm nehmen, ich sage jetzt mal Seele und Körper das gleiche Gewicht ein. Und, wenn man sich das wie 'ne Waage vorstellt also dann ist die Seele genau so groß wie der Körper. Bei mir ist es aber so, dass die Seele ganz, ganz, ganz, ganz klein ist. So. Und das, was die Seele zu klein ist, wird der Körper dann größer. Und dadurch, dass der Körper dann größer wird, ist dann praktisch bei mir das Übergewicht, was halt dann wie so 'n Schutzpanzer dadrum ist. Damit's halt die Seele, damit die Waage ausgeglichen ist. So. Und dann jetzt muss ich einfach, meine Seele praktisch stärken, damit die Seele größer werden kann und die Körpermasse dann kleiner kann, damit die Waage dann im Gleichgewicht ist. So kann ich das so beschreiben. Und ja da bin ich halt dran jetzt im Moment das Gewicht zu reduzieren und einfach zu versuchen ja mir zu sagen, dass ich gut bin, dass ich was kann, dass ich mich auch Ängsten stelle und ähm einfach merke: ‚Hey, mir passiert ja gar nichts. Es ist doch alles in Ordnung'. Und ähm ja da bin ich, denk' ich, auf 'nem sehr gutem Weg gerade. "

In Anlehnung an Robert Gugutzer und Helmuth Plessner ließe sich formulieren, dass beide, Körper und Angst, durch die Anwendung dieser internalisierenden und verpersönlichenden Strategie des Erfahrungsbegreifens von einem Zustand des aufdrängenden, widerständigen und beklemmenden Seins, in ein kontrolliertes Haben übergehen (vgl. Plessner 1975 [1928]; Gugutzer 2002, 2012). Diese Möglichkeit gründet in Sabrinas Fall in einer analytischen und tiefenpsychologischen (Re-)Konstruktion ihrer Biografie. Immer wieder kommt sie in unserem Gespräch auf ihre Rolle in Familie und Schule zurück und sieht dort die Ursachen der schlussendlich ausweglosen Lage. So gibt das psychologische Selbstverständnis den Erfahrungen des Nichtweitergehens einen Sinn: In der therapeutischen Selbstthematisierung werden problematische Verläufe und Ereignisse identifiziert, vor deren Hintergrund der gegenwärtige Zustand verständlich und Sabrina ihm habhaft werden kann.[99] Mitunter wirken ihre Ausführungen sogar als ob ihr gesamtes Leben logisch im Heute des Interviews hätte zusammenlaufen müssen. Zwar mag es sich dabei um einen Effekt handeln, der durch das narrative Erhebungsinstrument verstärkt wird. Vergleicht man Sabrinas Ausführungen jedoch mit Lucys, so erfolgt in deren Fall gerademal eine Erwähnung von Sozialisationserfahrungen, die außerdem keineswegs als ursächlich für den gegenwärtigen Zustand angesehen werden – geschweige denn, dass Lucy sich von der Einsicht in derartige Zusammenhänge Hilfe erhoffen würde. Auch sie verweist darauf, dass die Angst womöglich in ihrer Persönlichkeit disponiert ist. Diese Erklärung stellt für sie aber eher einen Notnagel dar, während sie für Sabrina zur Bedingung des Fortgangs wird.

---

[99]   Für die ordnende und sinnstiftende Funktion von Narration und Selbstthematisierung siehe grundsätzlich Hahn/Kapp 1987; Hahn 2000; Bohn/Hahn 1999; Kaufmann 2005; aktueller und im Hinblick auf Beratung Bohn 2017.

Heute beschreibt Sabrina sich nicht nur als weniger krank, sondern insbesondere die Angst als förderlich für ihre persönliche Entwicklung. Dieser Normalisierung geht eine (Selbst-)Pathologisierung voraus. Sie setzt mit der Annahme der Störungsdiagnose während der Inklusion ins psychotherapeutische Feld ein und nimmt der Angsterfahrung bereits etwas von ihrem isolierenden und der Welt daher etwas von ihrem unheimlichen und gefährlichen Charakter. Denn als diagnostizierte Störung betrifft Angst auch Andere:

„Also ich hab's 'ne zeitlang als Krankheit gesehen, mittlerweile sehe ich es eigentlich als normale Ängste, die bei mir ein bisschen übertrieben sind noch, oder die zu stark ausgeprägt sind. Und ähm als normal würd' ich jetzt nicht sagen, also als nicht normal, aber, weil ich- jeder Mensch hat Ängste und jeder Mensch hat vor irgendwas Angst oder will irgendwas nicht machen oder sonstwas. Aber ich weiß auch, dass sehr viele Menschen mal 'ne Panikattacke hatten und ich weiß, dass ähm Angst normal ist und dass Angst auch gut ist und ähm ich seh's mittlerweile eigentlich als, als Hilfestellung oder Hilfesystem vom Körper, weil mein, mein Kopf oder mein, meine Seele sag' ich jetzt mal mich auf irgendwas hinweisen wollte. Dass irgendwas nicht richtig ist, irgendwas nicht stimmt. Und ähm mittlerweile hab' ich wirklich gelernt damit zu leben und da umzugehen mit und seitdem geht's mir auch besser. Also ich weiß jetzt ja nun woher das alles kommt und ich, ich weiß wie ich da rangehen kann an die Sachen und ich seh's mittlerweile einfach nur als ein bisschen, ja wie gesagt als ein bisschen, bisschen ausgereifter die Ängste."

Sabrinas Psychotherapie hat ihren Stillstand und die unheimlichen Erfahrungen des Nichtweitergehens in Hinterlassenschaften ihrer Biografie verwandelt und damit die Fixierung auf die Gefahr durchbrochen. Auf der thematischen Ebene erweist sich die Therapie entsprechend als eine Suche nach den Hintergründen von Essstörung und Panikattacken, in der die wahnsinnigmachende leibliche Evidenz der Angst in eine Richtung gelenkt wird, die für die psychologisch konstituierte Persönlichkeit sinnvoll ist. Heute gibt es *„für alles irgendwo einen Grund"*, es *„ergibt alles irgendwo 'n Sinn"*, die Therapie ist *„so gut wie beendet"* und Sabrina

„an so 'nem Punkt, wo ich weiß woher es kommt, warum es da war und ich kann da mit meiner Angststörung jetzt auch besser umgehen. Also es gibt sehr viele Bereiche, die sind noch sehr schwierig, aber ich bin auch schon wirklich viel stärker geworden und selbstbewusster geworden und ich- ja ich trau mir mehr zu und von daher hat das schon viel gebracht."

Externalisierung: Ruben

Der erste Teil von Rubens Fallbeschreibung schloss mit der Aussicht auf seine weitere potentielle Therapiekarriere. Müsste er sich, nach dem Klinikaufenthalt, den zwei verhaltenstherapeutischen und der dritten, tiefenpsychologisch ausgerichteten Therapie, erneut einer Psychotherapie unterziehen, so würde er sich für eine Psychoanalyse entscheiden. Zum damaligen Zeitpunkt hätte diese

> *„sicherlich zu Unsicherheit geführt irgendwie, wenn man an Sachen nochmal rangeht, die man vielleicht auch schon in Therapien besprochen hatte, die man aber versucht irgendwie abzuschließen. Ähm ich weiß nicht, ob das für mich zu sehr den Blick auf das gerichtet gewesen wäre, was alles da war und passiert ist und zu wenig nach vorne oder im Hier und Jetzt. "*

Zwar entschied Ruben sich nie direkt gegen eine Psychoanalyse. Die Zwänge überschatteten sein Leben aber derart, dass er konkret an diesem Problem arbeiten wollte, was ihm im Rahmen einer Verhaltenstherapie eher möglich schien. Trotzdem ist in seinem Fall eine Redefinition der Erfahrungen des Nichtweitergehens unter das psychologische Narrativ richtungsweisend. Die formale Bestätigung einer Zwangsstörung, die er mit dem Eintritt ins psychotherapeutische Feld durch die Diagnose erhielt, bedeutete für ihn aber weniger einen Unterschied in seinem persönlichen Selbstverständnis, sondern

> *„vor allem eben nach außen hin. Also dass ma- ich das eben auch in meiner Diagnose eben so formuliert hab', weil man kann das natürlich dann erklären, also irgendwie erklären, was man da hat und warum das vielleicht so ist. Das macht natürlich in der Kombination mit anderen auch Einiges leichter, also wenn man auch mit Ärzten spricht, die vielleicht die Vorgeschichte von einem nicht kennen. Dann ist das natürlich ganz gut, wenn man auf dem Schirm hat und ich behaupte jetzt auch einfach mal ähm, dass das in der Klinik vor allem auch sehr forciert worden ist. Weil da gab es [...] einmal in der Woche [...] so 'ne Informationsstunde zu unterschiedlichen Krankheiten [...]. Wo das von einem der Ärzte, Psychotherapeuten quasi runtergebrochen und erklärt worden ist, was das eigentlich bedeutet. "*

Beide, Sabrina und Ruben, weisen darauf hin, dass ihnen mit den psychologischen Störungsbegriffen eine Möglichkeit gegeben wird, über ihre Erfahrungen sprechen und sich austauschen zu können. Während dies für Sabrina einen sehr persönlichen Wert hat und sie zu einem neuen Selbstverständnis führt, gestattet Ruben die Feststellung der Störung zunächst, sich wiederholende Ausführungen darüber ersparen zu können, was mit ihm nicht stimmt. Die Anwendung der psychotherapeutischen Störungsbegriffe ermöglicht einen Dialog über und mit den Erfahrungen, durch welchen sich auch der Bewegungsspielraum im Alltag erweitert hat. Gerät Ruben heute in Bedrängnis, so vergegenständlicht er diese Situationen durch eine begreifende (Selbst-)Distanzierung mittels der Sprache z. B. als *„Triggermomente"*. Diese werden nicht nach einem persönlichen Sinn befragt.

Dass wir es in Rubens Fall mit einer Externalisierung der Störerfahrung und nicht mit einer Internalisierung zu tun haben, die den Stillstand als Übergang zu einem neuen, ‚postgestörten' Selbst begreift und damit überwindet, verdeutlicht sich vor allem an den Ausführungen zu einem Zwangstagebuch, das er während des Klinikaufenthaltes führen musste. Das dadurch ermöglichte Vor-Augen-Führen der Häufigkeit des Waschens erfüllt weniger die Kriterien einer klassischen Disziplinierung, sondern das Aufschreiben vergegenständlicht die Erfahrungen des Nichtweitergehens als Zwangsstörung. Im Unterschied zu Sabrina wird die psychische Störung nicht in die Persönlichkeit ein- und diese gleichsam umgeschrieben, sondern die körperliche Tätigkeit wird zum Ausweg. Ruben weist nicht nur den sportlichen Aktivitäten in der Klinik und der dort angebotenen Kunsttherapie eine besondere Bedeutung zu, sondern geht insgesamt davon aus, dass sich über das Gespräch und *„über die Kognition"* allein keine Probleme lösen lassen würden:

> *„Ja, ich glaube auch einfach, also dass mir, das also natürlich in so 'nem Tun [...] auch ein Abarbeiten ganz physisch steckt, aber auch ähm ja gerade Zwangsgedanken, also Gedanken, das funktioniert ja sowieso schon so arg kognitiv über den Kopf und wenn man genau eben was macht, was vielleicht mal sich vom Kopf weg bewegt und, was weiß ich, mit Ton einfach rummanscht oder ähm mit irgendwelchen Farben, dann kann das glaub' ich schon ziemlich befreiend sein, weil das schon nochmal so 'ne ganz andere sinnliche Auseinandersetzung ist, wo man den Kopf gerade mal nicht einschaltet und vielleicht frei wird."*

Die künstlerisch-schöpferische Tätigkeit ist für Ruben zu einer Möglichkeit des Umgangs mit der Gefährlichkeit der Welt geworden, die seine Bewegungen im Beratungsvorfeld bestimmt hat. Er hat weniger sich selbst in ein Arbeitsobjekt verwandelt, sondern viel eher in eine Technik zur Produktion weiterer *Gegen-stände* der Erfahrung. Diese Hinwendung auf ‚Zuhandenes' bietet ihm Schutz vor dem bedrohlich ‚Vorhandenen', das seine Welt zuvor belagerte.[100]

---

[100] Zur Daseinsanalytik von ‚Zuhandenheit' und ‚Vorhandenheit' siehe Heidegger 2006 [1926]: 66ff.

5.1.3 Erste Einstellung: Selbstermächtigung zwischen psychologischer Hermeneutik und psycho-technischem Pragmatismus

Durch die Darstellung der beiden Strategien psychotherapeutischen Begreifens wird es möglich, Psychotherapie als eine typische Lösung der Ausweglosigkeit der Ratsuchenden zu verallgemeinern. Diese Lösung gelingt durch einen *zweistelligen Übersetzungsprozess der psychischen Störung* von der Ebene der Profession auf die Ebene der Ratsuchenden. In diesem Prozess wird zunächst ein *psychopathologisches* und dann ein *(patho-)psychologisches Selbstverständnis* erworben.

Im Anschluss an Überlegungen von Gregory Bateson ist davon auszugehen, dass Psychotherapie grundsätzlich auf einen Wandel im Selbstverständnis abzielt, der den Betroffenen eine veränderte (Selbst-)Verortung im Kontext sozialer Beziehungen offeriert (vgl. Bateson 1985: 400ff). Die Annahme der Störung als Diagnose stellt den ersten Schritt in diese Richtung dar. Sie gestattet eine ,verbindliche' und begreifende (Selbst-)Distanzierung und zeigt den Ratsuchenden andere Möglichkeiten der Selbst- und Weltdeutung auf, was eine entscheidende Entlastungsfunktion haben kann. Nach dieser Pathologisierung erfolgt eine normalisierende Integration der an der Störung begriffenen Erfahrungen des Nichtweitergehens. Die Fallanalysen zeigen, dass diese entweder in ein *psychologisch-hermeneutisches Selbstverständnis* oder ein *psychotechnisches Selbstverständnis* führt.

Im ersten Fall wird der Katastrophensinn der Ratsuchenden durchbrochen, indem die Erfahrungen des Nichtweitergehens eine persönliche Bedeutsamkeit erhalten. Um der ausweglosen Lage habhaft zu werden, stößt das „Individuum in seine verborgenen Innenwelten vor" (Mittag 2002: 444) und gewinnt ein entsprechend tiefes und verinnerlichendes Selbstverständnis der Psycho-Persönlichkeit. Dieses Selbstverständnis lässt sich als Stärkung des derart wahrgesprochenen Subjekts charakterisieren, wenn mittels der analytischen Selbstnarration widersprüchliche Aspekte in ein kohärentes Ganzes überführt werden. Kohärenz wird dabei vor allem durch Aneignung eines organisiert-modernen und bürgerlich-psychologischen Narrativs erreicht.[101] Das psychotechnische Selbst gründet nicht in einer umfassenden biografischen (Re-)Konstruktion und wird auch weniger in seiner personalen Identität gestärkt. Es konstituiert sich vor allem in Praktiken der Vernetzung, und die Fixierung auf die Gefahr wird in der körperlichen Tätigkeit abgelenkt und weggearbeitet. Prägend ist ein Konzept des Selbst

---

[101] Dementsprechend war Freud „an jenen intrapsychischen Vorgängen interessiert, durch die das Ich gegenüber den leibgebundenen Ansprüchen des Es und den sozial vermittelten Erwartungen des Über-Ich zu einer Stärke gelangen konnte, die er stets mehr oder weniger mit psychischer Gesundheit assoziierte" (Honneth 2003: 142).

als Verbindungs- und Bewegungstechnik. Es findet seine ‚Wahrheit' in der Rückwirkung jener Gegenstände, die bereits Produkte der ablenkenden Tätigkeit sind.

Zusätzlich zu verschiedenen zeitlichen Bezügen in der therapeutischen Selbstthematisierung ist ein Faktor, an dem sich die Verschiedenheit der beiden Selbstverständnisse bemessen lässt, also die *Rolle der Materialität*: Das psycho-technische Selbst konstituiert sich im leibkörperlichen Bezug auf persönliche Artefakte; für das hermeneutische Selbst sind persönliche, aber immaterielle Objekte und biografische Bezugspunkte relevant. Diese Unterschiede kommen nicht nur aufgrund der verschiedenen Subjektivierungsweisen in Psychoanalyse und Verhaltenstherapie zustande. Eher sieht es aus, als antworteten sie auf die Qualität der Erfahrungen des Nichtweitergehens und der Beratungsvoraussetzungen und verstärkten das jeweils Vorhandene. So distanziert sich *Ruben* im Verlauf seiner Therapie von den zwanghaften Gedanken, die seinen Körper steuern, über neue körperliche Bewegungs- und leiblich expressionistische Erfahrungsformen; *Sabrina* kommt ihrem zwanghaften Körperbezug und der übermächtigen Angsterfahrung mit einem klassischen sprachlich-psychoanalytischen Einstellungswandel bei.

Der Dreh- und Angelpunkt des psycho-technischen Selbstverständnisses liegt weniger in der Einstellung, die Norbert Elias dem Menschen der Neuzeit als charakteristisch (und gleichsam problematisch) attestiert hat, und die darin besteht, dass das Selbst „etwas im ‚Inneren' von allen anderen Menschen und Dingen ‚draußen' Abgeschlossenes ist" (Elias 1981: LVI). Wird ein derartiges Selbst „durch ‚Einkörperung' gewonnen" (Fuchs 2010: 288), treibt die Störung Ratsuchende aus diesem Innenraum des Körpers heraus. Diese Einstellung des psycho-technischen Pragmatismus' übersetzt sich auf die Mikroebene der Ratsuchenden mittels der Störungsepisteme schon allein durch die Betonung des vorübergehenden Charakters der ausweglosen Lage; auf der Mesoebene verbreitet sie sich mit der Dominanz der Verhaltenstherapie gegenüber den psychoanalytischen Verfahren.

Sind mit diesen Ausführungen zeitdiagnostische Implikationen des Wandels des Selbst durch Psychotherapie angesprochen, so ist mit dem zweistelligen Übersetzungsprozess der psychischen Störung von der (Selbst-)Pathologisierung zur normalisierenden (Selbst-)Psychologisierung ein basaler Mechanismus von Psychotherapie als einer In-Bewegung-setzenden Arbeit der Verbindung und Kopplung des Selbst identifiziert. Damit lässt sich die Frage von Gesundheit und Krankheit, die der Störungsbegriff bereits konterkariert, durch jene ersetzen, ob in einer Therapie ein bewegungsfähiges Selbstkonzept erreicht wird, das die Welt (wieder) diesseits von Gefahr und Katastrophe zum Sprechen bringt. Ebendas gelingt im Fall von *Lucy* nicht. Es findet keine normalisierende Integration der psychischen Störung in ein neues Selbstverständnis statt und sie bleibt in sich gefangen. Die Angsterfahrung bleibt grundlos stehen, wird nicht *als etwas* bestimmt und verlangt beständig nach weiteren Therapien:

> *„Nur weil ich 'nen Namen für das Problem hab', hab' ich's nicht besser im Griff als vorher. […] Ich hoffe trotzdem drauf, deswegen wende ich mich ja an Fachleute aus Verzweiflung. Nach dem Motto: Vielleicht ham die noch 'ne Idee, was, was ich da noch nicht in Betracht gezogen hab. […] Also ich greif nach jedem Strohhalm, weil eben alles andere unerfolgreich war und ich muss mal ganz dringend weiterkommen bei dem Problem."*

5.2 Coaching: Vom Potenzial der Voraussetzung

„Wofür will ich gehen?" (C01)

Im Coaching gibt es nicht nur eine Vielzahl von Einsatzfeldern, sondern auch von Methoden. Diese sind, wie unter 4.2.1 herausgestellt, größtenteils der Psychotherapie entlehnt, mit der Expansion des Coachingfeldes bemüht man sich aber auch um einen eigenständigen Kanon, dessen Steckenpferd aktuell das systemische Coaching ist. Auch Coaching zielt darauf ab, Ratsuchende (wieder) in Bewegung zu setzen, und erneut besteht der wesentliche Schritt in der Produktion eines neuen Selbstverständnisses durch Anwendung einer feldtypischen Strategie des Erfahrungsbegreifens. Die Reichweite dieses ‚neuen' Selbst bleibt in der Regel, ebenso wie die Erfahrungen des Nichtweitergehens in diesem Untersuchungsfeld, auf den Bereich der Erwerbsarbeit beschränkt. In den weniger analytischen und stärker vermessenden Methoden des Coachings steht das Individuum in seiner Arbeitsumwelt im Fokus. Kernpunkt der Coachingexpertise und *Erfahrungsgegen-stand* ist das Potenzial. Es treibt Ratsuchende in die Richtung einer paradox anmutenden selbstverwirklichenden Selbstüberwindung.

Analog zu den Ergebnissen der Psychotherapie werden im Folgenden die Ergebnisse für die Beratungspraxis des Coachings vorgestellt. Zunächst stehen allgemeine Ziele und Selbstverständnis im Fokus (5.2.1), anschließend zeichne ich den Übersetzungsprozess des Potenzials anhand einer Charakterisierung der Coachingmethoden des Neuro-Linguistischen-Programmierens (NLP) und des Reiss-Motivation-Profiles (RMP) nach (5.2.2). Abschließend werden die Ergebnisse zum potenziellen Selbst des Coachings zusammengefasst (5.2.3). Die Ratsuchenden kommen nicht in weiteren Einzelfallanalysen zu Wort, sondern werden über die Darstellung hinweg einbezogen.

5.2.1 Synergieeffekte: Ziele, Selbstverständnis und Logik des Coachings

So wie nicht die eine Psychotherapie existiert, gibt es auch nicht das Coaching schlechthin. Ausrichtungen, Ziele und Methoden variieren je nach Einsatzgebiet und

Auftraggeber*in, und dieser Themen- und Methodenpragmatismus spiegelt sich deutlich im *Sample der Beratenden* wider. Es setzt sich aus Personen zusammen, die eher auf Umwegen zu ihrem Beruf gelangt sind und vor allem im berufsbezogenen Einzelcoaching tätig sind. Der Großteil der sieben Interviewten arbeitet hauptberuflich und selbstständig, eine Person hat sich auf die Vermittlung von Akademiker*innen in Erwerbsarbeit spezialisiert und eine andere arbeitet als Headhunterin in der Personalberatung. Sie hat Einblick in Motive, Abläufe und Ziele von Trainings und Coachings und in ihrem Berufsprofil sind Beratungstätigkeiten inbegriffen. Alle Interviewten sind *Quereinsteiger*, die im Vorfeld ihrer Tätigkeit als Coach*in mit verschiedenen Formen der Beratung in Kontakt kamen und entweder über einen wirtschaftswissenschaftlichen, psychotherapeutischen oder sozialpädagogischen Hintergrund verfügen. Im Vergleich mit der Psychotherapie ist der Professionalisierungsgrad von Coaching also geringer, was als Strukturmerkmal dieses Beratungsformats angesehen werden kann. Eine herrschende Regel des ‚Bindestrich'-Coachings und pragmatische Methodenvielfalt sind Folge der radikalen Prozessorientierung in der Beratungspraxis, durch die ‚humanistische' Synergieeffekte in Zeiten subjektivierten Erwerbsarbeitens provoziert werden sollen.

Synergetik ist die Lehre vom Zusammenwirken. Sie bietet „das Versprechen allseitiger Nutzenmaximierung ohne Verlierer" (Krasmann 2004: 255) und ist ein Gegenentwurf „zur Lehre von der Entropie und ihrer Botschaft, die Welt werde infolge der Ausbeutung von Ressourcen in einen Zustand des Zerfalls und der Unordnung versinken" (ebd.). Der Synergetik gilt das Chaos als Hort der Potenz und neuer Möglichkeiten, weswegen sich in einem Unternehmen bspw. Synergieeffekte einstellen sollten, „wenn die Betriebsorganisation nicht hierarchisch, sondern horizontal verläuft" (ebd.: 254). Um den prophezeiten, produktiv-emergenten Selbstorganisationseffekten aber die gewünschte Richtung zu geben, muss man „die Kräfte in der richtigen Weise anzustoßen wissen" (ebd.: 251). Synergieeffekte hängen folglich davon ab, wie bzw. mit welchen Persönlichkeiten Positionen im Arbeitssystem besetzt und deren Potenziale entfaltet und erhalten werden können. Das Mittel par excellence dieser Auskundschaftungs- und Pflegearbeit ist Coaching. Ihm kommt die Aufgabe zu, Synergieeffekte in produktive Bahnen zu lenken.

Dem DBVC (Deutscher Bundesverband Coaching e. V.) zufolge, soll durch „die Optimierung der menschlichen Potentiale" (I31) durch Coaching die

> „wertschöpfende und zukunftsgerichtete Entwicklung des Unternehmens / der Organisation gefördert werden. Inhaltlich ist Coaching eine Kombination aus individueller Unterstützung zur Bewältigung verschiedener Anliegen und persönlicher Beratung. In einer solchen Beratung wird der Klient angeregt, eigene Lösungen zu entwickeln. Der Coach ermöglicht das Erkennen von Problemursachen und dient

daher zur Identifikation und Lösung der zum Problem führenden Prozesse. Der Klient lernt so im Idealfall, seine Probleme eigenständig zu lösen, sein Verhalten / seine Einstellungen weiterzuentwickeln und effektive Ergebnisse zu erreichen. Ein grundsätzliches Merkmal des professionellen Coachings ist die Förderung der Selbstreflexion und -wahrnehmung und die selbstgesteuerte Erweiterung bzw. Verbesserung der Möglichkeiten des Klienten bzgl. Wahrnehmung, Erleben und Verhalten" (ebd.).

Diese Definition spiegelt die im vorausgegangenen Kapitel beschriebenen Verbindungen und Absetzbewegungen zwischen Psychotherapie und Coaching wider. Wie dargelegt, sehen die Expert*innen in der psychologischen Fundierung ein Qualitätsmerkmal von Coaching, betonen aber auch, dass es auf einer höheren Ebene anzusetzen habe. Nicht nur die Erfahrungen des Nichtweitergehens und die Ausweglosigkeit im Vorfeld eines Coachings sind für die Ratsuchenden weniger existenziell; diese Beratungsform dringt auch weniger in die psychologische Tiefe der Persönlichkeit vor. Aus Sicht der Expert*innen soll Coaching einen persönlichen Entwicklungsprozess im Hinblick auf die Berufsrolle anleiten und vorantreiben. Ratsuchende sollen sich ein Wissen um eigene Stärken und Schwächen aneignen, darum, wie diese nutzbar zu machen sind, und sie erhalten Kompetenzen, um die verschiedenen Anforderungen aus den Bereichen von Arbeit und Leben auszubalancieren. Die Klientel des Coachings lernen ihr Selbst im Kontext der Arbeitsumwelt neu zu erfassen und lösen sich damit aus ihrer Fixierung.

Unter der ‚Dunsthaube' der Synergie besteht das *Ziel dieser Einstellungs- und Verbindungsarbeit* darin, die im Coaching zunächst vermessenen Selbste im Kontext von Systemanforderungen so in Bewegung zu bringen, dass alle ihren ‚richtigen' Platz finden. Die Expert*innen stimmen überein, dass einer, wenn nicht der größte Effekt von Coaching ist, dass die Klientel im Anschluss besser weiß, „was für sie passt" (C02). Der Coach nimmt „die Rolle eines sozialen Platzanweisers an, der den Klienten Klarheit über ihre eigentlichen Wünsche und damit über den ihnen angemessen Ort in der Gesellschaft verschafft" (Traue 2010: 147). Ihre Aufgabe während dieses Prozesses beschreiben die Interviewten als eine mittelbare und bedingt motivierende Hinführung zu diesem Ziel:

„Also ich befähige ja den anderen, äh sich selbst gut bewegen zu können. Der Begriff Coach [...] kommt ja ursprünglich von Kutscher. [...] Also ähm, der danach entstandene Transfer in den Sportbereich, da ist ja der Coach als nächstes irgendwo verankert gewesen, der die Menschen trainiert, ja? Also der motiviert sie, der trainiert sie und der befähigt sie zu Höchstleistungen. Das sind erstmal so die beiden ursprünglichen Begriffe, die wir haben. So. Und wenn ich sage: Ich lenke und leite Pferde, übertragen auf Menschen. Dann ist das tatsächlich ein Stück meine Rolle. Denn was mach' ich denn mit einem Pferd? Ich geb' ihm an: nach rechts, nach links, langsamer, schneller. Das heißt ich dreh' ja immer auch an dem Tempo mit. Und ähm so erlebe ich mich auch als Coach. Es kommen Leute, die haben 150 Bewerbungen geschrieben, sind nur noch am Machen, nur noch am Rad drehen. Die brems' ich. Da nehmen wir auch erst mal das Gas raus und gucken und sortieren erstmal, *worum geht's denn hier eigentlich*? [...] Und andererseits hab' ich dann natürlich auch Leute, die muss ich pushen. Muss ich sagen: ‚Hüa!', als Coach: ‚Nun aber mal Gas!' und auch gucken, dass die in *die richtige Richtung* laufen, nicht dass sie *da irgendwo noch stehen bleiben, am Rande* grasen, so wie's die Pferde ja auch tun. Also da ist dann schon auch meine Aufgabe, *diesen Prozess und diese Strecke*, wie jemand seine Sachen umsetzt – die setzen sich auch selber Ziele, also nicht ich setz die Ziele, ich geb' zwar manchmal auch Hausaufgaben, äh aber mir ist nicht wichtig, ob die Leute das machen oder nicht. Weil ich überprüfe nicht, ich maßregele nicht. *Ich gehe mit dem was ist* und dann gucken wir uns das an. So ähm *warum ging's denn nicht*? Wo war zu viel? Wo war zu viel Erwartung?" (C01)

Diese Interviewaussage verdeutlicht, dass Coaching auf eine Veränderung der (kognitiven) Erfahrungseinstellung der Ratsuchenden abzielt, und dies unter besonderer Berücksichtigung ihrer Selbsteinschätzung. Im Unterschied zur störungsbasierten Subjektivierung in der Psychotherapie erscheint nicht nur die Ausweglosigkeit im Beratungsvorfeld als stärker selbstverschuldet bzw. wird in einer fehlerhaften Selbst- und Fremdeinschätzung der Ratsuchenden gründend angenommen. Weil Coaching das Individuum stärker im Systemkontext situiert, ist die Arbeit an dieser mangelhaften Passung oftmals eine an der Performance. Sie hat weniger die individuelle Biografie zum Gegenstand:

„Also ich coach' zum Beispiel viele weibliche Führungskräfte, die immer darunter leiden, dass Männer dieses ganzes Gehabe haben und diese ganze Machtorientierung und so weiter oder für die Selbstdarstellung und dann ist es doch das Einfachste man bedient es, ja? Wenn's einer braucht. […] Man ändert es ja nicht oder sagt dem nicht: ‚Hier komm es geht um die Sache' oder so. Dann hat man dauernd Stress. Und wenn man sagt: ‚Mensch Chef, was sie für 'ne tolle Idee haben, das find ich ja großartig'. Wenn es einer braucht, hab' ich's damit einfach leichter und kann deswegen viel schneller auf die Sachebene kommen. Und in dem Moment, wo ich das so sehe und ein paar Strategien habe sprachlich und kommunikativ sozusagen, dann komm ich einfach besser klar. Ja, dann bin, dann mach ich mich nicht dafür fertig, dass ich denke: ‚Oh Gott!', oder leide unter dem, weil ich denke: ‚Der ist so wie er ist', sondern ich gucke: ‚Wie funktioniert der Laden' und dann spiel ich mit. Also insofern ist es eine Distanzierung und 'ne bewusste Entscheidung, wie ich mit den Dingen umgehe." (C02)

Um das erklärte Ziel einer *stimmigen Platzierung der Ratsuchenden* zu erreichen, von der man sich auf allen Seiten Synergieeffekte erhofft, werden zu Beginn eines Coachingprozesses Motiv- und Potenzialanalyen durchgeführt. Wenden sich Personen eigeninitiativ an einen Coach, werden im Anschluss an ein Vorgespräch Erwartungen und Ziele der Coachees eruiert, die den weiteren Coachingprozess anleiten sollen. Bei *Björn*, der mir zusätzlich zu seinen Schilderungen im Interview die Notizen seines Coaches zur Verfügung stellte, lotete dieser in der ersten Sitzung bspw. Erwartungen und Motive mittels einer assoziativen Ideensammlung über „Wunschberufe" (G01) aus.[102] Bei Auflagencoaching herrschen klarere Vorgaben über Abläufe und diese Coachings sind insgesamt stärker strukturiert, z. B. durch bestimmte thematische und Zielvorgaben. Außerdem gilt es hier gemäß besagter Dreieckskonstellation (vgl. oben 3.2.1), den von den Unternehmen formulierten Zielen oder dem Anspruch gerecht zu werden, die Klientel in Erwerbsarbeit zu bringen.

Sobald klar ist, was der Fall ist, kommen im Coaching semi-psychologische, kognitionswissenschaftliche und körperlich-orientierte Methoden der Perspektivverschiebung und -erweiterung zum Einsatz. Die Ratsuchenden erwerben Kompetenzen des Erfahrungs- als eines Sich-selbst-Begreifens, die an das psycho-technische Selbstverständnis der Verhaltenstherapie erinnern und es weiter vorantreiben. Insgesamt erweist sich dieser Vorgang im Coaching jedoch als ,verbindlicher'. Es handelt sich um eine *Zu-richtung* des Selbst im Kontext des Arbeitssystems, in welcher Ausweglosigkeit und Stillstand häufig ursächlich in interne (gedankliche) und externe (soziale und/oder Handlungs-)Faktoren zergliedert werden: „Was ist tatsächlich passiert, also was hat sich in der Realität abgebildet und was hab ich dazu gedeutet?" (C05). Im Zuge dieser Neujustierung der Selbst-/Arbeitswelt-Grenze wird die auswegelose Lage in ein neues Licht gerückt und die Gewissheit des beständigen Scheiterns an sich selbst als Passungsproblem zwischen Subjekt und Arbeitssystem reformiert. Die Betroffenen lernen „so mitschwimmen" (C02) und sich „ans System anpassen" (C05), was aber nicht „als völlige Selbstverbiegung" (ebd.) geschehen solle,

> „sondern ich spiele mit und zwar indem ich Spielzüge ziehe und nicht indem ich [...] das Hütchen bin. [...] Das ist 'ne Fähigkeit auch sich zu distanzieren und zu sagen: ,Wie läuft das hier?' und sich nur da reinzuhängen, wo man sich auch wirklich reinhängen möchte. Assoziieren – Dissoziieren, rein – raus. Wie weit lass ich mich drauf ein und wo ist es vielleicht günstiger mich rauszuziehen" (ebd.).

Im Coaching wird biografische Komplexität stärker reduziert und weniger entfaltet als in einer Psychotherapie. Man arbeitet hier mit Reflexionsstopps und Latenzkonstruktionen, die auf Wesens- und Persönlichkeitszuschreibungen aufbauen und es ermöglichen sollen, ein Selbstverständnis im Dialog mit dem Arbeitssystem zu entwickeln.

---

[102] Die Sitzungsprotokolle, die Björns Coach verfasst hat, werden anhand der Kürzel G01 bis Gn ausgewiesen.

Diese Verschiebung der Perspektive – weg vom isolierten, unzulänglichen Ich und dem, was es in seiner erwerbsarbeitsspezifischen Gefährdung angeht, hinein in den reichhaltigen Zwischenraum von Selbst und Arbeitsumwelt – gelingt auch in diesem Untersuchungsfeld mithilfe eines *zentralen Gegenstands des Erfahrungsbegreifens und Selbstverstehens*. In diesem Fall haben wir es aber nicht mit einer psychischen Störung, sondern mit dem *Potenzial* zu tun. Es bezeichnet ebenfalls ein mehrfach verweisendes Sinnbündel, übergreift, als legitimierender Kernpunkt und Kontingenzformel der Coachingexpertise, die Mikro- und Mesoebene des Feldes und bildet einen Kondensationspunkt verschiedener Theorien, Programme und Methoden. Als ‚blindes', d. h. nicht hinterfragtes Artefakt,[103] fungiert es im Coachingprozess in Form einer Sonde und trägt den Dialog in der Dreieckskonstellation zwischen Coach*innen, Unternehmen oder Arbeitsagenturen/Jobcenter und Ratsuchenden. Gewisse Vermessungsmethoden wie das Reiss-Motivation-Profile, auf das ich im nächsten Abschnitt zu sprechen komme, würden es Unternehmen durch den Bezug auf dieses ‚selbstverständliche' Objekt ermöglichen, „alle Mitarbeiter quasi zu diagnostizieren und wenn dann jeder sein Profil hat" (C04), könne das „ganz zuträglich sein im Umgang miteinander" (ebd.). Im Zuge der digitalen Revolution hin zu einem Arbeiten 4.0 kommt das Potenzial in dieser Funktion auch in der Anwendung so genannter ‚talentdevelopment-software' zum Einsatz, um im „War for talent" (Michaels et al. 2001) ‚high talents' und ‚high potentials' schneller zu rekrutieren „and finally develop, develop, develop!" (Chambers et al. 1998: 1) und ‚low performers' schneller aussortieren zu können (vgl. ebd.: 2).[104]

Das Potenzial ist mit einer *ressourcenlogischen Anthropologie* verzahnt, die keine Anthropologie im klassischen Sinne ist, sondern eine Art *synergetische Prozesstypik*. Dem Subjekt wird „eine natürliche Tendenz zur Selbsttransformation" (Reckwitz 2012: 236) unterstellt und außerdem, dass Möglichkeiten und Richtungen dieser Transformation durch sein Potenzial vorstrukturiert wären: Die Feststellung von Potenzialität befördert die Idee, „dass man da für die Zukunft etwas vorrätig habe, was man heute schon verkörpert" (Hänzi 2015: 221), das es zu entwickeln, zu schützen und

---

[103] Siehe dazu schon oben die Ausführungen zur Systemtheorie im zweiten Kapitel; vor allem zu den Latenzkonstruktionen in der Beratung bei Luhmann 1989.

[104] Für die Beschäftigten eines Unternehmens kann die Implementierung von Vermessungs- und Evaluationssoftware eine Antwort auf Anerkennungsproblematiken darstellen, die sich mit der Dezentralisierung und Flexibilisierung von Erwerbsarbeit einstellen (vgl. Voswinkel/Wagner 2013). Führt man sich das Ausmaß des Trends von Self-Tracking und Lifelogging im Bereich der Freizeit vor Augen (dazu u. a. Schaupp 2016; Selke 2016), ist zudem davon auszugehen, dass so Anreize für potent(z)iell Beschäftigte geschaffen werden sollen. Für Coach*innen können diese Digitalisierungsprozesse eine Bedrohung ihres Berufstandes darstellen, wenn sie dadurch überflüssig werden (dazu Raffetseder et al. 2017).

zu fördern gilt und auf dessen Verfehlung der Stillstand im Vorfeld eines Coachings –
als damit schon produktiver (vgl. 3.2.2) – hindeutet. In eigentümlich rekursiver Weise
bindet das Potenzial Zukunfts- in Gegenwartsbezug, neigt man doch im Verweis darauf dazu, „recht ausschließlich solcherart Entitäten und Eigenschaften, Denk- und
Handlungsweisen zu reklamieren und nicht zuletzt auch zu prämieren [...], die eine
bestimmte Zukunft (und zwar in zeitlicher *wie* sachlicher Hinsicht) zugleich verheißen
und vorwegnehmen" (ebd.: 218, Herv. i. O.). Das Potenzial prädestiniert für einen bestimmten Platz im Arbeitssystem, führt jedoch über die klassische protestantisch-
kapitalistische Idee hinaus.[105] Ist das Potenzial, das in der „Ressource Mensch" (C01)
liegt, nämlich entdeckt, lässt sich jener Weg beschreiten, auf dem sich positive Synergieeffekte für alle Beteiligten, sprich Coach*innen, Unternehmen/Arbeitsagenturen
und Ratsuchende, einstellen sollen. Dieser Logik zufolge sind der ‚richtige' Ort und
‚stimmige' Platz immer schon die eigenen bzw. werden überhaupt erst sichtbar, sobald
sie das ‚richtige' Subjekt besetzt, sodass, wer sich nur selbst als Potenzial entdeckte,
endlich ankäme. Den

> „‚Ressourcen' des Menschen wird ein einzigartiger Zwischenstatus eingeräumt:
> Einerseits sind die Ressourcen selbst Teil des Lebens, dass (sic!) sich aus sich
> selbst heraus entwickelt, andererseits kann das Leben und sein ökonomisch abbild-
> bares Korrelat, die Produktivität selbst produziert werden. Ein Rohstoff, der pro-
> duziert werden kann, der seiner Ausbeutung, gerade wenn er hochwertig geraten
> ist, Begrenzungen auferlegt, und weiterhin einen Rohstoff darstellt, welcher nicht
> nur quantitativ bis zur optimalen Nutzgröße gepflegt werden kann, sondern der
> sich qualitativ verändern lässt" (Traue 2010: 191).

Wir haben es beim potenziellen Selbst also mit einer merkwürdigen selbstreferentiellen Konstruktion zu tun: Es wird eine Überschneidung angenommen zwischen einem
Potenzial und einem Menschen, welcher mithilfe des Potenzials zu einer potenziellen
Ressource und Ressource der Potenz eines Unternehmens wird. Das Motiv des Arbeitens wird, als Wille zur Selbstverwirklichung in/durch Arbeit, ebenfalls an das Potenzial gebunden und beides dann in den Dienst der Synergie gestellt. Erwerbsarbeit wird
zu einem Echobehälter des Potenzials, welches nur darauf zu warten scheint, von den
Ratsuchenden entfaltet zu werden, die ‚natürlich' nicht ihre Ressourcen verschwenden

---

[105] Denis Hänzi diskutiert Aufkommen und Verbreitung derart verheißungsvoller Potenziale unter
der Diagnose eines gesellschaftlichen Potenzialitätsregimes, dessen Attraktivität sich vor allem
aus einer „Krise gesellschaftlicher Zukunftsauffassungen" (Hänzi 2015: 219) ergebe. So würden
sich „Techniken der (Selbst-)Vergewisserung und Prämierung zukunftsträchtiger ‚Potenziale' [.]
bevorzugt in Kontexten ansiedeln, in denen individuelle Positionierungsstrategien an Planungssi-
cherheit, soziale Anerkennungsverhältnisse an Stabilität und gesellschaftliche Allokationsmecha-
nismen an Verlässlichkeit eingebüßt haben" (ebd.: 227).

oder sich gar über- oder unterfordern wollen. Diese potenzielle Selbstverständlichkeit lässt gar nicht zu, dass Personen *nicht* an sich selbst scheitern; sie scheitern ausschließlich an ihrer eigenen Motivation, weswegen – um im Bild des Coaches als Kutscher zu bleiben – mit der Peitsche geknallt wird, sobald die Motivation unter die Potenz fällt: „Hüa!" (C01) – „We polish the stars, fix the problems, feed the workhorses plenty of hay, and shoot the dogs" (Odiorne 1989: 62, zitiert nach Traue 2010: 188).

Auf den ersten Blick mag diese selbsttragende Konstruktion der Potenzressource Mensch kurios anmuten: Man kann seine Motivation zwar verlieren, aber nicht grundsätzlich verfehlen, will man sich nicht selbst verfehlen.[106] Wäre da nicht die poten(*t*)zielle Beleidigung, ein ‚Arbeitspferd' zu sein, die sich trotz der potenziellen „Naturalisierung bestehender sozialer Ungleichheitsverhältnisse" (Traue 2010: 192), ihrer Vernebelung und Rechtfertigung durch „Reessenzialisierung" (Hänzi 2015: 228), nicht ganz streichen lässt, wirkte sie auf den zweiten Blick vielleicht ‚fürsorglich': Verbirgt sich hinter diesem Selbstverständnis nicht jene u- bis dystopisch anmutende Idee, die Produktivität von Menschen steigere sich, wenn sie sich beim Arbeiten wohlfühlen? Auf den dritten Blick erweist sich die Tragfähigkeit des Potenzials allerdings als nicht viel mehr als die recht konsequente Durchsetzung eines *kybernetisch inspirierten Programms autologischer Selbstführung* – mit der Kehrseite, dass man so eben nur noch an sich scheitern kann.

Aus genealogischer Perspektive stellt die Herbeirufung der transformationswilligen Potenzressource Mensch nicht nur eine Radikalisierung jener Kehrtwende von der Krankheit zur Gesundheit dar, die in der Auseinandersetzung über die Bedeutung des Störungsbegriffs in der Psychotherapie bereits Thema war (vgl. 5.1.1). Im Anschluss an Überlegungen von Andreas Reckwitz zum ‚spätkapitalistischen Kreativitätsdispositiv' ließe sich zudem ein Zusammenhang zwischen dem potenziellen Verständnis des Selbst im Coaching und dem Übergang vom „pathologischen Genie zur Normalisierung des Ressourcen-Selbst" (Reckwitz 2012: 198) in der Arbeitswelt aufzeigen. Darüber hinaus ist die besondere Expertise des Coachings von der Renaissance alternativtherapeutischer Hypno- und Suggestionstechniken des Mesmerismus aus der Mitte des

---

[106] Das ist das tragische und immer wieder kritisierte Moment der Gouvernementalität. So kommt etwa Traue zu dem Schluss, dass Coaching die Arbeitskraft real subsumiert, indem es Lebensvorgänge reflexiv zum Thema erhebt und eine „verbesserte Gestaltung der Humanvermögen im Arbeitsprozess und der Lebensgestaltung" (Traue 2010: 114) ermöglicht. Damit schließen sich Erweiterung, alternative Nutzung und Zurichtung des Arbeitsvermögens nicht (mehr) wechselseitig aus, sondern gehen Hand in Hand: In „dem Maße, in dem Wissensarbeiter für ihre Arbeitsleistung und den Unternehmenserfolg verantwortlich gemacht werden und Selbstständige ein Interesse an einer effizienten Verwertung ihres Arbeitsvermögens gewinnen, wird eine Intensivierung der Entfaltung und Nutzung der eigenen Kräfte nicht mehr als Widerspruch zur Entfaltung der Person wahrgenommen" (ebd.: 115).

18. Jahrhunderts beeinflusst. Traue hat in der Studie über das „Subjekt der Beratung" (2010) gezeigt, dass sich aus diesem hypnotherapeutischen Formenkreis aktuelle Coachingmethoden entwickelt haben, „die nicht im engeren Sinn als hypnotherapeutisch zu bezeichnen sind, aber in ihrer Verwendung von Suggestion, ihrem Einsatz von visuellen Techniken und ihrem Verständnis der therapeutischen Beziehung weder als psychoanalytisch noch als verhaltenstherapeutisch gelten können" (ebd.: 125). Diese Methoden sind durch ein produktives Verständnis von Krisenhaftigkeit gekennzeichnet (vgl. ebd. 118ff) und erweisen sich somit als Wegbereiter des produktiven Verständnisses des Stillstands und der Ausweglosigkeit der Ratsuchenden, welches Coaching im Unterschied zu Psychotherapie prägt. Über den Umweg von humanistischer Psychotherapie und Gestalttherapie, die der Medikalisierungskritik der 1950er Jahre entwachsen sind, habe sich eine diesen Techniken inhärente *Idee der sozialen Durchlässigkeit des Subjekts* ein Jahrzehnt später mit dem steuerungseuphorischen, kybernetischen Gedankengut verbunden. Aus dieser Verbindung sei der systemische Ansatz hervorgegangen, der seit etwa 20 Jahren die weitverbreitetste Coachingschule darstellt (vgl. ebd.: 139ff, 150ff, 161). Das diesem Ansatz zugrundeliegende autologische Ordnungsverständnis bedingt ein Verständnis des Selbst aus seinen (potenziellen) Bewegungen heraus bzw. stellt das Selbst in der Notwendigkeit der Transformation fest. Denn die

> „Aufgabe der Findung eines substanziellen Selbst [...] ist im autologischen Rahmen der kybernetischen Theorie letztlich unsinnig, da die Autologie mit dem Verlust eines situierten Beobachterstandpunktes bzw. Verschriftlichungspunktes verbunden ist, welcher Konzepte der Authentizität überhaupt erst intelligibel macht. [...] Diese Verschiebung setzt das *erwünschte Selbst* an die Stelle des authentischen Selbst" (ebd.: 163, Herv. S. M.).

Wenn im Coaching die „Einfühlung des Therapeuten in die Psyche des Klienten" (Traue 2010: 163) in zunehmendem Maße durch „die ‚Abtastung' der Wahrnehmungsweise des Klienten ersetzt" (ebd.) wird, radikalisiert sich die Tendenz, sich in Form einer technischen Ressource zu begreifen, vollends, die im Vergleich von Psychoanalyse und Verhaltenstherapie bereits deutlich wurde. Ein veränderter Status des Körpers zeigt sich im Feldvergleich hingegen darin, dass dieser im Coaching nicht als „Träger von Bedeutungen" (ebd.) angesehen wird. Radikaler als in den verhaltenstherapeutischen Ansätzen wird der Körper zum „Organismus, der, durch ein ermutigendes Kommunikationsmilieu zum Wachstum angeregt, sich selbst neue Sinnhaftigkeiten und Handlungsentwürfe einschreibt" (ebd.: 147). Diese Bedeutungsverschiebung kommt nicht nur in der Betonung einer dezidiert produktiven Selbsterfahrung im Coaching zum Ausdruck, sondern auch in Forderungen nach Überschreitung tradierter

Selbstgrenzen durch die (wechselseitige) Affizierung der Ratsuchenden. Dies ist im Bereich von Team- und Gruppencoachings weitverbreitet.

Wie weit diese profitabel-unstrukturierte Ökonomisierung eines synergieverzerrten Nietzscheanischen Chaos' das Untersuchungsfeld durchtränkt, zeigt sich nicht zuletzt an den Struktureigentümlichkeiten der vermeintlichen Nicht-Profession Coaching: Vernetzung und Sozialkompatibilität stellen nicht nur erstrebenswerte Resultate dieser Beratungsform dar, sondern bezeichnen Anforderungen an Coach*innen selbst. Ein „eigene[.][r] Stil" (C01) und Charisma müssen entfaltet und die Klientel damit angesteckt werden. Die Interviewten stimmen nicht nur überein, dass Menschen, die coachen bestimmte Typen sind; sie eruieren das Typische gleichsam an den Ratsuchenden, um ihnen den ‚richtigen' Platz zuweisen zu können. Diesen Vorgang einer ‚verbindlichen' Vermessung des Selbst möchte ich nun anhand der Coachingmethoden des Neuro-Linguistischen-Programmierens und des Reiss-Motivation-Profiles nachzeichnen.

5.2.2 Vermessenes Begreifen und die Ökonomisierung des Selbst: Schädliche und vitalisierende Substanzen in NLP, Hypnotherapie, Reiss und Co.

Eine Methode zur Arbeit an den Einstellungen ratsuchender Menschen, die positive Effekte im Hinblick auf Vernetzungs- und Kommunikationskompatibilität in und für Erwerbsarbeit erzielen soll, ist das sogenannte *Neuro-Linguistische-Programmieren* (NLP). In der Abkürzung verweist N auf das Nervensystem und primäre (Wahrnehmungs-)Erfahrungen und L steht für verbale und nonverbale Kommunikationen. In diesem kognitionswissenschaftlichen Ansatz wird davon ausgegangen, dass beides im Bewusstsein durch die Erfahrungsgeschichte mit Bedeutungen belegt wird. Hier kann mit der Programmierung (P) als der (zu erlernenden) Fähigkeit angesetzt werden, Erfahrungen und Bedeutungen durch die Entdeckung anderer Möglichkeiten des Denkens und Handelns umzuprogrammieren. Folgt man Klaus Grochowiak, einem einschlägigen Autor der Szene, dient dies vor allem dazu, „unser Nervensystem und unseren Körper so verändern zu können, wie wir es uns wünschen. Ihn zu programmieren, die Leistungen in den Kontexten hervorzubringen, die wir uns vorstellen" (Grochowiak 1995: 1).

NLP ist in den 1970er Jahren im Zuge der Human-Potential-Bewegung mit der Ausweitung der flüchtigen Therapien und der Normalisierung und Veralltäglichung von Psychotherapie entstanden. Es handelt sich um ein Konglomerat aus Ansätzen der systemischen Familientherapie Virginia Satirs, der Hypnotherapie Milton H. Ericksons und der Gestalttherapie von Fritz Pearls, das Elemente des Behaviorismus und der Verhaltenstherapie mit humanistischen Grundannahmen verbindet und kybernetisch anreichert (dazu auch Traue 2010: 159ff). Erfinder dieser Methode sind der US-amerikanische Psychologe, Mathematiker und Informatiker Richard W. Bandler und der Linguistik-Professor John Grinder. In ihrer Forschung kamen sie zu dem Schluss, dass für das Gelingen einer Psychotherapie der Einsatz und das Erlernen „ganz bestimmte[r] Kommunikationsmuster" (Mohl 1994: 11) maßgeblich sind. Als Methode setzte sich NLP jedoch weniger im psychotherapeutischen Feld durch, sondern spielte in den 1980er und 90er Jahren zunächst „in der beruflichen Weiterbildung" (ebd.: 12) eine Rolle. Zwar waren die ersten Ausbildungsprogramme „auf pädagogische und psychologische Praktiker zugeschnitten, weite Verbreitung erfährt NLP jedoch in der Weiterbildung von Führungskräften in der freien Wirtschaft. Die akademische Forschung blieb bis heute skeptisch" (ebd.).

Vor diesem Hintergrund scheint es nicht verwunderlich, dass sich eine interviewte Expertin mit psychologischer Fundierung und starker akademischer Anbindung als ‚Feindin Nummer 1' des NLPs outet. Mit einem manipulativen Verfahren hätte man es zu tun, „ganz, ganz fies" (C06) und unprofessionell, weil überall bloß die „Sahne von den Verfahren genommen" (ebd.) worden wäre:

> „Naja letztlich ham die nichts weitergemacht, als die therapeutischen Schulen durchgegangen und überall geguckt, was sind so die Treiber und das dann zusammengeworfen in einen Pott und daraus dann NLP. [...]. Leider Gottes [...] ham die sehr viel Einfluss gerade in der Politikszene. Künstler und so. Ham die sich ziemlich breitgemacht" (ebd.).

Hinsichtlich der weltweiten Verbreitung von NLP erhalte ich auf Nachfrage bei der IANLP (International Association for Neuro-Linguistic Programming) via Mail folgende Antwort:

> „NLP ist eine nicht geschützte Methode. Dies bedeutet, dass niemand weiss (sic!), wer wo wieviele (sic!) Studierende in NLP ausgebildet hat. [...] Meine persönliche Meinung: Es gibt Millionen von Menschen, die in NLP ausgebildet wurden. Es gibt viele Hunderttausende von Menschen, welche die Methoden des NLP in ihrer professionellen Coachingpraxis mit Gewinn anwenden. Und das Gesamtvolumen lässt sich nicht mehr erfassen."

Die Interviewten thematisieren den Einsatz von NLP eher hinter vorgehaltener Hand und nur auf explizite Nachfrage. In ihren Aussagen offenbaren sich aber vielfältige Elemente, die der Grundintention des kognitiven Umlernens subjektiver Einstellungen entsprechen und als methodische Variationen des NLPs angesehen werden können. Der Einsatz dieser Methoden scheint der Anpassung der Ratsuchenden an die Anforderungen entgrenzten und subjektivierten Arbeitens zu dienen, ist es doch eine Grundannahme des NLPs, dass widerständiges Verhalten und Auftreten von Konflikten diverser Art ein „Kommentar über die Inflexibilität des Kommunikators" (Grochowiak 1995: 3) sind. Erfolgreiche resp. synergetische Kommunikatoren könnten „jedes angebotene Verhalten ihres Partners" (ebd.) nutzen.

Im vorausgegangen Abschnitt wurde dargelegt, dass der Mensch im Coaching als Wesen begriffen wird, das von sich aus über die Ressourcen und Potenziale verfügt, um eine ausweglose Lage zu überwinden. Darüberhinausgehend wird im NLP die Annahme propagiert, es sei möglich, „jedwede gewünschte Veränderung an sich vorzunehmen" (Grochowiak 1995: 3). Prägend für den Ansatz ist ein sozialkonstruktivistisches und pragmatistisches Verständnis der sozialen Welt. Kommunikation gilt nicht als das, was eine Person damit meint bzw. von dem sie meint, wie Andere Gesagtes und Gezeigtes verstehen würden. Stattdessen wird davon ausgegangen, dass es für „jedes Verhalten [..] einen Kontext [gibt, S. M.], in dem es nützlich und sinnvoll ist" (ebd.). Folglich ist „Neukontextualisierung des Verhaltens [.] eine der wichtigsten NLP-Interventionen" (ebd.).

Dieses *Reframing* wird anhand verschiedener Strategien vollzogen, vornehmlich mittels des so genannten *Ankerns*. Dabei handelt es sich um eine Neuprägung der Sichtweise auf soziale Situationen, die auf eine Veränderung von Erfahrbarkeit abzielt und die Erfahrung gleichsam gezielt zur Einstellungs- und Verhaltensvariation einsetzen will. Ankern ist Umprogrammieren inflexibler und hemmender Verhaltensmuster. Diese Methode zur „Herstellung einer assoziativen Verbindung zwischen einem Reiz und einer Reaktion des Organismus" (ebd.: 40) basiert auf behavioristischen Grundannahmen, und es wird angenommen, dass sich mittels NLP lernen lässt, sozial-ungünstige Anker, die Flexibilität einschränken, zu lösen und neue zu setzen.

Wie gezeigt, setzt auch die Psychoanalyse auf (Re-)Biografisierungen. Die Fixierungen der Ratsuchenden werden gelöst, indem ihre Perspektive auf sich selbst und die Welt psychologisch verschoben und Althergebrachtes damit in ein neues Licht gerückt wird. In der Verhaltenstherapie lassen sich Methoden der Umcodierung von Einstellungen z. B. während der Arbeit an so genannten *Grundeinstellungen* finden. Dabei handelt es sich um im Verlauf der Sozialisation und während der frühen Kindheit erworbene Basisschemata des Selbst-/Weltverhältnisses (vgl. Hautzinger 2011: 159). Es wird davon ausgegangen, dass negative Grundüberzeugungen bei psychisch gesunden Personen zutage treten, wenn diese, z. B. durch Misserfolge, schwierige Entscheidungen und Veränderungen, belastet sind und der Blick auf die Welt entsprechend eingefärbt wird. Bei psychischen Störungen seien negative Überzeugungen über einen langen Zeitraum aktiviert, weswegen die Veränderung und dauerhafte Überwindung dieser dominanten, fixierenden und m. a. W. bewegungshemmenden Gedankenmuster als therapeutische Hauptaufgabe angesehen wird. Ist dies der Fall, kann die Methode des

Gedankenstopps zum Einsatz kommen, welche auch im Coaching häufig Anwendung findet. So erhielt der hochsensible *Björn* von seinem Coach z. B. folgende Anweisung:

„In ‚guten Zeiten' für ‚schlechte Zeiten' wappnen. Also: Wenn Du gut drauf bist, mache Dir bewußt, was Du kannst, welche Möglichkeiten Du hast, was Du beeinflussen kannst. Schreibe Dir diese Dinge auf, so daß Du darauf zugreifen kannst, wenn Du mal schlecht drauf bist. Wenn Sorgen und negative Gedanken kommen, ihnen mit der Methode des Gedankenstopps begegnen: Wenn möglich, laut (ansonsten innerlich) sagen: ‚STOP! Ich will das nicht mehr denken!' Und dann auf Dein Repertoire positiver Gedanken zugreifen, das Du Dir angelegt hast." (G05)

Laut dem 1981 erstmals veröffentlichen „Verhaltenstherapiemanual" (Linden/Hautzinger 2011), das 2011 in der siebten und 2015 in der achten Auflage erschienen ist, sollen Therapierende bei dieser Methode durch das laute Ausrufen von ‚Stopp!' zunächst eine Schrecksituation herbeiführen. Dieses Prozedere wird wiederholt und von der Klientel selbst angewendet (wobei nicht unbedingt geschrien werden muss) bis umbesetzende Strategien zum Einsatz kommen, mit deren Hilfe die negativen, festsetzenden und letztlich dissoziativen Gedanken durch positive Assoziationen ersetzt werden sollen (vgl. Tryon 2011: 155f.).

Diese Logik der Umbesetzung radikalisiert sich in der Methode des Ankerns im NLP. In der Regel werden hier ‚positive' Situationen, ‚positive' Stimmungen und Erregungszustände – positiv, weil sozial-verbindlich und beweglich – sowie körperliche Bewegungen (visuelle und auditive Reize und Berührungen) miteinander verknüpft. Dieser Vorgang dokumentiert sich am Einsatz von Klopfakupressuren, die von einer Coachin beschrieben werden: Hat ein Klient

„eine Blockade […] und spürt diese Blockade erst einmal hier hinten rechts am Ohr. Ähm dann würde ich ihn […] dazu auffordern, zu ermitteln, was denn mal da gewesen ist, am rechten Ohr. Also was könnte die Blockade sein, manch- oft ist es so, dass was gesagt ist, was von rechts gekommen ist. […] Haben Sie schon mal was von der Klopfakupressur gehört? Das ist 'ne andere Methode, das heißt Sie klopfen dann Sequenzen durch, dass Sie die Meridianpunkte im Coachingprozess auflösen- das ist alles dieses emotionale von- also das Coaching, was ich mache, hat sehr wenig mit, mit dem Verstand mit der kognitiven äh Denkarbeit zu tun, sondern viel mehr mit dem Auflösen von emotionalen Blockaden. […] Also das heißt ähm äh ich bring denjenigen dann dazu, zum Beispiel über Klopfen hier das Gefühl zu haben, dass diese Stimme weggeht. Dann bring ich den dazu, […] eine neue Situation in der Zukunft- also dieses Futurecasing zu machen, in die Zukunft zu blicken mit einer ähnlichen Situation und wie er diese dann praktisch nach dem Coaching löst. In der Regel ist das so, dass sie dann neue, neue Ideen haben, weil der Stress nachgelassen hat, *dass sie neue Wege finden*, um mit dieser eigentlichen Blockade *besser umgehen zu können* und dann frage ich: ‚Wo wollen Sie sich das mal ankern?'. [...] Das heißt also sie suchen sich erst dann 'nen anderen, anderes äh andere Beweg-" (C07)

...ung, um das Zitat abzuschließen. Im Zuge dieser Umcodierung würden neue Wege und Möglichkeiten des Umgangs mit den negativen Emotionen gefunden, etwa indem fortan in stressenden Situationen die Finger gekreuzt werden, um sich eines angenehmeren Moments gewahr zu werden.[107] Zusammengefasst geht es im NLP um die Frage, wie „man sein Gehirn steuert" (Bandler 1995: 35). Die Kehrtwende zur Gesundheit sowie die Idee der produktiven Wendung des beratungsveranlassenden Stillstands prägen diese Methode und Coaching insgesamt. Dies zeigt sich vor allem daran, dass die Leitfrage nicht ist: „,Was ist nicht in Ordnung?'" (ebd.: 28). Ähnlich wie in der Verhaltenstherapie wird davon ausgegangen, dass der „Zustand des Gestörtseins" (ebd.) über eine „Veränderung des subjektiven Erlebens" (ebd.) umgelernt bzw. umgelenkt und Selbst- und Weltdeutungen sowie Erfahrungsmodi positiv gewendet werden können.

Die Annahme der potenziellen Programmierbarkeit der Erfahrung stellt ein grundsätzlich *hypnotherapeutisches Gedankengut* dar. Die ebenfalls im Zuge der Human-Potential-Bewegung zu relativer gesellschaftlicher Anerkennung gelangte „Hypnotherapie" (Erickson/Rossi 1981) zielt darauf ab, Personen „ihre eigenen Assoziationen, Erinnerungen und Lebenspotentiale für die Erreichung ihrer eigenen therapeutischen Ziele nutzbar" (ebd.: 13) machen zu lassen. Man geht davon aus, dass Potenziale zur Selbstheilung und/oder -optimierung im Inneren der Klientel auf ihre Aktivierung warten würden und im Vorfeld einer Beratung lediglich gehemmt seien.

Eine hypnotherapeutische Behandlung gliedert sich in drei Schritte: Zunächst erfolgt eine biografische Potenzialdiagnostik, bei der Therapierende (und Coachende) „die relevanten Fakten bezüglich der Probleme des Patienten und sein Repertoire an Lebenserfahrungen und Kenntnissen, die für therapeutische Zwecke nutzbar gemacht werden können" (ebd.: 14), sammeln. Im später herbeizuführenden Trancezustand werden die Klientel auf ihre Problemlagen fokussiert, die verunsichert und suggestiv erweitert und neu besetzt werden sollen. Einer der nützlichsten Effekte dieser Aufmerksamkeitsfixierung sei, so die Gründerväter der modernisierten Hypnotherapie Milton H. Erickson und Ernest L. Rossi, ihr Beitrag zur Außerkraftsetzung gewohnter psychischer Einstellungen und alltäglicher Bezugsrahmen. Die Glaubenssysteme der Patient*innen werden „für einige Augenblicke mehr oder weniger unterbrochen und

---

[107] Diese Besetzungstechnik lässt sich auch für den Umgang mit anderen Personen erlernen bzw. auf diese anwenden. So kann z. B. – und dies dann schon im Sinne von Konditionierung – auf positiv bewertetes Verhalten einer anderen Person mit wiederholtem Räuspern reagiert werden bis sich der Verursachungszusammenhang umgekehrt hat und man sich nur noch räuspern muss, um jemandem ein Lächeln ins Gesicht zu zaubern (vgl. Grochowiak 1995: 45).

aufgehoben" (ebd.: 19) und das Bewusstsein abgelenkt, wodurch „latente Assoziationsmuster und Sinneswahrnehmungen Gelegenheit [erhalten, S. M.], sich in einer Weise durchzusetzen, die den veränderten Bewußtseinszustand auslösen kann, der als Trance oder Hypnose bezeichnet wird" (ebd.). In dieser *Öffnung des Subjekts*, dieser m. a. W. sozialen Durchlässigkeit, die der somnambule Zustand bietet (dazu Tarde 2009b [1890]: 106ff), könnten neue Erfahrungsmöglichkeiten Platz nehmen. Vertreter*innen der Hypnotherapie betonen, dass es sich nicht um eine manipulative Suggestion handelt, sondern um Reaktivierung vorhandener, jedoch gehemmter Potenziale.[108] In teamorientieren Outdoor-Coachings werden solche Strategien der affektiven Öffnung des Subjekts eingesetzt, um zugleich vergemeinschaftende *und* selbstoptimierende resp. synergetische Effekte zu erzielen. Über die (wechselseitige) Affizierung der Beteiligten, und indem außeralltägliche Erfahrungen geteilt und Routinen durchbrochen werden, ließe sich z. B. bei Führungstrainings der Teamzusammenhalt gezielt fördern,

> „weil das ja auch oft was mit Selbsterfahrung zu tun hat, ja und wie *kommt man an seine Grenze* und solche Sachen […], weil das ja auch einen Gruppenzusammenhalt ergibt, wenn die Leute sich öffnen in extremeren Situationen oder in Situationen außerhalb der Classromm-Situation […]. Und zum anderen durchaus vielleicht um irgendwelche anderen grenzwertigen Erfahrungen zu machen." (C04)

Im Dunstkreis von NLP und Hypnocoaching zeichnet sich eine neue Bedeutung von Leiblichkeit in der Beratung ab. Der Zugriff auf den Leibkörper der Ratsuchenden durch verschiedene Strategien der Affizierung zielt auf eine Umbesetzung der Selbst- und Welterfahrung. Dabei verfährt man jedoch nicht schlichtweg optimierend, sondern reagiert im Sinne des potenziellen Selbst eher auf ‚Anlageprobleme'.

Die Rückkehr der Essenz: Das Reiss-Motivation-Profile

Um die potenzielle Persönlichkeit der Ratsuchenden zu vermessen, beginnt jeder Coachingprozess mit diagnostischen Verfahren. Diese eruieren auf der Sachebene das Problem und auf der Ebene der Ratsuchenden deren Potenziale als ihr Wesen, ihre Persönlichkeit oder ihren Charakter (talents). Eine Methode dieser Potenzial- und Motivationsdiagnostik ist das so genannte *Reiss-Motivation-Profile* (RMP). Es wurde

---

[108] Zwar wird die Hypnotherapie auch als „Umerziehungsverfahren für den Patienten" (Erickson 1984, zitiert nach Erickson/Rossi 1981: 23) ausgewiesen, dauerhafte Resultate würden sich aber „nur durch die Aktivität des Patienten einstellen" (ebd.). Daher sollen Therapierende Patient*innen im Trancezustand lediglich zur Aktivität stimulieren und dann aufgrund ihres klinischen Urteils bestimmen, „wieviel Arbeit geleistet werden muß, um die erwünschten Resultate zu erzielen" (ebd.).

nach seinem Gründervater Steven Reiss benannt, einem US-amerikanischen Psychologen, und steht epistemologisch ebenfalls mit dem Paradigmenwechsel von der Krankheits- zur Gesundheitsperspektive ab den 1960er Jahren in Zusammenhang. Dass diese Kehrtwende hier ihrerseits eine Radikalisierung erfährt, wird bereits im Vorwort der deutschen Übersetzung des Standardwerks deutlich (vgl. Reiss 2009: 7). Antonovsky, der Begründer des Salutogenese-Konzepts, erachtet Reiss als einen Verbündeten auf der Mission der Neuausrichtung der medizinsoziologischen und gesundheitswissenschaftlichen Forschung (vgl. Antonovsky 1997: 18, 56ff).

Inhaltlich zeigt sich diese Radikalisierung vor allem an der Konturierung des Zusammenhangs von Persönlichkeit und abweichendem Verhalten im RMP. Die durch die dynamische Psychotherapie vorgenommene Bindung von Persönlichkeitstypen an bestimmte psychische Störungen wird zugunsten einer dys-/funktionalen Konzeption verworfen. Zwar geht Reiss von der Annahme aus, Individuen wären in ihrem Verhalten, Handeln, den Lebensentwürfen und Wertbindungen durch eine prägende Motivstruktur vorstrukturiert. In einer Abkehr von Freud wird abweichendes Verhalten aber nicht als Störung verstanden, geschweige denn als Krankheit, die in der Persönlichkeit und spezifischen Konflikten disponiert ist. Insbesondere „die Hypothese der ‚Psychopathologie des Alltagslebens'" (Reiss 2009: 14) lehnt Reiss ab, weil Freud dort der Auffassung gewesen sei, Persönlichkeitsmerkmale wären durch Angstabbau motiviert.[109] Es ist sein Anliegen, zu zeigen, dass „Persönlichkeitsmerkmalen in Wirklichkeit eine Vielfalt intrinsischer Wertvorstellungen zugrunde liegen" (ebd.: 14f.) und „persönliche Schwierigkeiten etwas ganz Normales sind" (ebd.: 13). Wenn wir „zur Kenntnis nehmen, was normal ist" (ebd.), heißt es weiter, „werden wir aufhören, alles was im Leben schiefgeht, potenziell als psychiatrische Störung zu behandeln" (ebd.). Persönliche Schwierigkeiten sollten als „Ergebnis nicht erfüllter oder frustrierter Bedürfnisse" (ebd.) begriffen werden, die vorwiegend in Wertekonflikten „zwischen dem Individuum und seiner momentanen Berufskarriere, seinem sozialen Leben, seinen Beziehungen oder seinem Familienleben" (ebd.) gründen.[110]

---

[109] An anderer Stelle – und da ganz im Sinne der ‚Therapie für Normale' – heißt es noch: „Ich stelle die Freud'sche Strategie infrage, dass man versucht, die persönlichen Schwierigkeiten von Erwachsenen zu beheben, indem man besser versteht, wie sie sich als Kinder fühlten. Die Analyse der Kindheit ist zeitaufwändig, teuer, oft unwirksam und selten erforderlich, um persönliche Schwierigkeiten zu lösen. Wir müssen uns mit der Kindheit auseinandersetzen, damit wir Kindern und Eltern helfen können, nicht damit wir Erwachsenen dabei helfen, ihre Probleme zu lösen" (Reiss 2009: 127).

[110] Das heißt nicht, dass eine psychopathologische Perspektive vollkommen verneint würde, es besteht bloß eine verstärkte Hinwendung zur pathopsychologischen Perspektive (siehe zu diesen beiden Perspektiven auch oben 5.1.2): „Bitte verstehen sie mich nicht falsch: Ich weiß durchaus, dass seelische Krankheiten vorkommen, und ich akzeptiere die Realität psychiatrischer Störungen wie die Schizophrenie und die Panikstörung. Ich bin jedoch nicht mit der psychodynamischen

Die Erfahrungen des Nichtweitergehens und die Ausweglosigkeit ratsuchender Menschen erscheinen in diesem Ansatz als Symptome einer Nicht-Passung von Persönlichkeit und sozialer Umwelt. Unter dieser Voraussetzung lässt sich der festgefahrene Zustand durch eine gute Resonanz lösen. Dazu hätten Personen sich ihrer selbst bewusst zu werden, weil nur Personen, die sich ihrer selbst bewusst sind, Reiss zufolge Entscheidungen treffen können, „die zu einem sinnvolleren Leben und im Laufe der Jahre zu weniger Problemen führen" (Reiss 2009: 14).

Um in diesem Sinne selbstbewusst zu werden, bietet das RMP die Selbsterkundung mittels eines Clusters aus 16 Grundbedürfnissen bzw. Lebensmotiven an. Sie gelten als „treibende Kraft für die Psyche des Menschen" (Reiss 2009: 41) und lassen sich für eine Menge an Problemen verantwortlich machen. Per definitionem sind Grundbedürfnisse Motive, die Handeln und Lebensentwürfe anleiten und universelle Gültigkeit haben sollen. Reiss zufolge sind diese Bedürfnisse intrinsisch motiviert, werden intrinsisch bewertet und können „nur zeitweilig befriedigt werden [.], ehe sie sich von selbst wieder melden und das Verhalten erneut motivieren. Wir entscheiden uns nicht für Grundbedürfnisse – sie entstehen automatisch" (ebd.: 65) – und strukturieren unsere Motivation so immer wieder aufs Neue in eine bestimmte, für das jeweilige Selbst-/Umweltverhältnis stimmige Richtung. Daher folgen Menschen einem Grundbedürfnis auch nur aus dem einen Grund heraus, „dass es genau das ist, was sie wollen" (ebd.: 43), und da sowohl Menschen als auch Tiere über ähnliche Grundbedürfnisse verfügen würden, nimmt Reiss an, dass ihr Ursprung „in den Genen und in der Evolution zu suchen" (ebd.: 65) ist.

Der synergetische Kunstgriff dieses Clusters besteht in der Annahme, dass die 16 Grundbedürfnisse in jedem Menschen als anthropologische Konstanten angelegt sind: „Grundbedürfnisse motivieren jeden" (Reiss 2009: 42) und ‚natürlich' wollen wir sie verwirklichen. Dasselbe Grundbedürfnis könne jedoch bei „unterschiedlicher Ausprägung zu unterschiedlichen Persönlichkeitsmerkmalen" (ebd.: 67) führen, was eine Person dann wiederum in ihrer je besonderen Eigenart kennzeichnet: „Jeder hat alle 16 Grundbedürfnisse, aber in unterschiedlichem Ausmaß" (ebd.: 71), und das RMP kann zeigen, „welche Rangordnung jeder Einzelne den 16 Grundbedürfnisse (sic!) zuordnet bzw. welche Priorität er ihnen beimisst" (ebd.). Es wird angenommen, dass sehr stark oder sehr schwach ausgeprägte Grundbedürfnisse die Lebensweise derart beeinflussen

---

These einverstanden, dass derartige Störungen gemeinsame Ursachen in der Persönlichkeitsentwicklung und in persönlichen Schwierigkeiten haben. Ich lehne das Konstrukt der seelischen Krankheit nicht ab; ich unterscheide zwischen normal und abnormal. Ich denke, dass es normal ist, Probleme zu haben, aber abnormal, eine seelische Krankheit zu haben. Ich denke, dass es bei Persönlichkeit um Individualität geht, nicht um Abnormalität. Ich glaube, dass Freud den Begriff der Motivation missverstanden hat und daher auch das, worum es im Leben eigentlich geht" (Reiss 2009: 14).

können, dass sie nahezu die Persönlichkeit determinieren (vgl. ebd.: 101ff), und außerdem, dass die Befriedigung der Grundbedürfnisse mit positiven, ihre Nichtbefriedigung hingegen mit negativen Gefühlen verbunden ist. Folglich lassen sich positive Emotionen als Signale werten, dass ein Grundbedürfnis (zeitweilig) befriedigt wurde; negative Gefühle und Unwohlsein verweisen darauf, dass etwas fehlt bzw. ein Grundbedürfnis befriedigt werden will (vgl. ebd.: 53ff). Wenn negative Emotionen wiederholt auftreten, Unwohlsein vorherrscht und jemand andauernde persönliche Schwierigkeiten hat, rät das RPM einzusehen, dass die momentane Lebenssituation nicht stimmig, nicht das Richtige für die betroffene Person ist. Mangelhafte Passungen wiederum lassen sich auf verschiedene Ausprägungen der Grundbedürfnisse der miteinander in Beziehung stehenden Menschen zurückführen, und so kann, wer verstehen will, wie „die eigenen Motive und Wertvorstellungen möglicherweise zu den momentanen persönlichen Schwierigkeiten führen, [..] das RMP ausfüllen" (ebd: 129). Dieses Instrument analysiert Konflikte im Gegenwartsbezug und hilft bei der Suche nach Lösungen und Kompromissen, die mit den wichtigsten Wertvorstellungen (Grundbedürfnissen) der involvierten Personen im Einklang stehen. Dementsprechend ist der diagnostische Auftrag von Coach*innen, die Ausprägung der 16 Grundbedürfnisse der Klientel zu erfassen und zu klären, inwiefern diese aufgrund der gegenwärtigen Lebensverhältnisse (nicht) erfüllt werden. Auf der Grundlage können sie die Betroffenen lehren, „wie sie kluge Entscheidungen fällen können, damit sie ihrer Eigenart gerecht werden und künftig Probleme vermeiden" (ebd.: 128). Wer so die „richtige Karriere bzw. den richtigen Beruf auswählt, braucht [.] keinen Berater mehr, der einem beibringt, wie man die beruflichen Probleme auf Kindheitserlebnisse zurückführt" (ebd.).

Im RMP wird also weniger von bestimmten Eigenschaften auf die Persönlichkeit und den Charakter geschlossen, sondern angenommen, ein substantialistisch gedachtes, ein *wesenhaftes Subjekt* drücke sich in bestimmten Eigenschaften und Handlungsweisen aus: Menschen sind nicht „rachsüchtig, weil sie ärgerlich auf ihre Eltern" (Reiss 2009: 130) sind; sie sind „ärgerlich auf ihre Eltern, weil sie rachsüchtig" (ebd.) sind. Sie sind nicht introvertiert, weil es ihnen an sozialen Kompetenzen mangelt, sondern soziale Fertigkeiten fehlen, weil sie introvertiert sind (vgl. ebd.: 133). Auch mit dem (sicherlich verkürzt betrachteten) Paradigma der Verhaltenstherapie rechnet Reiss vor diesem Hintergrund ab: Während Therapierende schüchternen oder introvertierten Personen dort „wahrscheinlich soziale Fertigkeiten vermitteln, durch die [...] Interaktionen [...] verbessert" (ebd.) werden können, rät das RMP solchen Menschen – die im Verlauf der Zeit ja sowieso immer wieder auf ihre Grundbedürfnisse zurückfallen – sich selbst zu verstehen und auf dieser Basis nach einer Umwelt zu suchen, die für sie passt (vgl. ebd. und insb. das fünfte Kapitel, S. 126–145). Der folgende Abschnitt zeigt, dass diese Idee von Passfähigkeit als Stimmigkeit in einer Umkehrung des klassischen Subjekt-Objekt-Verhältnisses fundiert ist.

Objektivierte Subjekte und subjektivierte Strukturen

Mit der Implementierung solcher Coachinginstrumente wie RMP tritt in Unternehmen an die Stelle oktroyierter Strategie ein Denken, welches besagte Synergieeffekte eines harmonisch-produktiven Arbeitsmiteinanders ausgehend von der Vermessung der Persönlichkeit der (poten*(t)z*iellen) Mitarbeiter*innen provozieren will:

> „Guck' ich dann was ist den Menschen in Bezug auf diese 16 Lebensmotive selbst sehr wichtig? Was sind deren Antreiber? Was ist, was ist für die sinnstiftend und über dieses Sinnstiftende kann ich dann praktisch die Gruppen zusammenbringen. Ich kann sie mit bestimmten Themen, die ich auflade, emotional auflade, kann ich sie dann *praktisch laufen lassen.* Das geht dann nachher in Führungsarbeit über und heißt ich bringe die Menschen selbst motiviert zu bleiben und das bedeutet am langen Ende auch die sind sehr viel gesünder, weil sie eher in ihrer Persönlichkeit […] angesprochen und auch darüber motiviert- also das hat immer was mit 'nem positiven- mit einer positiven Emotion zu tun. […] Aber den Blick, den wir auf die Persönlichkeiten- werden wir ähm mehr diese, dieses Emotional-verbunden-Sein, an Unternehmen binden, gebunden zu sein und auch Mitarbeiter ans Unternehmen zu binden, dass wir das eher schaffen, wenn wir die Persönlichkeiten immer mit im Auge haben. […] Wir werden eher gucken welche Rollen brauchen wir denn eigentlich, welche Funktion brauchen wir und wer kann diese am besten Kraft seiner Persönlichkeit besetzen." (C07)

Von Unternehmen wird eine Logik der *Personalisierung von Strukturen*, eine ‚Verpersönlichung' eingesetzt, um Arbeitsprozesse in Bewegung zu halten und Feststellungen, von denen angenommen wird, sie zeigten sich in Konflikten oder der Inflexibilität Arbeitnehmender, entgegenzuwirken oder sie zu umgehen. Gleiches gilt für die Produktion und Durchsetzung einer angestrebten Unternehmensethik. Unter Rückgriff auf Strategien eines *vermessenen Begreifens* werden in Unternehmen ausgehend von Coaching Ordnungsformen befördert, die in einem Glauben an objekthafte Subjekte und objektivierbare Persönlichkeiten einerseits und personalisierte Strukturen andererseits gründen, und Vorteile für alle Beteiligten bieten sollen. Es gilt alle Potenziale zu nutzen und man kann ja auch

> „ähm einzelne Mitglieder des Teams nicht einfach auf die Straße setzen. Das lässt die Demographie nicht zu, das lässt das Arbeitsrecht nicht zu, und und und. Also besteht die Aufgabe darin, möglichst wertschätzend auch die Außenseiter zu integrieren und die Außenseiter können manchmal- ähm. Ich bring Ihnen ein Beispiel. In sehr wettbewerbsorientierten Branchen findet man oft auch Menschen

insbesondere dann im Vertrieb, […] die wirklich über den Vergleich mit anderen mit den Wettbewerbern, mit den Kollegen sich selbst motivieren. Wenn ich jetzt einen dabeihabe, der das überhaupt nicht hat und das würde mal nicht gut laufen im Geschäft, dann ist genau der, der Stinke- auf den der Zeigefinger ähm gezeigt äh gelegt wird oder ge- ähm auf den dann gezeigt wird, weil der eben nicht um jeden Auftrag kämpft ja? […] Das ist halt einfach- man sucht sich einfach das schwächste Glied dann praktisch […] der Buhmann und in diesen, in dieser äh Teamentwicklung in dieser Führungskräfteentwicklung versuchen wir halt einfach die Talente, die Potenziale, die der für das Team hat, mit zu integrieren. Heißt also in einem wettbewerbsorientierten, vertriebsorientierten Team werden auch immer Aufgaben sein, wo es nicht darum geht, sich über den Vergleich zu verbessern, sondern es geht auch darum mal integrativ zu sein […] Und in den, in den Workshops wecken wir dafür halt einfach Respekt und Toleranz, ne? Das ist halt einfach ein, im Prinzip ein Geben und Nehmen" (ebd.).

Unter der Herrschaft des Potenzials steht dabei im Fokus, dass „das, was schon vorhanden ist, weiter gefördert" (ebd.) wird.

Der Vergleich dieser persönlichkeitsvermessenden (und -verteilenden) Vorgehensweisen mit den verschiedenen Verfahren der Psychotherapie offenbart nicht nur einen Unterschied hinsichtlich des Professionalisierungsgrades der beiden Beratungsformen. Coaching bemüht in seinen Potenzial- und Motivanalysen zudem Methoden der Vermessung des Selbst, die nicht pathologische oder gestörte Komponenten avisieren, sondern die ‚normale‘ Persönlichkeit der Klientel zum Gegenstand haben. Diese soll mit sich selbst über sich hinauswachsen. Ich bezeichne dieses Selbstbegreifen daher als ein vermessenes und nicht als ein vermessendes Begreifen, weil es auf eine *selbstverwirklichende Selbstüberwindung* der Ratsuchenden abzielt.

Zwecks dieser Vermessung kommen im Coaching Verfahren zum Einsatz, die biografische Komplexität stärker reduzieren und weniger entfalten, als es in der Psychotherapie der Fall ist. Im Coaching wird, sofern es nicht offensiv psychotherapeutisch fundiert ist, mit verschiedenen Typologien *potenzlastiger Menschen-Wesen* gearbeitet, an denen moderate Einstellungs- und Verhaltensänderungen vorgenommen werden sollen. Diese Verkürzung bzw. Verflachung der Selbstthematisierung und (Re-)Biografisierung sowie die potenzielle Neuordnung des Selbstverständnisses mögen Gründe darin finden, dass ein Coaching erstens weniger Zeit in Anspruch nehmen soll als eine Therapie und man zweitens nicht in die ‚Tiefenschichten‘ der Subjekte vordringen kann, will oder muss, sondern der Fokus drittens auf erwerbsarbeitsbezogenen Interaktionen und Beziehungen liegt. Folglich fragen Unternehmen derartige Verfahren heute in verstärktem Maße nach,

„weil man damit suggeriert, man hätte es ganz leicht zu schubladieren, ja? Das ist so ‘n Typ und das ist eben, ist der so. […] Und dann ham die irgendwie ‘ne, ‘ne, 'ne ihnen sehr entgegenkommende höchst schlichte Sortiermaschine. [...] Ja das versuche ich eben als Hauptbotschaft in meinen Ausbildungen [...] beizubringen, dass sie eben, dass Probleme in Unternehmen nicht zu personalisieren sind. Das soll nicht heißen, dass es nicht mal auch irgendjemand gibt, der vielleicht 'n bisschen durchgeknallt ist. Aber in der Regel sind alle Probleme zunächst einmal als organisationale ähm organisational bezogene Probleme anzusehen und das kann an mangelnder Aufgabenklarheit liegen, das kann an sonstwas liegen aber äh ganz, ganz, ganz, ganz, ganz spät erst an der Person." (C06)

Die personenbezogene und strikt individualisierende Perspektive auf Organisations- und Interaktionseffekte bedeutet einen geringeren Reflexionsaufwand im Hinblick auf soziale Komplexität. Die Notwendigkeit zu verschärfter Reduktion steigt dabei in dem Maße, wie die tradierten Arbeitsumwelten (Menschen) als Ressourcen der Produktion und nicht mehr ‚nur' der Reproduktion von Arbeitskraft fungieren sollen, d. h. im Zuge der Subjektivierung von Arbeit und ihrer affektiven Aufladung, während gleichzeitig ein Flexibilitäts- und Geschwindigkeitsdenken vorherrscht. Es ist davon auszugehen, dass sich in der Nachfrage und dem Erfolg von Diagnose-Tools wie RMP die Tendenz zur Individualisierung sozialer Probleme, die bereits im Hinblick auf das Scheitern an Erwerbsarbeit als Coachinganlass eine Rolle spielt, nicht nur Bahn bricht, sondern durch die Vermessung des Selbst verstärkt wird. Denn Coaching löst die Fixierungen der Ratsuchenden mit ihrer Übersetzung in ein Potenzial, das der Ausweglosigkeit als Unstimmigkeit zwischen Subjekt und Umwelt Sinn gibt, *indem* es sie zum Beginn einer Suche nach dem richtigen Platz macht. Diese *produktive Wendung des Stillstands* wird in der Selbstrekrutierung des Coachingpersonals vollends auf die Spitze getrieben, etwa wenn bei *Zoe* aufgrund ihrer ‚Scheitererfahrung' das Potenzial entdeckt wird, eine gute Coachin zu sein. Ein solcher Zusammenhang ist auch bei *Hans* offensichtlich, wenn er seine ‚Burnouterfahrung' einsetzen will, um anderen Hyperinkludierten zu helfen. Dass Coaching als Verbindungsarbeit insgesamt auf die Produktion von Synergien abzielt, die sich aus einer Passung von Selbst und Umwelt ergeben sollen, zeigt sich in radikalster Weise jedoch bei *Björn*: Er entdeckt für den Coachingprozess seine Hochsensibilität und integriert diese nicht als ich-fremde und zu überwindende Störung in sein Selbstverständnis. Sie wird zu seinem Potenzial, das ihn auf dem weiteren Weg begleitet und verwirklicht werden will, indem er sich damit in die Gesellschaft einbringt. Denn die *„Stärken dieser Hochsensiblen"* (Björn) kann man ja schließlich auch

„fördern- oder im Coaching geht's halt auch darum wie halt als Hochsensibler, wie kann ich mich gut einbringen sozusagen im Berufsleben, dass viele, wenn sie denn wüssten was das ist <lacht> auch ähm die Vorteile aus diesen Menschen ziehen können"(ebd.).

Also Björn, wenn Du noch einmal darüber nachdenkst, wo es im Leben eigentlich hingehen soll, stell „Dir vielleicht dazu auch die Frage: ‚Was haben andere Menschen davon, daß es mich gibt?' So kannst Du Deine Gedanken noch stärker in Richtung auf Deine Beziehungen zu anderen Menschen leiten" (G04). Das ist es doch, „worauf es wirklich im Leben ankommt" (G04), wenn wir alle gemeinsam dem Leitsatz folgen

„'Everyone works for everyone else. We can't do without anyone. Even Epsilons are useful. We couldn't do without Epsilons. Everyone works for everyone else. We can't do whithout anyone...' [...] 'And if you were an Epsilon, [...] your conditioning would have made you no less thankful that you weren't a Beta or an Alpha'" (Huxley 1994: 66).

Willkommen in Arbeitsutopia.

5.2.3 Zweite Einstellung: Verteilungen des potenziellen Selbst

Im Anschluss an die Darstellung der verschiedenen Coachingmethoden lassen sich die Ergebnisse für dieses Untersuchungsfeld zum typischen Selbstverständnis des potenziellen Selbst zusammenfassen. Sein Dreh- und Angelpunkt liegt in der *produktiven Wendung der ausweglosen Lage* der Ratsuchenden, die durch die *Übersetzung des Potenzials* im Coachingprozess möglich wird. Die zukunftsbindende und ‚verbindliche' Logik, die diesem *Gegen-stand* der Erfahrungen des Nichtweitergehens und der Ausweglosigkeit innewohnt, bildet den gemeinsamen Nenner verschiedener Modelle und Konzepte, die während der *Vermessung des Selbst* im Coaching zum Einsatz kommen.

An den Ausführungen zum NLP verdeutlicht sich nachhaltig, dass auch Coaching eine Arbeit an den fixierenden und bewegungshemmenden Beratungsvoraussetzungen ist. Diese sollen durch einen Einstellungswandel der Ratsuchenden erweitert und produktiv umgeschrieben werden, um den ängstlich-starren Blick auf die eigene Unzulänglichkeit zu lösen. Unterschiede zwischen Psychotherapie und Coaching zeigen sich in der Art und Weise dieser *Zu-richtungen*. An das Ausmaß und die Qualität der Ausweglosigkeit und Erfahrungen des Nichtweitergehens im Beratungsvorfeld anschließend, lassen sie sich auf die Verwendung der verschiedenen Beratungsgegenstände – einerseits die psychische Störung, andererseits das Potenzial – zurückführen.

Im ersten Fall haben wir es mit der Produktion eines Selbst zu tun, das den Weg durch die Störung mit dem Ziel gehen muss, sie zu überwinden oder sich zumindest von ihr zu entfernen. Dabei wird die Zukunft zu einem relativ offenen Projektionsfeld anderer Möglichkeiten des Daseins. Im zweiten Fall werden die Ratsuchenden hingegen in Bewegung gesetzt, indem das Potenzial Zukunft vorausnimmt: *Während die Ratsuchenden der Psychotherapie die Störung hinter sich lassen müssen, bleibt das Potenzial an den Ratsuchenden des Coachings haften und weist den weiteren Weg.*

Dementsprechend zeichnet sich das potenzielle Selbstverständnis in zeitlicher Hinsicht durch ein geringeres Interesse an der Vergangenheit aus, was sich in den komplexitätsverkürzenden Methoden des Coachings niederschlägt: Das potenzielle Selbst muss aktuell immer schon über sich hinaus, jedoch wird die Zukunft aus dem aktuellen Status abgeleitet. Im Unterschied zur Kontur des Unternehmerischen Selbst bei Bröckling zeigen meine Ergebnisse also, dass Coaching weniger ein Selbstverständnis des beständigen Werdens des Subjekts im Sinne eines Nachvornestrebens provoziert (vgl. dazu oben 2.1). Die Übersetzung des Potenzials führt zu einer zeitlichen Orientierung, die sich im Anschluss an Denis Hänzi als Bindung von Zukunft durch Gegenwart und Bindung von Gegenwart durch Zukunft beschreiben lässt (dazu Hänzi 2015).

Diese neo-prädestinierende Bindung des Selbst ist ein Indikator für die im Vergleich mit Psychotherapie stärker *deindividualisierende Wirkung* von Coaching: Anders als das hermeneutische und stärker als das psycho-technische steht das potenzielle Selbst unter der Frage des ‚Wofür‘ und wird unter der Synergieprämisse immer schon auf die (Arbeits-)Umwelt bezogen. Als Verbindungsarbeit steht Coaching folgerichtig im Kontext einer strukturellen Umstellung der Organisation von Erwerbsarbeit, die der Bezug auf das Potenzial in verschiedenen Hinsichten mitträgt. Hier offenbart sich eine Verteilungslogik von Menschen in Arbeit, die weniger an Berufsrollen ansetzt, sondern Persönlichkeiten, die mit diversen Vermessungstools typisch ‚verobjektiviert‘ werden, für die Arbeit in personalisierten Strukturen passfähig macht. Die Nachfrage nach selbstvermessenen Verfahren und Instrumenten wie NLP und RMP steht dabei in einem Steigerungszusammenhang mit der Synergieprämisse: Die im Coaching veranschlagte und zunehmende (Re-)Essenzialisierung des Selbst kann als Reaktion gewertet werden, dass es im synergetischen Dickicht für alle Beteiligten immer weniger möglich ist, Probleme als strukturell verursacht anzuerkennen. Der Einsatz der selbstvermessenen Verfahren befördert diese Undurchsichtigkeit weiter.

Die synergetische (Ein-)Passung von Mensch, Unternehmen und Arbeitssystem ist jedoch nicht die einzige Funktion, die das selbstvermessene Begreifen im Coaching erfüllt. Auf der Ebene der Ratsuchenden zeitigt die *‚Verobjektivierung‘ der Persönlichkeit* grundsätzlich das gleiche Resultat, wie die Vorgehensweise der Psychotherapie: das In-Bewegung-Setzen der Ratsuchenden. Der Durchbruch gegen den Stillstand nimmt im Coaching nicht nur weniger Zeit in Anspruch, sondern wird produktiv und zukunftsbindend gewendet. Vor ebendiesem Hintergrund kann auf personalisierende Typisierungen zurückgegriffen werden, die weniger die familial-biografische Tiefe avisieren. Außerdem kommen verstärkt Verfahren des Umlernens festgefahrener Sichtweisen zum Einsatz, die sich eher auf die leiblich-emotionale Verfassung der Ratsuchenden richten. Der psychologischen Selbstthematisierung wird eine affektive Öffnung und Umbesetzung von Erfahrbarkeit entgegengesetzt. Neben der Wiederbelebung der Hypnose in diesem Untersuchungsfeld oder Varianten einer erlebnisreich-produktiven Teamvergemeinschaftung zeigen sich Formen der „Körperarbeit" (C03), zu der nicht nur „Kinesiologie" (ebd.), sondern auch „Quantenheilung" (ebd.) zu zählen sind.

5.3 Seelsorge: Erfahrung vs. Erfahrung

„Will Gott das von mir?" (S06)

Die Frage der Religion und insbesondere der Religiosität ist schwierig, im Kontext einer Untersuchung der ‚Logik' der Seelsorge jedoch unumgänglich. Dass diese Frage schwieriger ist als gemeinhin zugegeben werden mag, zeigt sich im Folgenden daran, dass wir mit der Rekonstruktion von Praxis und Vorgehensweise der Seelsorge an einen Punkt gelangen, an dem die Lösung des Nichtweitergehens durch ein begrifflich angeleitetes Begreifen dieser Erfahrungen *als etwas* selbst fraglich wird. Das wiederum scheint allerdings nur konsequent zu sein, bedenkt man, dass religiösen Kommunikationen die Funktion der Begründung von Unbegründbarem zugewiesen werden kann (vgl. schon oben 4.3.2; Luckmann 1991). An den Glauben lässt sich letztlich nur glauben und wenn das so ist, lässt er sich schwer in Worte fassen. Durch die Seelsorge ‚erlöst' zu werden, bedeutet ein Ergriffensein durch den Glauben an den Glauben selbst, und die Qualität dieser Erfahrung liegt darin, dass sie das was ist und das Selbst übersteigt. Wer bekehrt wird, wird nicht therapiert oder vermessen, sondern gerettet. Diesem Selbst wird angeboten, „ganz *anders zu leben*" (Latour 2014: 427, Herv. i. O.).

Was das bedeutet, soll im Folgenden nachgezeichnet werden. Zunächst erfolgt eine Charakterisierung der Grundannahmen und Ziele seelsorgerischer Beratungen. Im historischen Durchgang durch verschiedene Seelsorgelehren zeichnet sich ein Menschenbild ab, das Seelsorge als Beratungsleistung prägt und verteilt (5.3.1). Anschließend wird erneut ein stärkeres Augenmerk auf die Ratsuchenden im Untersuchungsfeld gelegt, um das Ergriffenwerden des Selbst in der Erfahrung von Religiosität nachzuvollziehen (5.3.2). Vor diesem Hintergrund werden die Ergebnisse zusammengefasst (5.3.3).

5.3.1 Teilhabe und Angenommenwerden: Ziele, Selbstverständnis und Logik der Seelsorge

Unter den Begriffen Psychotherapie und Coaching versammeln sich diverse Methoden, Konzepte, Anwendungsfelder und Traditionslinien, denen die Beratenden in ihrer Arbeit nachgehen. Gleiches gilt für die Seelsorge. Wie unter 4.3.1 beschrieben, bezeichnet der Begriff heute ein weites Feld aus individualreligiösen, posttraditionalen sowie Angeboten kirchlicher Träger. Das *Sample der Beratenden* spiegelt diesen Pluralismus und die Methodenvielfalt gegenwärtiger Seelsorge wider. Ich habe in diesem Untersuchungsfeld mit drei Gemeindepfarrern im evangelischen und evangelikalen Bereich, einem Schulseelsorger, einem Fachreferenten, einer Pastoralpsychologin, einer christlichen Lebensberaterin und zwei Heilpraktikerinnen gesprochen.[111] Allesamt werden sie in ihrer Arbeit von dem Anspruch geleitet, Ratsuchenden in existenziellen Fragen, Umbruchsituationen und Krisenzeiten des Sinns Unterstützung anzubieten. Dazu nimmt seelsorgerische Beratung religiöse und in den posttraditionalen Varianten spirituelle und esoterische Selbst- und Weltdeutungen in Anspruch. Mit ihrer Hilfe wird das Selbst im Kontext einer umfassenden göttlichen Ordnung verortet.

In ihrer uniert-evangelischen bis evangelikalen Form lässt sich Seelsorge als eine Zuwendung zum einzelnen Menschen beschreiben, die explizit oder implizit im Kontext des Evangeliums steht. Seelsorgelehren sind „immer *theologische* Theorien" (Meyer-Blanck 2009: 20, Herv. i. O.), die in Gesprächen in der Gemeinde genauso mitlaufen können, wie in klareren Beratungssettings (vgl. ebd.: 21f.). Als *übergreifendes Ziel* von Seelsorge kann die „Stärkung oder Widergewinnung von Lebensgewissheit" (Meyer-Blanck 2009: 26) bestimmt werden. In der Kommunikation des Evangeliums können sich Ratsuchende in ihrem „glaubenden, handelnden und sozialen Leben" (ebd.: 31) vergewissern, was vor allem durch die Produktion einer „Differenz-Erfahrung gegenüber der jeweiligen Lebensdeutung" (ebd.) möglich werde. Der Theologe Eduard Thurneysen hat dies in seiner Seelsorgekonzeption als einen Bruch innerhalb des seelsorgerischen Gesprächs selbst beschrieben, durch welchen bisherige Erfahrungsdeutungen in „das neue Licht" (Thurneysen 1965: 115) des göttlichen Urteils gerückt würden (vgl. ebd.: 114ff). Mit der Erlangung eines Wissens um das „Ganze des Lebens, um Glück und Verfehlung, um den Anfang und die Grenzen des Lebens" (Meyer-Blanck 2009: 21f.) wird eine „Umcodierung bisheriger Erfahrungen (etwa: des Scheiterns) durch die Erschließung unbedingter Annahme" (ebd.: 31) durch Gott möglich. Im Anschluss an William James lässt sich entsprechend formulieren, dass Seelsorge, wenn sie ‚religiöse Bekehrung' oder ‚religiöses Erwachen' ist, Ratsuchenden einen „Geschmack am Leben [bietet, S. M.], der diesem wie ein Geschenk beigegeben wird" (James 2014: 473), und ein „Gefühl der Geborgenheit" (ebd.); die Welt wird „Teil eines mehr geistigen Universums, aus dem sie ihre eigentliche Bedeutung gewinnt" (ebd.).

---

[111] Die beiden letztgenannten Personen habe ich jeweils zwischen den Feldern von Psychotherapie und Seelsorge einerseits und Coaching und Seelsorge andererseits verortet, weswegen ihre Aussagen anteilig in der Darstellung der Ergebnisse für beide Felder zur Sprache kommen; mit einem stärkeren Bezug im jeweils erstgenannten.

Im Hinblick auf dieses *Angenommenwerden* des Menschen in ein System symbolischer Bedeutung und die gläubige Gemeinschaft, diese *Vergewisserung des Selbst durch In-Verbindung-Setzung*, haben sich im Laufe der Zeit verschiedene seelsorgerische Konzepte und Theorien herausgebildet (dazu schon systematisierend Nauer 2001). Sie lassen sich aufgrund des jeweiligen Individual-, Gemeinschafts- oder Gesellschaftsbezugs unterscheiden, und verschiedene Akzentuierungen können im Kontext gesellschaftlichen Wandels gelesen werden (vgl. Pohl-Patalong 1996). Ich möchte auf diese Zusammenhänge kurz in Form eines Überblicks über die Geschichte der Seelsorge eingehen, um das ihr zugrundeliegende ‚Selbstverständnis' zu konturieren.

Bereits Weber hat auf Verflechtungszusammenhänge zwischen Form und Inhalt seelsorgerischer Praxis und krisenhaften gesellschaftlichen Umbrüchen hingewiesen. Dies lässt sich durch Rückgang auf seine Studie „Die Protestantische Ethik und der Geist des Kapitalismus" (1986 [1905]) verdeutlichen. Weber geht es dort grundsätzlich um die Ermittlung der religiösen Ursprünge kapitalistischer Rationalität, wobei er allerdings aufzeigt, wie die Seelsorge der *Reformationszeit* auf diesen gesellschaftlichen Wandel reagiert hat.

Als ethischen Träger und Geist der Rationalisierung bestimmt Weber vor allem den asketischen Protestantismus, der sich aus vier historischen Strömungen gespeist hat: dem Calvinismus, dem Pietismus, dem Methodismus und gewissen (täuferischen) Sekten. Jene prominente ‚rastlose Berufsarbeit', die dem Kapitalismus eigen ist, entspringt in diesem Komplex wesentlich der durch Johannes Calvin vertretenen Lehre der Gnadenwahl (Prädestination) und der Lebensführung der Puritaner*innen, aus deren Verbindung die so genannte ‚innerweltliche Askese' hervorgeht. Dabei wird die Rationalisierung der Lebensführung von Weber als Reaktion auf eine die Menschen bedrängende Angst identifiziert. Sie bezeichnet nicht eine Unsicherheit im Sinne eines Zuviels an Möglichkeiten, sondern ein Zuviel an Gewissheit und damit eine Situation der Ausweglosigkeit, baute die Prädestinationslehre doch auf der Annahme auf, dass „alles der ausschließlichen Wirksamkeit einer objektiven Macht, nicht das geringste dem eigenen Wert zu danken" (Weber 1986 [1905]: 91) ist. Erlösung von Sünden oder deren Erblast, Ewigkeit in Himmel oder Hölle – all diese Alternativen waren gerade nicht etwas, das sich durch eine Arbeit an sich selbst hätte bewerkstelligen lassen, weil Gott in seiner Allmächtigkeit nicht um der Menschen Willen, sondern diese um seines Willen da sind. Alles Geschehen

> „– also auch für Calvin die zweifellose Tatsache, dass nur ein kleiner Teil der Menschen zur Seligkeit berufen ist – kann seinen Sinn ausschließlich als Mittel zum Zweck der Selbstverherrlichung von Gottes Majestät haben. Maßstäbe irdischer ‚Gerechtigkeit' an seine souveränen Verfügungen anzulegen, ist sinnlos und eine Verletzung seiner Majestät [...]. Was wir wissen, ist nur: daß ein Teil der

Menschen selig sein wird, ein anderer verdammt bleibt. Anzunehmen, daß menschliches Verdienst oder Verschulden dieses Schicksal mitbestimme, hieße Gottes absolut freie Entschlüsse, die von der Ewigkeit her feststehen, als durch menschliche Einwirkung wandelbar ansehen: ein unmöglicher Gedanke" (92f.).

Realgeschichtlich ließ sich diese Situation jedoch sehr wohl durch eine Arbeit an sich selbst lösen. Um diese Zusammenhänge zu erhellen, ist es nötig, sich noch etwas genauer mit Webers Überlegungen auseinanderzusetzen.

Entscheidend ist für Weber ja zunächst die Erkenntnis, dass die Lehre Calvins den Prozess der „Entzauberung der Welt" (Weber 1986 [1905]: 94) getragen hat. Damit stellten Religion aber auch Magie keine Allheilmittel mehr gegen die Übel im Lebensvollzug der Menschen dar. In den Gebieten, in denen sich der Calvinismus voll entwickelt hatte, verschwand die Privatbeichte denn auch nahezu vollständig, wodurch außerdem das „Mittel zum periodischen ‚Abreagieren' des gleichzeitig affektbetonten Schuldbewußtseins [.] beseitigt" (ebd.: 97) wurde: Keine Buße – keine Erlösung von der Sünde.

> „Der echte Puritaner verwarf ja sogar jede Spur von religiösen Zeremonien am Grabe und begrub die ihm Nächststehenden sang- und klanglos, um nur ja […] kein Vertrauen auf Heilswirkungen magisch sakramentaler Art aufkommen zu lassen. Es gab nicht nur kein magisches, sondern überhaupt kein Mittel, die Gnade Gottes dem zuzuwenden, dem Gott sie zu versagen sich entschlossen hatte" (ebd.: 95).

Diese pathetisch unmenschliche Lehre musste „das Gefühl einer unerhörten inneren Vereinsamung des einzelnen Individuums" (ebd.: 93) zur Folge haben. Der Mensch der Reformationszeit war in der entscheidendsten Angelegenheit seines Lebens, der Frage nach der ewigen Seligkeit, dazu verdammt, mit Sicherheit nichts darüber in Erfahrung bringen zu können. Die Frage, die Weber vor diesem Hintergrund vor allem umtreibt, ist, wie diese geradezu unheimliche Lehre des Calvinismus in dieser Zeit ertragen wurde, der „das Jenseits nicht nur wichtiger, sondern in vieler Hinsicht auch sicherer war, als alle Interessen des diesseitigen Lebens" (ebd.: 102f.). Die Antwort, die er liefert, baut auf der Idee auf, dass die bedrängende Angst vor dem Tode letztlich durch eine Ablenkung der Menschen von dieser Angst erreicht wurde, welche wesentlich körperlich orientiert war: Rastlose Berufsarbeit und ein rastloser Kampf mit dem Leben, die beständige tätige Bewegung sollte den religiösen Zweifel in der Produktion des „unpersönlichen gesellschaftlichen Nutzens als Gottes Ruhm fördernd und gottgewollt" (ebd.: 101) erkennen und damit verscheuchen. Es ist diese produktive und selbstlose Umlenkung der Starre des sicheren Zweifels, die jene viel zitierte Rationalisierung der Lebensführung angetrieben hat, welche das Herzstück des kapitalistischen

Geistes bildet. An ihrem Zustandekommen hatten die reformatorisch-protestantischen Formen der Seelsorge einen entscheidenden Anteil, denn im Alltag war es

„unmöglich, bei Calvins [...] Verweisung auf das Selbstzeugnis des beharrenden Glaubens, den die Gnade im Menschen wirkt, stehenzubleiben. Vor allem die Praxis der Seelsorge, welche auf Schritt und Tritt mit den durch die Lehre geschaffenen Qualen zu tun hatte, konnte es nicht" (ebd.: 104f.).

Entweder wurde es in den seelsorgerischen Ratschlägen und Unterweisungen zur Pflicht gemacht, sich für erwählt zu halten und jeden Zweifel als Anfechtung des Teufels abzuweisen, da mangelnde Selbstgewissheit als Folge eines unzulänglichen Glaubens galt (vgl. ebd.: 105). Oder es wurde rastlose Berufsarbeit eingeschärft, da davon ausgegangen wurde, dass sie den religiösen Zweifel verscheuchen und die Sicherheit des Gnadenstandes geben könne.[112] Ein Teil von Kirchenhistoriker*innen geht nicht nur davon aus, dass sich „die ganze Reformation auch als Seelsorgebewegung definieren" (Winkler 2000: 2) lässt. Aktuelle, auf das Individuum in seiner Ganzheit bezogene Formen erscheinen als nahezu undenkbar ohne jene „neuzeitliche Entwicklung der Bedeutung von Individualität und Subjektivität" (Pohl-Patalong 2009: 64), die auf der ‚Entzauberung der Welt' und ihrer Begleitung durch die Seelsorge basiert. Zwar mag der Bezug auf das Heil des Einzelmenschen einen durchgängigen Aspekt seelsorgerischer Praxis bilden. Der Theologin Uta Pohl-Patalong zufolge ist Seelsorge aber immer schon auch auf die Förderung und Erhaltung gesellschaftlicher Gesamtzusammenhänge gerichtet gewesen, was in der Vormoderne die dominante Richtung dargestellt habe, bis „der Pietismus die gesellschaftliche ‚entdeckte' Individualität zum Leitprinzip der Seelsorge machte, die dann die Voraussetzung und Bedingung für die Entwicklung der modernen Poimenik bildete" (ebd.). Der weitere Wandel der Seelsorge verdeutlicht allerdings, dass auch für das individualisierte Selbst an der Seelsorge der Aspekt der Verbindung mit Symbolisch-Bedeutsamen entscheidend ist.

In der so genannten *kerygmatischen Seelsorge* ist zunächst erneut der Zusammenhang zwischen inhaltlicher Konzeption und gesellschaftlicher Situation offensichtlich.

---

[112] „Daß die weltliche Berufsarbeit zu dieser Leistung für fähig galt, – daß sie, sozusagen, als das geeignete Mittel zum Abreagieren der religiösen Angstaffekte behandelt werden konnte – " (Weber 1986 [1905]: 106) begründet sich in der Annahme, dass (berufliches) Handeln innerhalb der Gemeinschaft Gottes „aus dem durch Gottes Gnade gewirkten Glauben entspringt und dieser Glaube wiederum sich durch die Qualität jenes Handelns als von Gott gewirkt" (ebd.: 108) legitimiert. So ungeeignet also gute, an der Mehrung des Wohlstands der Gemeinschaft orientierte Werke als Mittel der Erlangung von Seligkeit auch sind, „so unentbehrlich sind sie als Zeichen der Erwählung. Sie sind das technische Mittel, nicht die Seligkeit zu erkaufen, sondern: die Angst um die Seligkeit loszuwerden" (ebd.: 110). Gott würde dem helfen, „der sich selber hilft" (ebd.: 111).

Ihre disziplinierende Ausrichtung kann als Antwort auf die gesellschaftliche Krisenlage infolge des Ersten Weltkriegs gelesen werden. Ein normativer Rahmen und entsprechende (Selbst-)Transzendierungen sollten den Menschen Sicherheit geben, denn zwischen den beiden Weltkriegen herrschte in Deutschland eine gesellschaftliche Atmosphäre des Misstrauens, der Nervosität und Angst, die sich in diffuser Form über die Lebensführung der Menschen legte (dazu grundlegend Radkau 1998). Vor diesem Hintergrund zeichnet sich die kerygmatische Seelsorge zwar durch einen Bezug auf den Einzelmenschen aus. Dies erfolgte jedoch vorwiegend in disziplinierender Form, da Seelsorge nun, insbesondere in der Theologengeneration um Karl Barth, die Aufgabe zugeschrieben wurde, Antworten auf die „fundamentale und irreduzible Autonomiekrise des neuzeitlichen Menschen" (Wenz 1988: 157, zitiert nach Pohl-Patalong 2009: 66) zu geben. Pohl-Patalong zufolge versuchte die kerygmatische Seelsorge diesem Ohnmachtsgefühl mit einer stärker unterweisenden Haltung zu begegnen. Orientierende Normen und Werte wurden nicht im Menschen selbst gesucht, sondern sollten von außen vermitteln werden (vgl. Pohl-Patalong 2009: 66). Im Nationalsozialismus habe die kerygmatische Seelsorge in der ‚Bekennenden Kirche' so „ihre volle Stärke [entfaltet, S. M.], indem sie mit der klaren Vermittlung christlicher Werte gegenüber den Deutschen Christen die Abgrenzung von der Verflochtenheit der christlichen Botschaft von Volk, Land etc. ermöglichte" (ebd.).

Mit der kulturellen Revolution in den 1960er Jahren hat das disziplinierende Paradigma an Plausibilität verloren und scheint dem Leitsatz „Gute Hirten führen sanft" (Bröckling 2017) gewichen zu sein. Der regierungstechnische Bruch zu einem sowohl „totalisierenden als auch individualisierenden Willen zum Wissen" (ebd.: 21), welcher nicht mehr auf direktivem Zwang, „sondern [.] der Bereitschaft der Geführten, sich führen zu lassen" (ebd.: 22), beruht, hat (nicht nur) der Seelsorge die Legitimation zur Unterweisung entzogen. Anders als zu der Zeit, auf die Webers Untersuchung gerichtet ist, wurden eine rückhaltlose Selbstoffenbarung „gegenüber dem professionellen Seelenhirten" (ebd.: 24) aus ‚freien Stücken' und der Glaube an ihre heilende und heilsbringende Kraft zu den Maßstäben des expandierenden Beratungsmarkts überhaupt, auf dem sich Seelsorge auch heute noch zu beweisen hat (vgl. dazu auch oben 4.3.1). In der Abkehr von der Disziplin hin zur Gouvernementalität, der Ausweitung der flüchtigen Therapien (vgl. Castel 1988; 5.1.1; 5.2.2) und „Ausweitung der Bekenntniskultur" (Burkart 2006) formierte sich die modernisierte Seelsorge konsequenterweise als *Seelsorgebewegung*. In der theologischen Forschung wird sogar davon ausgegangen, dass zu dieser Zeit erst jener Bruch zwischen Gesellschaft und Kirche vollzogen wurde, der das Lebensverständnis der „christlichen Überlieferung aus dem Bereich des öffentlich Maßgeblichen" (Herms 2001: 10) gestrichen und „auf den Bereich des öffentlich Irrelevanten und Privaten" (ebd.) begrenzt hat. Die veränderten

Problemlagen, die Menschen in ihrer Lebensführung seit diesem Zeitpunkt betreffen, haben neue Themenfelder für die seelsorgerische Beratung eröffnet, die sich außerdem in zunehmenden Maße der Psychotherapie angenähert hat. Insbesondere im kirchlichen Rahmen bestand die Herausforderung dabei in der Einnahme einer Position der weniger direktiven Hilfestellung für die postmodern-unsichere und private Situation des Menschen:

> „Die Individualisierung als Freisetzung aus den stabilisierenden traditionellen Bindungen, funktionale Ausdifferenzierung und Pluralisierung der Lebenswelten erhöhte einerseits das seelische Konfliktpotential und zerstörte andererseits die sozialen Auffangnetze. So entstanden ein erhöhter seelsorgerischer Bedarf, vor allem aber veränderte inhaltliche Anasprüche an die Seelsorge. Für diese Wandlung stellte die neue Seelsorgebewegung mit dem Axiom der Nicht-Direktivität und der Empathie, das methodische und begriffliche Instrumentarium zur Verfügung" (Pohl-Patalong 2009: 68)

Mit der Verstetigung dieser prekären Situation in den 1990er Jahren setzte eine *Pluralisierung von Seelsorgekonzepten* ein (vgl. ebd.: 69). Dem modernen prozessorientierten Beratungsparadigma entsprechend, nahmen verschiedene Beratungsleistungen unter dem Sammelbegriff der Seelsorge den Charakter eines offenen Gesprächs an, und Seelsorge musste sich im interdisziplinären Dialog mit Psychotherapie und Psychologie als sprechfähig erweisen. In diesem Sinne betonen die interviewten Expert*innen zwar, dass religiöse Deutungsmöglichkeiten der Situation ratsuchender Menschen ihre Arbeit prägen, jedoch auch den gratwanderungsartigen Charakter zwischen den Paradigmen. Das zeigt sich insbesondere im Bereich der Pastoralpsychologie:

> „Also dass im Grunde eine religiöse Deutung, wo auch weiterhin die Frage, was ist Religion, was ist Theologie, immer eine große Rolle spielt, aber dass diese Fragen wirklich diese Dimension haben, auch wenn es den Menschen vielleicht nicht bewusst ist. Und jetzt kommt es natürlich auf den Auftrag an, den ich habe hier in der Beratungsstelle, ob ich, ja *wie weit ich gehe sozusagen in der Deutung*. In der Regel findet eine religiöse Deutung hier nicht statt." (S02)

Insgesamt wurden Seelsorger*innen im Zuge dieser Neuerungen in die Lage versetzt, während ihrer Arbeit auf einen „Methodenkoffer" (S05) zurückgreifen zu können. Diese pragmatische Einstellung verschärfte sich im Kontext eines weiteren Wandels, der die Seelsorge schließlich in jenes weite Feld führte, von dem im vorausgegangenen Kapitel die Rede war. Dieser Wandel setzte mit der so genannten „Rückkehr der Religion" (Riesebrodt 2001) in die Gesellschaft bzw. ihrer Transformation ins Populäre ein, wie es mittlerweile vor allem im Anschluss an Hubert Knoblauch heißen müsste (dazu Knoblauch 2009).[113]

Im Gegensatz zur modernisierten und therapeutischen Variante der Seelsorge, die eher – wenn man so will – im Kontext einer „unsichtbaren Religion" (Luckmann 1991) verortet werden kann, beziehen sich die gegenwärtigen Lehren wieder stärker auf religiöse Elemente und akzentuieren die Erfahrung des Religiösen. Mittlerweile wird „verstärkt nach Spezifika christlicher Seelsorge gefragt und die Beachtung der Glaubensthematik sowie der Einsatz christlicher Kommunikationsmedien postuliert" (Pohl-Patalong 2009: 70). Außerdem werden in den letzten Jahren Forderungen laut, „im seelsorgerischen Gespräch auf dezidiert religiöse bzw. christliche Elemente zurückzugreifen. Gebete, Segen, Lieder, Beichte, vor allem aber biblische Worte werden in ihrem Wert für das seelsorgerische Handeln neu entdeckt" (ebd.: 70f.). Allerdings bilden nicht nur die „gesellschaftliche Tendenz vermehrter ‚Religionsfreundlichkeit' [.] und das Bewusstsein der Seelsorge, sich auf dem Markt der Lebenshilfen profilieren zu müssen, […] Hintergründe für eine stärkere religiöse und spirituelle Orientierung" (ebd.: 70). Für das gegenwärtige Verlangen nach einer forcierten und mitunter deutlich sichtbaren ‚Transzendierung in action' führt Knoblauch darüber hinaus z. B. eine Verschiebung in der gesellschaftlichen Kommunikationskultur aufgrund des digitalen Wandels als Faktor an (vgl. Knoblauch 2009: 268 ff). Auch Hanns Wienold weist auf die Bedeutung der neuen Medien für die massenhafte globale und transnationale Verbreitung posttraditionaler Religionsformate hin. Gläubige können heute nicht nur online Séancen oder Sitzungen beiwohnen, in denen so genannte ‚spirits' Besitz von ihren Medien ergreifen; insbesondere „für die Pfingstkirchen sind die elektronischen Kommunikationsmittel ein unentbehrlicher Bestandteil ihrer Aktionen im religiösen Feld geworden" (Wienold 2014: 173). Die medialen Darbietungen würden vor allem dazu dienen, „den Fluss des Heiligen Geistes durch die Gemeinde der Gläubigen [zu, S. M.] visualisieren" (ebd.), wodurch gelebte Religion und Spiritualität einen Eventcharakter annehmen.

Dieser Trend kann als Teil einer allgemeinen ‚Kultur der Ekstase' verortet werden, in der sich, wie Knoblauch betont, Tendenzen einer neuen Subjektivierungsweise abzuzeichnen scheinen. Diesem ‚affizierungslustigen' Individuum geht es weniger darum,

---

[113] Es ist fraglich, ob in zeitdiagnostischer Hinsicht tatsächlich von einer ‚Rückkehr' der Religion im Sinne eines Wiedererstarkens vormoderner Vergesellschaftungsmuster gesprochen werden kann. Ich schließe mich im Folgenden den Überlegungen Knoblauchs an und gehe also davon aus, dass das Religiöse eine andere Sozialform angenommen hat, mit deren Hilfe insbesondere spiritualistische Lebenseinstellungen offensiv als solche ausgewiesen und sichtbar gemacht werden können (vgl. Knoblauch 2009: 265). Warum das so ist, ist allerdings eine andere Frage.

„Erlebnisse *zu haben*, die einem bestimmten kulturellen Muster folgen; das Subjekt will selbst erfahren, aber was es erfährt, ist gerade nicht es selbst. Diese Verlagerung sollte nicht als einseitige ‚Heiligsprechung' des Selbst oder ‚Kult des Individuums' missverstanden werden, geht es dem Subjekt doch gerade nicht um sich selbst, sondern immer um die Überschreitung des Selbst" (Knoblauch 2009: 276, Herv., S. M.),

welche vor allem durch „Nachahmung, Einübung durch Mitmachen, ein Sich-den-körperlichen-Erfahrungen-Überlassen" (Wienold 2014: 174) sowie praktische Übungen gelingt. Derartigen Erfahrungen der Verbundenheit kommt in den posttraditionalen Formaten der Seelsorge eine besondere Bedeutung zu. Erinnern wir uns an den Feldbericht, der im vierten Kapitel die erste Auseinandersetzung mit der Seelsorge einleitete, kann dies bis dahin reichen, dass das Beratungssetting selbst zur kollektiven Trance wird. Ratsuchende erfahren am eigenen Leib, dass es „noch andere Kräfte gibt, die einen mit sich nehmen" (Oosterbaan 2014: 472, zitiert nach Wienold 2014: 174). In diesem ‚verbindlichen' Spiritualismus steht weniger die Stärkung des Individuellen im Sinne von Einzigartigkeit im Mittelpunkt (vgl. Knoblauch 2009: 271), sondern die Produktion eines *Gefühls der Verbundenheit*, einer *Erfahrung des Teilseins* und *Angenommenwerdens* in etwas, das das Selbst übersteigt. Auch systemische Ansätze, die seit einigen Jahren Einzug in Seelsorgekonzeptionen erhalten, befördern eine Überwindung „der individualistischen Verengung der Seelsorge (Pohl-Patalong 2009: 72). Zum einen wird der soziale und gesellschaftliche Kontext verstärkt analytisch einbezogen, zum anderen ein verstärktes Interesse an „Beziehungsgerechtigkeit und [..] in die gegenseitige Verantwortlichkeit aller Mitglieder eines Systems" (ebd.) bekundet. Der systemische Therapeut Siegfried Essen, der die Methode einer frei florierenden spirituellen Aufstellungsarbeit anwendet, bringt diese Stoßrichtung auf den Punkt:

„Wie wäre es, wenn wir davon ausgingen, dass jedes persönliche Problem, jede individuelle Frage, jede innere oder äußere Tendenz oder jedes Verhalten auch oder sogar in erster Linie ein Projekt des Ganzen ist, also Tendenz, Interesse, Schöpfungsidee Gottes? Wir könnten uns wieder als Teil des universalen Heilsgeschehens, des lebendigen Gottes verstehen, auch in unserem Leiden. Und all unser Denken, Fühlen und Tun würden dann demütiger und wichtiger zugleich, verantwortungsvoller und freier. Es würde vom Ganzen her gewürdigt und, sofern wir es als Problem empfinden oder als Symptom erleiden, auch ganz anders gelöst. Wir wären in unserem Tun und Leiden aufgehoben im Ganzen" (Essen 2006: 112).

In spiritualistisch und charismatisch geprägten Verfahren erlangen das Selbst überschreitende Problemdeutungen und Praktiken Brisanz. Diese Tendenz äußert sich in den Interviews – zumindest auf Expert*innenseite – eher latent denn manifest. So antwortet eine Expert*in, die sich als christliche Lebensberaterin mit charismatischem

Hintergrund beschreibt, auf die Frage, welche Rolle christliche Werte während ihrer Arbeit spielen, in einem mit diversen christlichen Symbolen ausgestatten Beratungszimmer z. B. Folgendes:

> „<fällt ins Wort> Nach den Werten in jedem Fall, aber die Werte sind ja äh Humanismus ist abgegucktes Christentum, nur ohne Jesus. Sag ich mal ganz salopp. Ähm. Ich begegne den Leuten nicht vorrangig christen- äh gleich also mit Bibel und Ähnlichem. Es sei denn, ich hab' jemanden, der also einfach wirklich mit dem Thema kommt. Ja, der mit dem Thema kommt und sagt: ‚Ich merke in meiner Gottesbeziehung stimmt irgendwas nicht', also ich hab' weitestgehend, die Leute, die zu mir kommen sind weitestgehend Christen ähm aber sehr unterschiedlicher Art. Und ähm aber vorrangig geht es erst einmal mit darum: Was ist hier los? Also: Was ist los im Leben von den Leuten? Wo ham sie Schwierigkeiten und wie denken sie selber erstmal über die Schwierigkeiten? Aber es kommt dann, je nachdem, also ich hab' eine, eine Klientin, die ist nicht will-, also Kirchenchrist, würd ich mal sagen, und da ergibt dann manchmal einfach das Gespräch, dass es da jemanden gibt, der Gutes über uns denkt, der uns kennt, der uns unseren Wert gibt. Ja das sind dann so, sag ich jetzt mal die Brücken, ja? Es gibt auch die, die sagen: ‚Äh. Ja. Ich bin Christ und ich glaub an Gott, aber ich trau ihm nicht.' Das gibt es auch. Und ich muss sagen, ich hab' nicht die Linie. Also ich komm mit Sicherheit nicht direkt mit der Bibel" (S06).

Alles deutet darauf hin, dass sich heute eine neue ‚Freundlichkeit' gegenüber religiösen Deutungsmustern im spiritualistischen Gewand verzeichnen lässt. Trotzdem mag in dem Angebot der Erfahrung des heilenden Teilseins einer Ordnung, dem Verbundensein und Angenommenwerden, das die seelsorgerische Beratung ihren Ratsuchenden macht, schlussendlich gar nicht so viel mehr zum Ausdruck kommen als ein basales christliches Menschenbild: Gerade als Dialog von Seelsorge und gesellschaftlicher Situation lässt sich der beschriebene Wandel der Seelsorgelehren als Beleg dafür lesen, dass der Mensch in der Seelsorge grundsätzlich als *transzendierungsbedürftiges Gemeinschaftswesen* begriffen wird. Das religiöse Selbst ist konstitutiv über sich hinaus; die Transzendierung erfolgt heute jedoch vor allem als Erfahrung.

Grundsätzlich ist das den Menschen transzendierende Selbstverständnis der Seelsorge schwer von funktionalistischen, religionspsychologischen und soziologischen Ansätzen zur Frage nach dem Sinn von Religion zu trennen. Gilt Thomas Luckmann Religion als anthropologisch-notwendige Konstante zur Übersteigung des Organischen (vgl. Luckmann 1991: 77ff), wird der Mensch in der Seelsorge als Wesen angenommen, für das Glaube und Hoffnung jene zweite Natur bilden, die dem Leben Sinn verleiht (vgl. Hoye 2007: 35ff): „Will Gott das von mir?" (S07). Diese sinnvolle Selbstüberschreitung beruft nicht nur die Seelsorger*innen zu ihrer Tätigkeit. Sie stillt auch den Symbiosehunger der Ratsuchenden, indem sie der Erfahrung der Isolationsangst die Erfahrung von Verbundenheit entgegensetzt. Wie das geschieht, möchte ich nun verdeutlichen.

5.3.2 Selbstbekehrung jenseits des Begriffs: Tragbarer Sinn und göttliche Atmosphären

Für die Felder der Psychotherapie und des Coachings wurde gezeigt, wie die Ratsuchenden mit der Übersetzung spezifischer *Erfahrungsgegen-stände* in Bewegung gesetzt werden. In der Psychotherapie gewinnen sie mithilfe der psychischen Störung eine neue Sicht auf sich selbst und die Welt, und der Beratungsprozess hat sich als Durchgang durch die Störung erwiesen. Im Coaching verwandelt sich die Unzulänglichkeit des Selbst in ein Potenzial, und in dieser produktiven Wendung werden der Stillstand und die Ausweglosigkeit durchbrochen. Die Isolationsangst der Ratsuchenden der Seelsorge wird weniger durch ein derart begrifflich fundiertes Begreifen der Erfahrung *als etwas*, mit und an dem man arbeiten kann, überwunden: *(Er)Lösung gelingt durch Sich-Ergreifen-Lassen von einer religiösen bis spiritualistischen Selbst- und Welterfahrung ‚großer Transzendenz'.*[114] Im Vergleich mit den beiden anderen Untersuchungsfeldern steht die Vorgehensweise der Seelsorge jenseits des Begriffs.

Dieses *Ergriffenwerden des Selbst*, diese *Be-kehrung*, möchte ich nun an fortsetzenden Fallanalysen zu *Jennifer, Nils* und *Ruth* nachzeichnen. Dabei wird sich eine leibhaftige, eine inkorporierende Inklusion in die gläubige Gemeinschaft und ein entsprechend generalisiertes Sinnmilieu als stillstandlösend erweisen. Es schiebt sich in Form einer tragbaren Sinnstruktur über die Isolationsangst der Ratsuchenden, und die Erfahrung von Verbundenheit stillt ihren Symbiosehunger.

Tragbarer Sinn im generalisierten Milieu: Der Glaube als posttraditionale Heimat

Ein Gefühl der Unheimlichkeit und des Verlassenseins, auf das seelsorgerische Beratung antwortet, ist im Fall von *Jennifer* sicherlich am Stärksten ausgeprägt. Sie fühlt sich fremd in der alltäglichen Lebenswelt und in einen Abstand zu dem gerückt, was sie die Normalität der anderen Menschen nennt. Dieses zugeschriebene und bestimmte Normale ist zu einem paradoxen Maßstab der Selbstverortung geworden, da Jennifer eine Verbindung damit anstrebt, es aber gleichzeitig auch verachtet. Ihre ausweglose Lage wurde als Folge einer mangelhaften Fähigkeit zur Selbstbegrenzung interpretiert. Die Spiritualität ermöglicht ihr hingegen eine *„stetige Entwicklung"* und gibt ihrem Leben eine Richtung.

---

[114] Zum Begriff der kleinen, mittleren und großen Transzendenzen siehe Luckmann 1991.

Diese (Zu-)Richtung ist vor allem Ergebnis der Teilhabe an der Glaubensgemeinschaft, deren Werte Jennifer eine Struktur geben, die sie distanzierend über die unheimliche Alltagswelt schieben und an der sie sich orientieren kann. Auf der Praxis-
ebene zählen dazu die regelmäßigen Unterweisungen durch den Meister im Ausland,
die Umstellung auf eine asketische Lebensweise und die täglichen Meditationen, die
ihren Geist *„zur Ruhe"* kommen lassen. All dies versetzt Jennifer in eine Atmosphäre
des Angenommen- und Zuhauseseins und gibt ihr ein Gefühl der Geborgenheit. Die
gelebte Spiritualität bietet eine Möglichkeit der Begrenzung und verändert den Blick
auf Selbst und Welt:

> *„Weil das ist die eigene Ausrichtung auch, ob man sich mehr in den Alltag rein-
> zieht lässt oder ob man mehr den Fokus darauf hat, was einem dann da auch Si-
> cherheit gibt. Ja. (Interviewerin: Also das heißt man tritt dann so aus dem Alltag
> raus?) Nein. Aber man lässt sich halt anders von den Dingen vereinnahmen.
> Macht sich andere Sorgen zum Beispiel. Also manchmal macht man sich ja ständig
> Sorgen um sämtliche Sachen und das und jenes, man macht sich Gedanken <un-
> verständlich> und wenn ich dann halt aber mehr drauf fokussiert, dann, dann zieht
> mir nicht alles so ab. [...] Das liegt einfach daran. Wir haben je bei uns, also in
> uns die Seele und den Intellekt und das Gemüt. Und eigentlich sind wir eher die
> Seele und die Seele hat dasselbe Wesen von Gott und hat die ganze Weisheit und
> Sicherheit und Liebe und all das und das steht sicherlich auch irgendwo in der Bi-
> bel und wenn man meditiert, dann wird das größer und man richtet sich mehr da-
> rauf aus und deswegen wird dann natürlich auch natürlich die eigene Kraft ir-
> gendwie größer oder so. Und wenn man da halt weit davon entfernt ist, dann ist es
> halt eher so, dass einen ständig das Gemüt abzieht oder der Intellekt oder ähm so
> ähm Ängste oder Unsicherheiten oder so, ja?"*

Eine derartige Beseelung und „Kosmisierung von Welt" (Kaufmann 1989), d. h. die
Welt mit einem Sinn zu überziehen, der über sie hinausverweist und sie strukturierend
anreichert, kann als grundsätzliche Funktion von Religion angesehen werden. Als
Sinnform und sinnformend lässt sich Glauben als „Akt der Überschreitung der verfüg-
baren Lebenswelt sowie [...] die gleichzeitige Bezugnahme auf diese Lebenswelt"
(Pollack 2009: 279) charakterisieren und erleuchtet, wie sich pathetisch sagen ließe,
das Begegnende. Diese ganzheitlich-transzendierende und versichernd-vertrauende
Sinngebung begegnete auch im ersten Teil der Fallbeschreibung von *Nils*, für den die
eigene Biografie zu einem Prozess des Näherrückens an Gott wird. Damit offenbart
sich eine Strategie *verheimatlichenden Weltüberziehens* durch den Glauben, die heute
immer weniger an lokale Glaubensstätten und Gemeinschaften gebunden ist.

So stehen am Beginn von *Jennifers* spiritueller *Be-kehrung* bspw. Reisen nach
Nepal. Auch heute fährt sie noch

„dreimal im Jahr hin ungefähr, früher bin ich da öfter hingefahren ich hab' da auch mal 'nen halbes Jahr gelebt dann [...] Ja nach 'm Studium da hat ich Zeit und das war toll, also das da hab' ich dann auch mal diese soziale Unsicherheit, was ich hatte, war dann da einfach weniger, weil ich da dann halt immer in diesem positiven Ding hier drin war also das war interessant dann wie das danach passiert <lachen> und ähm genau aber im Moment fahr ich jetzt- auch flieg ich öfter nach [...] weil, weil ich dann da so Straßenarbeit mach für 'nen Verein".

In Nepal sei die Atmosphäre einfach anders. Es stellt sich ein Gefühl der Verbundenheit ein, weil

„die Schwingung ist auch ähnlich, also das da macht man dann schon- mir ging es so nach 'n paar Tagen dass ich auch- dass es mir ähnlich gut geht vom Gemüt und so weiter da irgendwie einfach anders ist, Verbindung mit den Menschen da auch größer ist, was natürlich in vielen armen Ländern so ist, aber [...] ist da noch spezieller find ich, ja. Also ich find schon, dass man da immer noch Spiritualität spürt obwohl die Menschen dort auch materieller und oberflächlicher werden. "

An dieser Aussage verdeutlicht sich zunächst die (klassische) Bindung von Religiosität an bestimmte heilige Orte. Als Pilgerschaften oder Wallfahrten setzen Jennifers Reisen dem planlosen Umherirren im Alltag etwas entgegen, denn „Pilgerschaft ist zwar gewiss ein Unterwegssein, aber gerade kein zielloses. Es ist kein Umherschweifen, um dieses oder jenes zu sehen und zu erleben. Wallfahrt ist ein Weg, der auf ein Ziel hinführt" (Lechner 2007: 234). Mit Zygmunt Bauman lässt sich entsprechend formulieren, dass man als Pilger

„mehr tun kann als wandern – man kann *irgendwohin wandern*. Man kann auf die Fußabdrücke im Sand zurückblicken und sie in Gedanken zu einer Straße zusammenfassen. Man kann über die zurückliegende Straße *nachdenken* und von ihr als einem *Fortschritt in Richtung auf* sprechen, einem Vorrücken, einem *Näherrücken*; man kann eine Unterscheidung treffen zwischen ‚hinter' und vor und die ‚Straße vor einem' als eine Abfolge von Fußstapfen planen, die das Land ohne Eigenschaften erst noch mit Spuren versehen sollen. Das Ziel, der gesetzte Zweck der Pilgerreise des Lebens, gibt dem Formlosen Form, macht aus dem Fragmentarischen ein Ganzes, verleiht dem Episodischen Kontinuität" (Bauman 2007: 140, Herv. i. O.).

So wie sich unsere Welt Pilgern gegenüber aber nicht mehr gastfreundlich verhält – was für Bauman Sinnbild postmoderner Lebensführung ohne die Möglichkeit des Ankommens ist (vgl. ebd.: 143 ff) – liegt auch der Sinn von Jennifers Reisen weniger in der Ankunft am heiligen Ort: Sie schöpft nicht nur aus der Arbeit vor Ort Anerkennung, sondern zieht aus dem Gefühl der Verbundenheit mit Gott, das sich am heiligen Ort einstellt, Kraft und Energie für das Leben in Deutschland. Die Geborgenheit zeichnet sich also durch einen raum- und zeitüberwindenden Charakterzug aus, der sich heute in transnationalen Religionsbewegungen nicht nur radikalisiert (vgl. Wienold 2014), sondern generell eine Funktion für die (auch globale) Bewegungsfähigkeit von Menschen einzunehmen scheint.

Das wird im Fall von *Ruth* evident. Auch hier lässt sich eine Versicherungs- und Vertrauensfunktion gelebten Glaubens feststellen, was sich im ersten Teil ihrer Fallanalyse bereits in der Bedeutung, die die christlichen Werte der Liebe, Vergebung und Hoffnung für sie haben, verdeutlichte. Diese Versicherungs- und Vertrauensfunktion ist in ein generalisiertes Sinnmilieu der christlichen Gemeinschaft eingelagert. Unter Christen fühlt sich Ruth sicher und Zuhause. Das gilt zum einen vor Ort in Deutschland, weil

„hier in diesem Haus sind lauter Leute wo ich einfach nur 'ne Tür weitergehen müsste und hier sagen: ‚Hilf mir mal. Ermutige mich mal. Ich brauch' jetzt mal- ich brauch' jetzt mal 'nen Gebet'. Das Gebet ist 'nen wichtiges Thema da, äh die Sache die mir Angst macht, sagen wa mal 'ne Woche zu leben- ‚Hier hast du sie jetzt ich bring sie dir und mach mal was drauß. Ja, nehm sie in die Hand ich vertraue dir'. Vertrauen ist immens wichtig in der Gemeinde, das Gegenteil von Angst also von Furcht und Unsicherheit, ne Vertrauen ist das Hauptthema, Vertrauen ist der Anfang von Allem und 'nen ganz wichtiges Thema und hmm (...) geht gar nicht ohne. Das ist das, was mir immer wieder gefällt, dass ich, ich kann, ich brauch hier nur mal anklopfen und sagen: ‚Ja ermutige mich mal', und dann wird das auch passieren."

Zum anderen spielt die Gewissheit, Vertrauen zu können, auf Reisen ins Ausland, die Ruth im Zuge ihrer Öffentlichkeitsarbeit für die Gemeinde tätigt, eine entscheidende Rolle. Aufgrund der geteilten christlichen Werte kann sie ihren Mitmenschen auch in der Fremde vertrauen, weiß woran sie ist:

„Und ich glaube dann reicht das ganz einfach, aber dieses Wissen, diese gemeinsame Grau- Glaubensgrundlage ist erstmal auch ohne Ziel, ohne da jetzt irgendwie was tun zu wollen, verbindet schon auch, da weiß man nachher- derjenige hat die gleichen Werte, das ist einfach, ist gleich schon Vertrauensbasis ja. (Interviewerin: Warum?) Ja weil es- gut es gehört ja auch zu den christlichen Werten, dass ich mich nicht lüge, den andern nicht übervorteile, dass ich ihn ausnutze und er mich dann auch nicht also da ist schon so 'nen Grundvertrauen, ne? Wenn du daran glaubst, wenn wir beide daran glauben, dann werden wir uns jetzt hier nicht äh versuchen irgendwie zu übervorteilen oder irgendwie <lachen> benachteiligen oder- ja das ist schon, das merk ich immer wieder äh wohin ich komme, auch ins Ausland dann, wenn ich weiß, ah diese Leute glauben an den gleichen Gott wie ich. Das ist 'ne ganz einfache Geschichte also da kann ich vertrauen, da keine

Angst haben muss vor, was weiß ich, dass mir irgendwie geschadet wird. Das ist dann verbindend. "

Nils betont ebenfalls die Bedeutung eines *tragenden und tragbaren Sinns*, welcher der Teilhabe an der Glaubensgemeinschaft entspringt, sein individuelles Selbst übergreift und ihm Sicherheit vermittelt. Die überregionale Verbundenheit evangelikaler Gemeinden spielt dabei eine entscheidende Rolle. Um dies zu verdeutlichen, berichtet er im Interview von Freunden, die so genannte Bibelreisen unternommen haben:

„Ich sag' mal so D- (.) Du kannst (..) ja letztenendes, wenn irgendwo 'ne Gemeinde ist, kannst du dahingehen und du kennst die Leute nicht, und vielleicht haben die auch 'n ganz anderes Glaubensbild oder so aber letztenendes habt ihr alle, hat man das gleiche Ziel, halt wirklich näher zu Gott zu kommen. Und das verbindet halt schon. "

Außerdem könne eine Reise dazu führen, im Glauben sicherer zu stehen:

„Und die Leute, die halt meistens im Ausland sind, die kommen halt, die sind halt näher an Gott meistens verbunden, kommen sie wieder. Weil einfach sie wirklich alles hinter sich lassen, sagen so von wegen: ‚Ok, ich lass alles hinter mir und in dem Moment hab' ich nichts mehr'. Das Einzige ist wirklich nur noch Gott. Das heißt Gott spielt da dann die erste Priorität und überall wo Gott die erste Priorität spielt, schafft er Veränderung in einem. Kommt er näher an einem ran. Also es liegt nich' daran so von wegen: Gott will irgendwie näher an mir rankommen, sondern ich komm näher an Gott. Hab mein Herz auch in der Hand, ja. "

Die aufgeführten Interviewpassagen verdeutlichen nachhaltig die ‚tragbare' Vertrauens- und Verbindungsfunktion von Religiosität und Spiritualität. Diese Funktion ist eingebettet in ein generalisiertes Sinnmilieu geteilter Werte und Symbole, das in der Lage scheint, räumliche (und zeitliche) Distanzen zu überbrücken. Die vielzitierte Rückkehr der Religion bzw. ihre Popularisierung als Spiritualität und Esoterik dient im Untersuchungsfeld der Ausbildung einer Art *posttraditionaler Heimat*. Im Unterschied zur klassischen Idee von Heimat handelt es sich dabei um gemeinschaftliche Herstellungsleistungen von Vertrautheit und Sicherheit, die sich weniger durch eine quasi urwüchsige, erfahrungsmäßige Bindung an einen Ort, sondern durch eine spezifische Erfahrungsqualität auszeichnen, die ortlos ist: Posttraditionale Heimaten sind *Atmosphären der Geborgenheit* – eine Bezeichnung, die ich im nächsten Abschnitt noch genauer fassen werde. Vor diesem Hintergrund kann den religiösen Gemeinschaftsmilieus eine entscheidende Versicherungs- und letztlich auch Abgrenzungsfunktion zugeschrieben werden. Zwar sind Heimatgefühle per se an Prozesse der Grenzbildung und -überschreitung gebunden.[115] Als generalisierte Sinn- und Wertmilieus dienen die religiösen Sinn- und Gemeinschaftsheimaten jedoch in einem viel aktiveren Sinne dazu, Gefühle der Vertrautheit und Sicherheit auch über Entfernungen hinweg zu erzeugen.[116] Der folgende Abschnitt verdeutlicht, wie das Selbstverständnis der Ratsuchenden in diesen Erfahrungsmilieus offensiv in den Kontext der Glaubensgemeinschaft eingelassen wird.[117]

Von der Begabung des Selbst und seiner Einleibung in die göttliche Atmosphäre

Das Spezifische religiöser Deutung liegt darin, dass sie „das Andere in gewissem Sinne ontologisiert" (Knoblauch 2006: 99). Zwar sind das Zurechtfinden und die Bewegung in der alltäglichen Lebenswelt immer auf kleine bis größere Transzendierungen des Alltäglichen und Außeralltäglichen angewiesen (vgl. ebd.; Luckmann 1991). In religiös-symbolischen Deutungen wird das Außeralltägliche allerdings selbst noch einmal transzendiert, sodass wir es im Grunde mit einer selbstreferentiellen Schließung religiöser Kommunikationen zu tun bekommen, die sich als „Glaube an den Glauben" (Wienold 2014: 176) selbst beschreiben lässt: ein Umschlagen des Glaubens an die „'Wirklichkeit der Transzendenz' in den ‚Glauben an die Wirklichkeit des Glaubens'" (ebd.).

Im Unterschied zu ‚Ungläubigen' können Gläubige daher „bangen sich zu täuschen" (Latour 2014: 428), weil der Glaube an den Glauben in der Schwebe gehalten werden muss, soll Religiosität sich nicht in Gewissheit und damit in Fundamentalismus oder eine psychische Störung verwandeln. Wer glaubt muss sich in der Bewegung (fest-)halten; in Form eines Loslassens der Gegenwart des ‚Ich-Jetzt-Hier'.[118] Als *In-Bewegung-Halten* bedeutet der Glaube an den Glauben selbst die „Wiederaufnahme

---

[115] Dem Heimatbegriff (und der Heimaterfahrung) ist die Notwendigkeit der Distanzierung als einer Entfernung vom Heim und der Heimat per se eingeschrieben. So gründet die romantische Idee der Heimat, die auch heute noch oftmals mit ihr assoziiert ist, bspw. konstitutiv im Heimweh, welches zunächst bei schweizerischen Söldnern im 16. Jahrhundert beobachtet wurde, als diese massenhaft desertierten (vgl. Neumeyer 1992: 14ff). Erst wenn wir anfangen Grenzen und uns ins Heim zurückzuziehen, ergibt sich die Möglichkeit eines Außen, das unheimlich sein kann (dazu u. a. Blumenberg 2006: 10ff; Baecker 2007: 73).

[116] Tarde hat um 1900 formuliert, dass die „spirituellste und philantropistischste Religion mehr Möglichkeiten hat, sich außerhalb ihres Entstehungsgebiets zu verbreiten und daß umgekehrt eine Religion, die sich außerhalb ihrer Quelle ausbreitet, tendenziell spiritueller und menschlicher wird" (Tarde 2009b [1890]: 294).

[117] Dass Heimat immer auch auf die Sehnsucht nach Gemeinschaft verweist, zeigt u. a. Karl-Siegbert Rehberg (dazu Rehberg 2014). Zur Frage der Heimat im Kontext von Religion und Religiosität siehe Sander 2014; Gerl-Falkovitz 2014.

[118] Zu dieser Idee von Gegenwart siehe vor allem Schmitz 2005a [1964], dort u. a. mit Bezug auf Minkowski 1933. Waldenfels spricht im Anschluss an Karl Bühler von einem Ich-Hier-Jetzt-System (dazu Bühler 1982: 102ff; Waldenfels 2009: 19f., 26).

einer ständig riskanten Subsistenz" (ebd.: 427), die ‚Gott' wäre; eine Bewegung der rituellen Wiederholung oder – weitergefasst – der „WIEDERAUFNAHME selbst, das unaufhörliche Wiederaufgreifen des Wortes durch das Wort selbst" (ebd.: 422, Herv. i. O.). Fragt man also, wie Ratsuchende zu dieser eigenartigen (Un-)Gewissheit des Glaubens an den Glauben gelangen, kann die Antwort nur lauten, dass diese sich immer wieder aufzunehmen hat, „indem man sich wiederholt" (ebd.: 423). Im Untersuchungsfeld ist diese Wiederholung vor allem eine der leibkörperlichen Bewegung, die die Ratsuchenden in kollektive Atmosphären der Geborgenheit einle(i)bt. Die der Seelsorge vorausgesetzte Bange tilgt sich im Ritus, in „der Glaubenserfahrung selbst" (Luhmann 2000a: 276) und dem gemeinschaftlich geteilten Glauben (vgl. Wienold 2014: 177; bereits Durkheim 2007 [1912]) – oder kühler gesprochen: in der leiblichen Kommunikation von Gläubigen.

Derart ‚übersinnliche' Erfahrungen können als „eine besondere Gnade Gottes" (Luhmann 2000a: 276) erscheinen, was die Glaubhaftigkeit des Glaubens unterstreicht und sich deutlich im Fall von *Nils* zeigt. Im ersten Teil seiner Fallanalyse wurde an einem längeren Interviewauszug die (re-)strukturierende Wirkung aufgezeigt, die die Hinwendung zur gelebten Religion in der evangelikalen Gemeinde für sein Selbstverständnis hat. Ansonsten alltäglich-gewöhnliche Ereignisse werden derart in eine Schablone des Gottgewollten gegossen, dass Nils sich schließlich von Gott in die Rolle des Pastors berufen bestimmt:

„Gott möchte, dass ich die Jugend leite und Gott hat mich in diversen Parts da auch drauf hingewiesen. <Interviewerin: Und wie?> Gibt viele Arten. Also einmal dort halt, hab' ich gemerkt: ‚Ok, du hast das Potenzial'. Dann hat es halt in mich gearbeitet, wo ich erst gedacht hab': ‚Nein, nein geht nicht'. [...] ‚Guck mal, du kommst ja noch nicht mal mit deiner Sucht zurecht, wie willst du da zu Jugendlichen irgendwas sagen', oder ja. Ähm und da hab' ich mir halt viele Gedanken gemacht und letztenendes dann halt auch: ‚Wo sind meine Gaben wirklich?'. Hab' da auch gemerkt, dass ich in der Lehre auch 'ne Gabe habe ähm."

Der Interviewauszug verdeutlicht, inwiefern für das ergriffene Selbst der Seelsorge erneut ein *Erfahrungsgegen-stand*, in diesem Fall die *Gabe*, von Bedeutung ist. Indem sie allen Gemeindemitgliedern eine klare Position zuweist, hat sie einen wesentlichen Anteil daran, dass die Glaubensgemeinschaft einen verlässlichen und sicheren Ort darstellt. In der Gemeinde, so Nils, habe jeder

„halt seine Gabe und jeder bringt sich mit der Gabe sozusagen ein, die er hat. Was weiß ich, manche haben die Gabe des Woreship, die andere die Gabe des Lehrens, die andere die Gabe des Gebets undsoweiterundsofort. Es gibt also voll viel Gaben".

Aufgrund ihrer Situierung zwischen Individuum und Gemeinschaft erinnert diese Begabung des Selbst an jenes dritte Simmel'sche Apriori, das dem Menschen als sozialem Wesen Sinn geben kann (vgl. Simmel 1983c [1908]: 289ff) – und damit an die basale protestantische Idee der Berufung (vgl. Weber 1986 [1905]: 63ff). Die Entdeckung der Gabe folgt jedoch weniger typisierenden Mustern der Selbstvermessung, so wie das Potenzial im Coaching, und sie auch nicht Resultat der psychologischen Selbstbefragung: *Die Begabung des Selbst wird erfahren*, und die Aufgabe der Gabe ist die Kopplung von Selbst und Glaubensgemeinschaft. Sie ist nicht lediglich ein Geschenk, sondern – und darin dem Potenzial ähnlich – eine Verpflichtung.[119]

Insbesondere in charismatischen Gemeinden konzentriert man sich Nils zufolge in den Gottesdiensten verstärkt darauf,

> *„den Heiligen Geist freien Raum in sich zu lassen und die Gaben hinaus zu spüren sozusagen und (...). Ja das ist bei uns so halt so- Wir sind sortierter. Also wir bewegen uns auch langsam in die Richtung, dass wir wirklich dem Heiligen Geist immer mehr Platz lassen wollen, mit den Gaben".*

Zwar scheint Webers Erkenntnis nach wie vor Gültigkeit beanspruchen zu können, dass sich der „religiöse Virtuose [...] seines Gnadenstandes [...] versichern [kann, S. M.] entweder, indem er sich als Gefäß, oder, indem er sich als Werkzeug göttlicher Macht fühlt" (Weber 1986 [1905]: 108). Die Betonung der (kollektiven) Erfahrung der Begabung, die in dem Interviewauszug deutlich wird, weist aber darüberhinausgehend auf die Produktion einer geradezu mystischen Erfahrungsqualität in posttraditionalen Formen religiöser Vergemeinschaftung hin.[120] In Nils Gemeinde zeigt sich dies u. a. in Gebeten und Lobpreisungen auf einem Marktplatz. Die Verbundenheit mit dem Göttlichen wird dabei vor allem im gleichmäßigen Rhythmus der Körper zum Ausdruck gebracht:

> *„Und da haben wir uns als Jugend gedacht: ‚Ok. Wir setzen uns daneben <unverständlich> und haben dann Woreship gemacht, also Anbetungsmusik und haben dann wirklich voll begeistert drei Stunden lang Gott angebetet dort neben und vor, ja vor ihren Freunden, vor ihren Lehrern undsoweiter haben sie das gemacht und das von sich aus und das war auch mega cool. Ähm. Und am Abend hatten wir halt einen Dankbarkeitsgottesdienst, wo wenig waren, weil alle fertig waren, weil sie ja*

---

[119] Siehe zu diesem Charakter der Gabe grundsätzlich Mauss 2011 [1925].

[120] Mir geht es hier nicht um eine Diskussion der Unterschiede und Ähnlichkeiten von Mystik und Religion. Ich schließe mich der Argumentation von Schmitz an, der davon ausgeht, dass die Mystik „Symptom einer religiösen Spätzeit" (Schmitz 1995: 205) ist. Sie kann als „Schwundstufe des Betroffenseins von Göttlichem gelten, gerade deshalb, weil sie dieses Betroffensein bis zum Zerfließen im Göttlichen radikalisiert" (ebd.). Folglich setzen mystische Praktiken „eine eingeschliffene, für die Autorität des Göttlichen empfängliche Religion voraus" (ebd.).

den ganzen Tag auf den Beinen waren. Und ähm ja da wurden halt voll viele Zeugnisse gegeben, von Sachen, die passiert sind da. Und da war ich halt schon recht dankbar. Und dann kamen wir halt in 'ne Woreshiptime, also in 'ne Anbetungszeit und in 'ne Gebetszeit. Und da hab' ich plötzlich so eine krasse Dankbarkeit in meinem Herzen gespürt, also ich hab' erstmal so nochmal die Jugendlichen gesehen vor Augen, wie sie da wirklich Lobpreisung machen und auf einmal hab ich so eine Dankbarkeit gespürt. Weil Gott bei keinen von denen lockergelassen hat, sondern bei jedem von ihnen wirklich ans Herz geklopft hat und gesagt: ‚Ey ich bin da'. Weil wir wirklich alle Gott so gefunden haben und ihn als Vater annehmen konnten und ich war so dankbar in dem Moment, dass ich weinen musste vor Dankbarkeit. Ich kenn ja dann äh vor Freude weinen oder so, oder weil man weiter weint, aber vor Dankbarkeit- das hat ich noch nie vorher und es war so 'ne krasse Dankbarkeit und wo ich sofort gemerkt habe: ‚Ok Gott. Das ist deine Antwort, definitiv, ne. Ich will diese Dankbarkeit wieder spüren".

Glaubensvergewissernde Vergemeinschaftungsrituale betonen nachhaltig die Bedeutung von *Effervescence als Selbstentgrenzung und -überschreitung* für die Bildung sozialer Bänder (dazu Durkheim 2007 [1912]: 307ff; Bataille 1985: 8ff; Maffesoli 1986).[121] Diese mystisch-verbindlichen Praktiken werden von „einer übermächtigen, suggestiv bannenden, göttlichen Atmosphäre beherrscht" (Schmitz 1995: 206), in die sich die Gemeinschaftsglieder versenken und mit der sie sich vereinen können. Alle „personalen und figuralen Züge, die von der Übermacht der Atmosphäre ablenken könnten" (ebd.), werden in der Atmosphäre aufgehoben. Solche Verbindungen übersteigern die „Intensität des Betroffenseins" (ebd.: 205), die der religiösen Erfahrung per se konstitutiv ist, und können als *kollektive Atmosphären der Geborgenheit des Selbst* verstanden werden.

Hermann Schmitz zufolge kennzeichnet Atmosphären in phänomenologischer Hinsicht, dass sie den ‚flächenlosen', d. h. voluminösen leiblichen Raum „im Bereich dessen, was als anwesend erlebt wird" (Schmitz 2014a: 51), total oder partiell besetzen:[122] „Eine Atmosphäre ist eine ausgedehnte (nicht immer totale) Besetzung des flä-

---

[121]   Bei Durkheim heißt es etwa: „Man kann sich leicht vorstellen, daß sich der Mensch bei dieser Erregung nicht mehr kennt. Er fühlt sich beherrscht und hingerissen von einer Art äußeren Macht, die ihn zwingt, anders als gewöhnlich zu denken und zu handeln. Ganz natürlich hat er das Gefühl, nicht mehr er selbst zu sein. Er glaubt sogar, ein neues Wesen geworden zu sein" (Durkheim 2007 [1912]: 324).

[122]   Um die „von der psychologisch-reduktionistisch-introjektionistischen Vergegenständlichung der Besinnung entfremdeten Schätze normaler menschlicher Lebensführung" (Schmitz 2014a: 9) ‚begreifend zu bergen', entwickelt Schmitz das Konzept des flächenlosen Raums in Abgrenzung vom geometrischen Orts- und Lageraum. Für ihn stellen der flächenlose voluminöse Raum des Leibes und der leiblichen Richtungen sowie der den Leib ergreifende Raum der Gefühle als Atmosphären die beiden wichtigsten Typen flächenloser Räume dar (vgl. ebd.: 16). Sie bilden die

chenlosen Raumes im Bereich erlebter Anwesenheit, d. h. dessen, was als anwesend erlebt wird" (ebd.: 50). Verschiedene Typen von Atmosphären lassen sich folglich danach unterscheiden, inwiefern sie den Leib ergreifen. Schmitz nennt zunächst Klima und Wetter, die den Leib umfassen können, ihn jedoch nicht in dem Maße ergreifen müssen wie eine Atmosphäre des Gefühls. Als Atmosphäre kann das Wetter ein Gefühl sein oder lediglich wahrgenommen werden, genauso wie etwa der „ernsthafte Beobachter eines fröhlichen, aber etwas ordinären Volksfestes [...] von der Atmosphäre der Fröhlichkeit aufdringlich betroffen werden [kann, S. M.], ohne Fröhlichkeit zu empfinden; vielleicht fühlt er sich abgestoßen" (ebd.: 35). Solche (Halb-)Dinge sind Atmosphären, wenn sie den Raum erlebter Anwesenheit füllen, was bereits der Fall wäre, wenn sich der angesprochene Beobachter des Volksfestes bloß über dieses ärgert, ohne jedoch derart „von dieser Atmosphäre affektiv betroffen zu werden, [...] dass etwas von ihr in das eigene leiblich-affektive Betroffensein überginge" (ebd.: 51). Ebendas ist Schmitz zufolge bei „den Atmosphären, die Gefühle sind" (ebd.), anders: Sobald sie uns ergreifen, nehmen wir leiblich „Partei für das Gefühl" (ebd.: 52) und können uns „erst nach einer Anfangsphase in Preisgabe oder Widerstand selbstständig dazu verhalten" (ebd.). Aufgrund dieser Verlaufsstruktur spricht Schmitz vom affektiven „Betroffensein von Gefühlen als Ergriffenheit" (ebd.).[123]

Vor diesem Hintergrund möchte ich die Vertrautheit, die der religiösen Vergemeinschaftung entspringt, als ein Gefühl der Geborgenheit in göttlicher Atmosphäre bezeichnen.[124] Atmosphären wiederum können ,gezüchtet' werden (vgl. Schmitz 2014a: 29), und meine Ergebnisse zeigen, wie Seelsorge dies durch den Einsatz verschiedener Strategien der leiblichen Weitung leistet. Hier liegt der Grund dafür, dass der Glaube zu einer Antwort auf die Isolationsangst der Ratsuchenden werden kann. *Glauben* hieße dann im Grunde aber nicht viel anderes als die Möglichkeit eines (ortsunabhängigen) *Wohnens*, wenn dieses verstanden wird als „Kunst, Atmosphären, die Gefühle sind, so einzufangen und auszubilden, dass der Mensch sich mit seinem leiblichen Befinden harmonisch auf sie einstimmen kann" (ebd.: 27f.).

Als verschiedene Formen leiblicher Kommunikation lassen sich die Strategien der leiblichen Weitung, die im Untersuchungsfeld zum Einsatz kommen, analytisch in drei

---

die unerlässliche psychologische, anthropologische und logische Voraussetzung des „vertrauten Ortsraums" (ebd.: 15).

[123] Ein weiteres Abgrenzungsmerkmal zwischen den Atmosphären als Gefühlen und den leiblichen Atmosphären besteht darin, dass Erstere danach trachten, den gesamten Raum erlebter Anwesenheit auszufüllen und den Anspruch erheben, „ihn ganz zu besetzen" (Schmitz 2014a: 52). Dahingegen ist z. B. das leibliche Behagen in einer warmen Badewanne zwar als atmosphärisch zu begreifen, weil es den Leib nicht lokal an einzelnen Inseln, sondern ganzheitlich erfasst. Begrenzter als das Gefühl ist es jedoch, da es in er Regel am Wannenrand endet (vgl. ebd.: 19f.).

[124] Genauer müsste es heißen: Dieses Gefühl der Geborgenheit *ist* die göttliche Atmosphäre.

Varianten unterscheiden: *Erstens* mit Blick auf den körperlichen Leib[125] der Ratsuchenden in eine Strategie „private[r] Weitung" (Schmitz 2011: 18), die bis zur „Ausleibung" (ebd.: 50) reicht. *Zweitens* in eine Strategie der „einseitig antagonistische[n] Einleibung" (ebd.: 38), sofern die Ratsuchenden durch eine Person, wie etwa einen Meister, angeleitet werden. *Drittens*, und in den leiblichen Wechselwirkungen innerhalb der Gemeinschaft, in eine Strategie der „solidarische[n] Einleibung" (ebd.: 47). Diese leiblichen (Zu-)Richtungen, die den Stillstand der Ratsuchenden lösen, führen – wie alle Formen der leiblichen Kommunikation – aus der isolierenden „Enge in die Weite" (ebd.: 39).

Im ersten Fall, wenn wir den Blick auf den körperlichen Leib der Ratsuchenden richten, kann bspw. davon ausgegangenen werden, dass *Nils* die Beflügelung und Dankbarkeit, die ihn während der Woreship-Sessions überfällt, in eine Atmosphäre göttlicher Geborgenheit ‚ausleibt'. Dieser Vorgang stellt ein Substitut für seine Immersionserlebnisse vor dem Computerbildschirm dar: Anstatt mit dem Internet, ist er jetzt mit dem Göttlichen verbunden. Strategien der Ausleibung kommen im solitären Gebet zum Einsatz, zeigen sich aber auch in *Jennifers* alltäglichen Meditationen und Yogaübungen, die sie nicht zuletzt in kritischen Situationen anwendet, z. B. bevor sie im Studium ein Referat halten musste. Die Fokussierung auf ein selbstüberschreitendes und selbstentgrenzendes Anderes hat ihr

„total geholfen, dann hab' ich mich vorher irgendwie halt hab ich früh meditiert und war dann immer total fokussiert und hab dann auch zum Teil gebetet oder so oder halt mein Mantra gehalten und dann, dann war das total echt 'nen guter Flow irgendwie"

In der kontemplativen Wiederholung kommt ihr *„ Gemüt"* zur

„Ruhe und wird halt natürlich positiv beeinflusst genau oder manchmal mach ich auch 'nen Mantra [...] das sind halt so ähm 'nen paar Wörter die halt mit, mit so 'ner positiven Kraft aufgeladen sind. Also es gibt ja in vielen Religionen Mantren ich meine der Rosenkranz ist ja auch 'nen Mantra und der ist jetzt vielleicht nicht so exzessiv aufgeladen aber trotzdem allein die Wiederholung beruhigt das Gemüt und wir ham dann halt nicht nur die Wiederholung, sondern noch dazu was du halt für dich aufgeladen, ist was dann noch mehr beruhigt und wenn ich das mache dann eigentlich geht das schon".

Dieses Zur-Ruhe-Kommen lässt sich als ein Nachlassen von leiblicher Engung und (An-)Spannung interpretieren (dazu u. a. Schmitz 2011: 15ff), durch welche Bedrängniserfahrungen gekennzeichnet sind. In der Kontemplation zerfällt der Leib „in nur

---

[125]   Für das zugrundeliegende Leib(- und)Körperverständnis siehe Kapitel 3, Fußnote 28.

noch locker oder kaum verbundene Inseln" (ebd.: 25), wie es auch beim Einschlafen oder Wegdösen der Fall ist. Derartige Zustände der Versunkenheit können zur „Vereinigung bis [.] Identität mit dem, was wir anstarren" (ebd.: 50), führen. Das isolierte und auf die Gefahr fixierte Ich läuft „in die Welt als eine ununterbrochene Masse von Empfindungen, wie ein uferloses Meer" (ebd.: 51) aus, wodurch ‚selbstlosere' Formen der Verbindung mit dem Umgebenen und hier insbesondere dem Göttlich-Anderen aufgenommen werden (dazu ebd.: 52f.).

Leibliche Weitung und Ausleibung können als *Grunderfordernisse spiritueller Erfahrung* verstanden werden. Das Erlernen solcher Strategien im Kontext der Seelsorge bedarf jedoch in der Regel der Unterweisung, Führung oder zumindest eines Themas der Ausrichtung, soll sich eine religiöse Atmosphäre von einem Nachmittag am Strand unterscheiden lassen. Daher beruhen religiöse Ausleibungen in der Regel auf Formen der *einseitig antagonistischen Einleibung*, welche auch in Hypnose und Suggestion zur Anwendung kommen. Von diesen war ja bereits in der Analyse der Coachingpraxis die Rede. In der Unterweisung wird den Ratsuchenden eine Weite angeboten, in die ihr „Blick hineinschlüpfen kann, ohne aktiv zu werden" (Schmitz 2011: 40).[126]

Bei *Jennifer* zeigen sich solche ‚verbindlichen' Strategien der Weitung, wenn sie in ihren Meditationen auf die Anleitung ihres Meisters angewiesen bleibt oder allein oder in der Gruppe auf „*Licht und Ton*" meditiert. Die Fokussierung auf etwas entfaltet eine suggestive Wirkung der Selbstentgrenzung und -überschreitung. Zwar spielt die Teilhabe an der Mediationsgemeinschaft selbst eine entscheidende Rolle, weil sie eine Atmosphäre der Geborgenheit schafft, die Jennifer vor ihren ängstlichen Isolationserfahrungen rettet, beschreibt sie die Gemeinschaft doch als

> „*ein soziales Netz, das man dann immer kennt, vor allem, wenn man dann öfter wohin fährt und da, da muss ich sagen das gibt mir schon sehr viel. Das ist echt wie 'ne eigene Familie irgendwie und dann, wo ich da bin, da fühl ich mich dann noch wohler oder so. Also das ist wie als ob da noch 'ne eigene schöne Schwingung ist. Und dann kenn ich da natürlich auch viele Leute seit zehn Jahren oder mehr"*

Intensive Erlebnisse der Verbundenheit würden sich allerdings vor allem einstellen,

> „*wenn man auf so 'nem Mediations- ist, wo der Meister dann auch da ist oder so. Das schweißt sich auch schon irgendwie mehr zusammen und kennt sich irgendwie tiefer. Also merk ich schon, dass diese Freundschaften sind irgendwie noch erfül-*

---

[126] Hier lohnt ein Rückblick auf den Feldbericht, mit dem die Analyse der Voraussetzungen der Seelsorge im zweiten Kapitel eingeleitet wurde. Die kollektive Gruppenmediation wird ebenfalls durch den ‚Mann auf der Bühne' angeleitet.

lender jetzt als viele andere, die ich hab'. Also das baut mich dann auch irgendwie immer total auf dann. "

Insbesondere die Präsenz des Meisters, dem Jennifer die Aufgabe zuschreibt, *„das Leben wieder zurückzubringen"*, indem er *„Verbindung"* aufbaut, wirkt also selbstentgrenzend.

In *solidarischen Formen der Einleibung* radikalisiert sich die Wechselseitigkeit in den Beziehungen anwesender leiblicher Körper.[127] Im Untersuchungsfeld steht für solche Ausleibungen und *Zu-richtungen* der Ratsuchenden in *kollektive Atmosphären der Geborgenheit des Selbst* paradigmatisch die ‚Aktion', die *Nils'* Gemeinde auf dem Marktplatz durchgeführt hat. Solche Ausleibungen können in Phänomenen gipfeln, die Schmitz unter dem Begriff des „Eugenie-Effekt[s]" (Schmitz 2011: 42) beschrieben hat. Dabei kommt es zu einem interleiblichen Verschmelzen und ‚Hochschaukeln', in dem „Beweger und Bewegtes ihre Antriebe" (ebd.) vereinigen. Selbst-, Körper- und Dinggrenzen erscheinen in solchen Momenten überwindbar und Rollenverhältnisse austauschbar, weil die Du- und (Ich-)Evidenz, d. h. die Evidenz, „es mit einem anderen Bewussthaber zu tun zu haben" (ebd.: 41), verschwindet. Im Untersuchungsfeld hat dies ein ‚Aufgehen' der Ratsuchenden in der Geborgenheit der göttlichen Atmosphäre zur Folge: das Selbst wird ergriffen. Auch dafür bedarf es aber in der Regel eines „integrierenden Themas" (ebd.: 47), das im kollektiven Gebet, Rhythmus und der Ausrichtung auf das Göttliche gegeben ist.[128]

5.3.3 Dritte Einstellung: Ergriffensein

Seelsorge löst den Stillstand und die Ausweglosigkeit, wenn sich die Ratsuchenden von einer Erfahrung der Verbundenheit ergreifen lassen und inkorporiert sie in eine *göttliche Atmosphäre der Geborgenheit des Selbst*. Bei dieser Lösung haben wir es nicht mit etwas Übersinnlichem oder Magischem zu tun, denn die Einbindung und

---

[127] Strenggenommen ist solidarische Einleibung „nur möglich, wenn die Einleibung mindestens drei Teilnehmer hat, von denen sich zwei, die miteinander solidarisch verbunden sein können, zum dritten, der die dominante Rolle des fesselnden Zentrums übernimmt, in der Weise antagonistischer Einleibung verhalten" (Schmitz 1980: 41). Dieses fesselnde Zentrum bildet im vorliegenden Fall das Göttliche. Schmitz zufolge kommt es häufig zu einer „Überlagerung antagonistischer Einleibung durch solidarische" (Schmitz 2011: 48), was er am Beispiel einer ausgelassenen Partyatmosphäre und einem Fußballspiel zeigt (vgl. ebd.: 47f.).

[128] Diese Selbstüberschreitungen als wechselseitige Aus- bzw. Einleibungen sind Massenphänomen ähnlich, wie sie durch Elias Canetti beschrieben wurden. Das konstitutive „Umschlagen der Berührungsfurcht" (Canetti 1981) hängt ebenfalls am gemeinsamen Rhythmus der Leiber (vgl. ebd.: 32ff). Nebenfolgen dieser Produktion von Verbundenheit, insbesondere der zweiten und dritten Strategie, werden im abschließenden Kapitel diskutiert.

Entgrenzung des Selbst in die Gemeinschaft gelingen auch in diesem Untersuchungsfeld durch den Einsatz spezifischer Strategien. Hier konnten drei Strategien identifiziert werden, die auf Praktiken der leiblichen Weitung aufbauen, die Überschreitung des (körperlichen) Selbst forcieren und Ratsuchende in antagonistischen bis solidarischen Formen leiblicher Kommunikation gemeinschaftlich miteinander verbinden.

Damit legt die Rekonstruktion der Vorgehensweise dieses Beratungsformats die Einschätzung nahe, dass Seelsorge die im Feldvergleich *stärkste Deindividualisierung* des Selbst bewirkt: Während sich Ratsuchende von der psychischen Störung lösen sollen und das Potenzial zu pflegen und zu entfalten haben, erfasst sie der Glaube mit Haut und Haaren. Vielleicht ist es das, was es bedeutet, „ganz *anders zu leben*" (Latour 2014: 427, Herv. i. O.); das Erfüllende und Beängstige am Glauben an den Glauben selbst, wenn Ich ein völlig Anderer ist, weil der Glaube kein Ding ist, das wir haben können, sondern selbst Subjekt – etwas, das ergreift und von dem wir gehabt werden. In der Seelsorge steht weniger ein begriffliches Begreifen der Erfahrungen des Nichtweitergehens *als etwas* im Mittelpunkt der Verbindungsarbeit, sondern Stillstand, Ausweglosigkeit und Isolationsangst werden in der *Erfahrung von Verbundenheit* getilgt. Wie sich auch am Beispiel der ‚Begabung' in *Nils* Fall zeigt, hat dieser Vorgang weniger partiellen Zugriff auf das Selbst als die psychische Störung oder das Potenzial.

Dies liegt m. E. an der besonderen Rolle des Leibes in diesem Untersuchungsfeld bzw. der Erfahrung leiblicher Weitung und der gemeinschaftlich-atmosphärischen Verbundenheit. In den ekstatischen Verbindungspraktiken der Seelsorge wird die Körpergrenze des Selbst überschritten. So können sich die Ratsuchenden auch der letztlich depressiven Last entledigen, nur sie selbst sein zu müssen, und vom psychologisch-rationalistischen Individualisierungsparadigma befreien (dazu auch Ehrenberg 2008). In dem binären „Schema des anthropologischen Dualismus" (Schmitz 1965: XIV), der dieses Paradigma des Individuellen beherrscht und die Welt in ein Inneres und Äußeres scheidet, „sind die leiblichen Regungen heimatlos" (ebd.). Entsprechend dient der Einsatz des Leibes in der Seelsorge einer ‚Verheimatlichung' von Menschen, die sich in einer derart strukturierten Welt als fremd und nicht zugehörig empfinden. Die Geborgenheit in der göttlichen Atmosphäre bildet ein Milieu, „in dem die davon ergriffenen Menschen mit einander leben" (ebd.: 48) können, und in dem die Erfahrung des Getrenntseins aufgehoben werden kann. Mit der Produktion dieser posttraditionalen Heimaten bietet der Glaube den Ratsuchenden eine Hilfestellung gegen ihre Isolationsangst und das Leiden an der Unheimlichkeit der Welt. In seinem spiritualistischen Gewand nimmt er dabei immer mehr die Form eines tragbaren Zuhauses an. Wer aber „nach Hause will, in die Heimat, in die Geborgenheit, muß sich dem Glauben zum Opfer bringen" (Plessner 1975 [1928]: 342).

So zeigt die Darstellung der seelsorgerischen Praxis, dass auch Seelsorge eine Arbeit der Verbindung und Kopplung des Selbst ist, die auf der Qualität der Erfahrungen des Nichtweitergehens und der feldtypischen Situation der Ausweglosigkeit aufbaut. Denn die im vierten Kapitel identifizierte Isolationsangst ist bereits Folge einer angestrebten Selbstentgrenzung und Überschreitung der körperlichen Selbstgrenze. Dieses Drängen nach Aufgehen im Anderen wird in den posttraditionalen Beratungsformaten der Seelsorge erfahrbar und erhält einen 'verbindlichen' Sinn. Im Glauben verliert der Wunsch nach Symbiose seine Furcht vor der Isolation, weil er sich in der Gemeinschaft verwirklicht.

5.4 Zusammenfassung

Deindividualisierung als Gradmesser der Beratung

Ist die Entkopplung des Selbst der Wegweiser in die Beratung, bildet die Kopplung des Selbst den Maßstab der verschiedenen Verfahren von Psychotherapie, Coaching und Seelsorge. Sie dienen dazu, den Stillstand und die Ausweglosigkeit zu durchbrechen und sind durch den Einsatz spezifischer Gegenstände gekennzeichnet. Diese werden innerhalb eines Beratungsprozesses an die Ratsuchenden übersetzt und verändern das Selbstverständnis und die Weltsicht der Betroffenen. Mit der Produktion von Erfahrungen der Verbundenheit nimmt die Seelsorge eine gewisse Sonderstellung ein. In allen Fällen baut Beratung als Verbindungsarbeit jedoch auf den feldspezifischen Voraussetzungen, d. h. den Fixierungen, Erfahrungen des Nichtweitergehens und Situationen der Ausweglosigkeit auf.

Die *Psychotherapie* durchbricht den Stillstand mit der *Übersetzung der psychischen Störung*. Diese erweist sich im Untersuchungsfeld als eine Kontingenzformel, für die sich verschiedene funktionale Aspekte auf der Mikro- und Mesoebene unterscheiden lassen. Psychotherapie gelingt durch einen zweistelligen Übersetzungsprozess der psychischen Störung: Mit der Inklusion ins psychotherapeutische Feld werden Ratsuchende zunächst in ein psychopathologisches und dann in ein psychologisch-hermeneutisches oder ein Selbstverständnis des psycho-technischen Pragmatismus' geführt. *Diese Ratsuchenden gehen also den Weg durch die Störung*: Sie müssen sie hinter sich lassen, wenn es für sie weitergehen soll.

Schon die frühe Feststellung der Störung als Diagnose hat eine 'verbindliche' Entlastungfunktion. Das liegt vor allem daran, dass mit ihr eine Ursache der Erfahrungen des Nichtweitergehens und der auswegl osen Lage identifiziert ist, die auch andere betrifft. Diese Einsicht hat eine deisolierende Wirkung und nimmt der Erfahrung daher etwas von ihrem unheimlichen Charakter. Nach dieser Selbstpathologisierung werden Ratsuchende (weiter) befähigt, ihren gefährlichen Erfahrungseinstellungen durch eine

Veränderung der Perspektive Herr bzw. Frau zu werden. Die fortsetzenden Fallanalysen zu *Sabrina* und *Ruben* haben gezeigt, wie dies im Zuge der Psychologisierung des Selbst gelingt. Im ersten Fall wird über eine internalisierende Strategie des Erfahrungsbegreifens ein psychologisch-hermeneutisches Selbstverständnis erworben. Dieses ist für die Psychoanalyse charakteristisch. Im zweiten Fall wird ein Selbstverständnis des psycho-technischen Pragmatismus' über eine externalisierende Strategie des Erfahrungsbegreifens erworben. Dieses kennzeichnet die Verhaltenstherapie. *Sabrinas* Therapie gelingt durch eine analytische und biografische (Re-)Konstruktion. Selbst- und Weltverhältnis werden einer verpersönlichenden Psychologisierung unterzogen, durch die sie sich bedrohlich Ansteckendes und die Angst vom Leibe halten kann. *Rubens* Fixierung wird durch eine Gefahrenablenkung mittels körperlicher Tätigkeit durchbrochen. Diese ,zuhandene' Weltaneignung bietet ihm Schutz vor dem bedrohlich Vorhandenen, das seine Welt im Beratungsvorfeld belagert hat. In beiden Fällen werden auf der Grundlage eines Selbstverständnisses als gestörtes Subjekt neue Erfahrungsmöglichkeiten erschlossen. Der Unterschied liegt in der Frage, ob die Kopplung des Selbst über eine Einstellungsverschiebung in Richtung eines persönlichen Inneren (Internalisierung) oder eines körperlichen Außen vollzogen wird (Externalisierung). Das psycho-technische Selbst der Verhaltenstherapie basiert weniger als das hermeneutische Tiefenselbst der Psychoanalyse auf der biografischen (Re-)Konstruktion. Es konstituiert sich vielmehr in einer körperlich-produktiven und erfahrungsmäßigen Selbstablenkung, und sein Vormarsch im Feld der Psychotherapie bildet einen Indikator für eine Deindividualisierung durch Beratung, die sich über die drei Untersuchungsfelder hinweg steigert.

So hat die Rekonstruktion des *Coachings* gezeigt, wie mit der *Übersetzung des Potenzials* ein bewegungsermöglichendes Selbstverständnis (re-)produziert wird, mit dessen Hilfe Ratsuchende für die Anforderungen des entgrenzten, subjektivierten und in zunehmendem Maße auch affizierenden Erwerbsarbeitens kompatibel gemacht werden. Zwar kommen im Coaching ebenfalls psychologische und kognitionswissenschaftliche Methoden zum Einsatz. Unter dem synergetisch-kybernetischen Impetus wird jedoch nicht nur der Körper mehr als in der Psychotherapie in den Beratungsprozess einbezogen. Insgesamt erwerben die Ratsuchenden Kompetenzen, die stärker auf die Kopplung, Vernetzung und soziale Verbindlichkeit des Selbst abzielen.

In der Tendenz führt die potenzielle Selbst(re-)konstruktion im Coaching in eine Reessenzialisierung des Subjekts, beruht sie doch weniger auf persönlichkeitsergründenden, sondern vor allem auf typisierenden Verfahren. Dabei kommt dem Aspekt der Zukunftsvorwegnahme, den das Potenzial bietet, eine entscheidende Bedeutung zu. Während der Verteilung von Menschen in Erwerbsarbeit fungiert das Potenzial in Form eines prädestinierenden Platzanweisers, und hier liegt ein Grund dafür, dass das

Ziel von Coaching nicht in der Überwindung dieses *Erfahrungsgegen-stands* liegt, so wie es bei der psychischen Störung der Fall ist: *Die Ratsuchenden des Coachings sollen das Potenzial nicht hinter sich lassen; sie sollen es pflegen und sich von ihm auf ihrem weiteren Weg leiten lassen.* Das potenzielle Selbst wird stärker als das psychologische *als etwas an etwas* – nämlich sein Potenzial – gebunden. Da für die feldtypische Expertise die Idee prägend ist, soziale Ordnungsbildung könne durch die Kontrolle von Synergieeffekten, die der Harmonie zwischen Subjekt und Struktur entspringen sollen, in gewünschte Bahnen gelenkt werden, weist Coaching den Ratsuchenden mit dem Potenzial einen immer auch ökonomisch verträglichen Weg. Dieses kybernetische Gedankengut propagiert eine soziale Durchlässigkeit des Subjekts, die die verschiedenen Verfahren der Vermessung des Selbst prägt. Die Darstellung von NLP, RMP und Co. als Methoden eines vermessenen Begreifens und der selbstverwirklichenden Überwindung des Selbst hat gezeigt, wie diese Idee den Ratsuchenden in den Leib geschrieben wird.

In diesem Sinne findet die stärkste Deindividualisierung jedoch in der *Seelsorge* statt, wenn der Glaube das Selbst ergreift und das Selbstverständnis der Ratsuchenden kosmisierend redefiniert wird.[129] Wer mit der tiefschürfenden Frage nach dem Verhältnis von Religion und Moderne vertraut ist, den mag dieses Ergebnis nicht sonderlich überraschen. Allerdings konnte im Durchgang durch die drei Untersuchungsfelder als wesentliche Komponente der Deindividualisierung durch Beratung nicht nur die Bindekraft bestimmt werden, die den verschiedenen Beratungsgegenständen hinsichtlich der Lebensführung und des Verhältnisses von Individuum und Gesellschaft eingeschrieben ist. Darüber hinaus spielen der Einbezug des Körpers und der leiblichen Erfahrung in den Beratungsprozess eine entscheidende Rolle: Je stärker diese Faktoren berücksichtig werden, desto stärker ist die – letztlich vergemeinschaftende – Kopplung des Selbst. Folglich zeichnen sich nicht nur im Blick auf die Beratungsgegenstände der psychischen Störung, des Potentials und der Gabe Deindividualisierungstendenzen ab, sofern sie sich danach unterscheiden lassen, wie stark sie einerseits am neuen Selbst ‚kleben bleiben' und wie individualistisch oder ‚verbindlich' das ihnen folgende Selbstverständnis andererseits ist. Ein weiterer Faktor ist die Überschreitung der körperlichen Selbstgrenze und eine damit einhergehende Variation der Vorstellungen, was das Selbst ist und wo es seinen Ort hat: Während in der Psychoanalyse eine Stillstellung des Körpers prägend ist, durch die eine psychologische Weite im Innenraum des Subjekts aufgespannt wird, treibt bereits die Verhaltenstherapie das Selbstverständnis aus dieser individualistischen Tiefe heraus. Im Coaching situiert das Potenzial das

---

[129] … und für die im Anschluss an Luhmann Gott die Kontingenzformel bilden würde (vgl. Luhmann 2000a: 147ff).

Selbst nicht nur in einem weitaus verbindlicheren Sozialen. Durch den Einsatz der suggestiven Methoden ist seine Einpassung auch in höherem Maße mit Erfahrungen der Verbundenheit gepflastert, die die (tradierte) Körpergrenze des Selbst überschreiten. Mit ihrem Angebot, die Isolationsangst der Ratsuchenden in der Erfahrung des Teilseins, Angenommenwerdens und der Selbstentgrenzung in die göttliche Atmosphäre aufzuheben, steigert die Seelsorge diese Logik ins Extrem. Somit ergibt sich für die Untersuchungsfelder folgende *Gesamtordnung*: Je ich-fixierter, isolierender und unheimlicher die Erfahrungen des Nichtweitergehens, desto eher wird die Beratung das Selbst betonen, anstatt seinen Unterschied (weiter) zu verringern.

6 Der (Un-)Sinn der Beratung

Zusammenführung der Ergebnisse, Analyse und Ausblick

Im Anschluss an die Darstellung der Ergebnisse zu den Beratungsanlässen und der Beratungspraxis kann eine Antwort auf die Frage gegeben werden, was die ganze Beraterei am Laufen hält: Es ist der Stillstand des Selbst, der ihr den Fortgang sichert. Dieser Stillstand ließ sich in den drei Untersuchungsfeldern in verschiedenen Hinsichten auf eine ich-fixierte und isolierende Erfahrungseinstellung zurückführen, welche die Beratung durchbricht, wenn sie Betroffene zu neuen Selbstverständnissen führt. Demnach besteht das Bezugsproblem der Beratung in einer ängstlich-gefährlichen und bewegungshemmenden Elimination von Kontingenz. Sie führt die Ratsuchenden in ihre ausweglose Lage.

In der zusammenfassenden Analyse des Beratungsphänomens, die in diesem Kapitel geleistet werden soll, wird zunächst dem Grund dieser Fixierung nachgegangen, indem sie als Kehrseite eines gesellschaftlichen Verbindungsimperativs diskutiert wird (6.1). Vor diesem Hintergrund fragt der darauffolgende Abschnitt nach gelingenden und misslingenden Formen der Beratung und macht das Argument stark, auch die Beratung müsse sich daran messen lassen, inwiefern durch sie Bewegungs- und Verbindungschancen eingeschränkt werden (6.2). Damit ist der Boden für eine kritische Diskussion der Ergebnisse der Studie bereitet (6.3).

6.1 Konturen des Beratungsgrundes

Abstrakte Relationen

Wie im vierten Kapitel gezeigt, lassen sich der Stillstand und die Ausweglosigkeit ratsuchender Menschen auf eine kontingenzausschließende Fixierung zurückführen. Diese äußert sich in der Psychotherapie in einem Katastrophensinn, der zu einem Bestreben des Selbstschutzes führt, im Coaching leiden die Ratsuchenden an einer übermächtigen Idee des Sinns der Arbeit und der eigenen Unzulänglichkeit und in der Seelsorge an einer Isolationsangst, die sich aus einem übersteigerten Bedürfnis nach Symbiose und Geborgenheit ergibt. Mögliche Gründe dieser Voraussetzungen der Beratung wurden in der Rekonstruktion der Beratungsanlässe bereits diskutiert. So wurde argumentiert, die gefährliche Gewissheit der *Psychotherapie* lasse sich als *Re-aktion* auf Kontingenz- und Flexibilisierungserfordernisse deuten, die das Leben in modernen bis spätmodernen Gesellschaften bestimmen (vgl. 4.1.3; Luhmann 1992; Makropoulos 1997; Holzinger 2007). Diese gesellschaftlichen Rahmenbedingungen wurden im

© Springer Fachmedien Wiesbaden GmbH, ein Teil von Springer Nature 2019
S. Mönkeberg, *Der (Un-)Sinn der Beratung*,
https://doi.org/10.1007/978-3-658-27945-5_6

Kontext der unter 2.2 beschriebenen wissenssoziologischen Perspektive thematisiert; insbesondere im Hinblick auf Prozesse der reflexiven Modernisierung und Individualisierung. Im Gegensatz zur dort dominierenden Perspektive einer anthropologisch überfordernden Optionenvielfalt und daraus resultierenden Verunsicherung des Menschen steht mit dem Ergebnis der stillstellenden Beratungsvoraussetzungen nicht eine unmittelbare Unsicherheit am Grund des boomenden Beratungsmarktes. Vielmehr leiden die Ratsuchenden an einer Art zwanghafter Gewissheit, die von der Überzeugung der Infizierung des eigenen Körpers im Fall von *Sabrina* und *Ruben* bis zur Tatsache seiner Vernichtung durch eine Spinne bei *Lucy* reicht.

Dass die ‚Flüchtigkeit der (Post-)Moderne' (Bauman 2008) Menschen nicht nur verunsichern, sondern eine verbissene Suche nach Sicherheit und Halt völlig blockieren kann, haben aber nicht nur die Ratsuchenden der Psychotherapie, sondern auch die Klientel des *Coachings* gezeigt. Die Rekonstruktion der Beratungsanlässe in diesem Untersuchungsfeld und insbesondere *Zoes* Suche nach einer „*festen Stelle"* verdeutlichen, dass entsprechende Prozesse im Bereich von Erwerbsarbeit ablaufen, in denen Beharrung nicht nur zu einem Faktor des Stillstands, sondern – und deswegen? – zu einem Exklusionsfaktor werden kann. Die Folgekosten der Hyperinklusion, die *Hans* tragen muss, weil er sich mit Haut und Haaren der Arbeit hingegeben hat, lassen sich nicht nur als Schattenseiten subjektivierten Erwerbsarbeitens, sondern vor allem als ‚No-Go' in Zeiten der radikalen Flexibilisierung und „totalen Mobilmachung" (Bröckling 2000) verstehen. Gilt heute in allen Lebensbereichen die Devise, dass „man nie mit irgendetwas fertig wird" (Deleuze 2010: 27) und jedes Ziel nur einen nächsten Schritt bildet (Bauman 2005a: 200f.), kann man eben auch nicht einfach Halt machen, „da irgendwo noch stehen bleiben, am Rande grasen, so wie's die Pferde ja auch tun" (C01) – klebenbleiben um gut zu leben (dazu Wermke et al. 1998–2002: 474). Wie stark Menschen heute trotzdem – oder deswegen? – nach einer unkündbaren Beziehung suchen mögen (dazu Bude 2014: 28ff), haben die Ratsuchenden der *Seelsorge* schließlich aufs Deutlichste gezeigt: Sie scheinen sich vollkommen auf diese Idee zu versteifen.

Könnte man also sagen, die stillstellenden Voraussetzungen der Beratung sind Konsequenzen dessen, dass die Ratsuchenden allesamt eine „ontologische[.] Sicherheit" (Giddens 1996a: 184) suchen, weil sie ursprünglich an einer existenziellen Angst und Ungewissheit leiden (dazu Bauman 2008: 12ff)? Leiden sie daran, weil die Weltgesellschaft jene Erfahrung von ‚Heimatlosigkeit' radikalisiert, die Plessner zufolge dem Menschen überhaupt wesentlich ist (dazu Plessner 1975 [1928]: 309ff)? Vor dem Hintergrund einer basalen Flüchtigkeit allen Sinns ließen sich die entkoppelnden Fixierungen der Ratsuchenden als *subjektive Orientierungspraxen* verstehen. Allerdings misslingen sie, denn sie erfüllen nur ihre eigenen Voraussetzungen und schließen alles andere aus.[130] So gesehen wäre das Leiden an der Gewissheit Konsequenz eines Leidens an Ungewissheit bzw. Konsequenz einer *Flucht in die Gewissheit* jenseits der Kontingenz – geradeso als ob man versucht hätte, den Teufel mit dem Beelzebub auszutreiben. Aber halt: Erinnern Sie sich noch an diese (un-)behaglichen Schleifen der soziologischen Beratungsforschung aus dem zweiten Kapitel? Verfangen wir uns womöglich gerade in einer, anstatt dem Grund der nach Halt ringenden Selbst- und Weltvoraussetzungen an ihnen selbst nachzugehen? Dass die ganze Beratungsgeschichte etwas mit Orientierung zu tun haben könnte, ist schwerlich von der Hand zu weisen genauso wie der Eindruck, die Ratsuchenden seien auf der Flucht. Allerdings hinterlässt dieses (Un-)Gewissheitsargument eine offene Frage, nämlich *warum es bei alledem in einer derart auffälligen Weise um den Körper geht*. Dieser erscheint ja nicht nur in den Voraussetzungen der Psychotherapie in Form eines schützenswerten Guts, wo es mitunter sogar den Anschein hat, es ginge um Selbstverteidigung. Die Erfahrungen des Nichtweitergehens bezeichnen für die Ratsuchenden in allen Fällen eine ängstlich beklemmende Starre und faktische Bewegungseinschränkung, die von der depressiven Bewegungsunfähigkeit und panischen Flucht, über die immersive Stillstellung, bis zum körperlichen Automatismus reicht. Darüber hinaus spielt, wie im fünften Kapitel gezeigt, die Überschreitung der körperlichen Selbstgrenze durch leibliche Affektion eine entscheidende Rolle in der Beratungspraxis selbst, insbesondere in der Seelsorge. Ich stelle mir folglich die Frage, ob wir mit einer Antwort auf diese Körperfrage einen Weg zum Grund der Beratung finden, der nicht seine eigenen Voraussetzungen erfüllt und (zurück) in die (un-)behaglichen Schleifen der ‚gängigen' soziologischen Beratungsforschung führt, sondern zum Grund der Beratungsvoraussetzungen und damit zum Grund der Beratung selbst.

Hinsichtlich der Auffälligkeit des Körpers ließe sich zunächst argumentieren, dass unser Fitness- und Gesundheitsbewusstsein gestiegen ist (u. a. Bauman 2005b). Dies lenkt Aufmerksamkeit auf den Körper; außerdem werden leiblich orientierte Selbsterfahrungen im Zuge der aktuellen Esoterikwelle in ein neues Licht gerückt. Vom mittlerweile antik anmutenden Fitnessstudio über Yoga und Biodancing bis hin zu superschonend kaltgepressten Säften oder einem Revival von ‚Omas guter Knochenmarkbrühe' ernährt der „‚Körperboom' [.] eine komplette, nach ihm benannte Industrie. Der Vielzahl der Angebote ist dabei immer wieder die Botschaft zu entnehmen:

---

[130] Siehe in ähnlicher Hinsicht zum Zwangscharakter der (reflexiven) Moderne Giddens 1996a. Binswanger betont in seiner daseinsanalytischen Rekonstruktion verschiedener Störungsphänomene, dass menschliches Dasein aufgrund seiner konstitutiven Weltoffenheit beständig von der „Möglichkeit des Sich-ver-steigens" (Binswanger 1992 [1956]: 242) ‚umwittert' ist. Dabei bedeutet „Verstiegenheit [..] Verabsolutierung einer einzelnen Ent-scheidung" (ebd.: 246).

‚Der Körper – nie war er so wertvoll wie heute'" (Schroer 2005: 20).[131] Das alles kann – in reflexiver bis dialektischer Manier – zu Unsicherheiten im Umgang mit dem Körper oder sogar einer „Körperpanik" (Bauman 2007: 197) führen, die sich mit der epidemischen Selbstvermessung in den digitalen Medien weiter steigert (dazu überblicksweise Duttweiler et al. 2016). Schließlich erzeugt mehr Wissen ja nicht nur mehr Nichtwissen (vgl. Simmel 1983b [1911]; Beck et al. 1996), sondern mehr Sicherheit auch mehr Unsicherheit (vgl. Kaufmann 1973; Evers/Nowotny 1987; Bauman 2008; Castel 2012) usw. usf. – aber Moment: Der Körper: wertvoll? Und wenn ja: was, wie und warum denn eigentlich?

Ohne Körper lebt es sich bekanntlich eher schlecht als recht und der Großteil der Menschen spürt Schmerzen, wenn er sich verletzt.[132] Was die neue Werthaftigkeit des Körpers betrifft, spielen zudem sicherlich ökonomische (und kapitalismuskritische) Faktoren eine Rolle – genauso wie beim Psychoboom – und das alles gilt es hier auch nicht zu bestreiten. Es geht auch nicht darum, mittels Leibkörper „der Erfahrung ein deutungsfreies und unbekanntes X unterzuschieben, das den Namen ‚Wirklichkeit' oder ‚Realität' trägt" (Waldenfels 2002: 431). Das so etwas letztlich vor allem ‚gefährlich' wäre, hat nicht nur die Untersuchung der Beratungsanlässe gezeigt, Beispiele finden sich in der Geschichte zuhauf, und ich werde unter dem nächsten Abschnitt in einem ähnlichen Sinne auf die Folgewirkungen einer übersteigerten Leiblichkeit zu sprechen kommen – nicht mehr als subjektive und ich-fixierte, sondern in Form einer kollektiven Dissoziation. Indem die vorliegende Studie die Bedeutung der leibkörperlichen Erfahrung und Bewegungsfähigkeit in einem Untersuchungsfeld herausgearbeitet hat, das klassischerweise eine Domäne der Sozialpsychologie ist, konnte allerdings gezeigt werden, dass nicht nur das, was ratsuchenden Menschen widerfährt, sondern damit auch das, worauf Beratung antwortet, „*mehr* ist als Sinngebilde, eine Zielvorstellung oder ein Konstrukt" (ebd., Herv. i. O.). Und fragt man in ebendieser Hinsicht nach dem Wertvollen des Körpers, so erweist er sich nicht nur als der altbekannte Wi-

---

[131]   Für die Verhandlungen des Körpers innerhalb der Soziologie siehe Schroer 2005: 7ff; Gugutzer 2015; Gugutzer et al. 2016. Als klassisch gelten mittlerweile die Arbeiten von Bourdieu (dazu etwa Bourdieu 1987, 1992b; Bourdieu/Wacquant 1996), Goffman (u. a. Goffman 1975, 2009 [1959]: 48ff.) und Foucault (u. a. Foucault 1977). Auch vom Leib zeigt sich die Soziologie nicht mehr unberührt und greift vor allem auf die Arbeiten Plessners, Merleau-Pontys und Schmitz' zurück (dazu Gugutzer 2002, 2012, 2017; Lindemann 2014, 2016). Weniger beachtet werden im Fach die Arbeiten von Gernot Böhme und Waldenfels (dazu u. a. Böhme 2003; Waldenfels 2016).

[132]   Das weiß gerade die Kryonik, weswegen sie auf Anderes hofft. Bei Schmitz und Tarde finden sich Überlegungen zur Frage der Unsterblichkeit, die aber ohne (Körper-)Grenze auskommen muss (vgl. Schmitz 1980: 177ff; Tarde 2009c [1893]: 106f.). Siehe für eine Thematisierung der Zusammenhänge von Gesundheit und Krankheit und Leben und Tod aus leibphänomenologischer Perspektive darüber hinaus Böhme 2003.

dersacher, der soziale Ordnung stört (dazu Goffman 1986: 48ff), sondern vor allem als ein *Bollwerk der Orientierung*.

Edmund Husserl hat darauf hingewiesen, dass wir uns als leibkörperliche Wesen grundsätzlich vom Hier-Jetzt *aus-gehend* orientieren: Orientierung und Richtung von Bewegung wird dadurch vollzogen, dass der Leibkörper „den Nullpunkt all dieser Orientierungen in sich trägt" (Husserl 1952: 159). Dieses ‚Hier' fungiert nicht nur als ein letzter Ankerplatz für Ortsangaben, sondern „gleichzeitig als Orientierungszentrum, von dem Raumachsen wie Oben-Unten, Vorn-Hinten, Rechts-Links ihren Ausgang nehmen" (Waldenfels 2009: 68) und *etwas als etwas* bestimmt wird (auch das Hier als dieser Ort, an dem oder der ich bin). Schmitz zufolge ist dieser relativen körperlichen Orientierung ein leiblich voluminöses Zurechtfinden vorgelagert, in welchem noch nicht zwischen Selbst, Körper und Welt differenziert wird. Darauf aufbauend unterscheidet er zwischen einem reinen Weiteraum, dem Richtungsraum sowie dem deutlich abstrakteren Ortsraum, welcher durch Punkte-, Flächen- und Lageverhältnisse gekennzeichnet ist (vgl. Schmitz 2005b [1967]).

Im Weiteraum ist die Welt in der Verbundenheit des Leibes mit der Umgebung gegeben, sodass eine (aktive) Orientierung eigentlich nicht nötig ist.[133] Die leibliche Richtung im Richtungsraum führt jedoch zur Ausbildung von Richtungstermen, die ihrerseits miteinander verbunden werden können, und diese Verbindungen wiederum geben, „Gelegenheit dazu, Lagen und Abstände einzuführen" (Schmitz 2005b [1967]: 44), sprich etwa Strecken und Entfernungen zu messen, durch die sich die Richtungsterme als Orte in einem „System räumlicher Orientierung" (ebd.) bestimmen lassen. Erst diese Orte sind relative, d. h. in konstellativer Relation bestimmte und begriffene Orte, anders als der *absolute Ort des Leibes*. Und während alle leibliche Richtung „unumkehrbar von der Enge in die Weite" (Schmitz 2011: 20) führt, wird die Richtung zwischen ihnen umkehrbar (vgl. ebd. 2005b [1967]: 44f.).[134]

Vor diesem Hintergrund lässt sich die Ausbildung eines Systems relativer Orientierung im Verlauf der Geschichte als zunehmende Abstraktion von einem basalen leiblichen Zurechtfinden verstehen. Otto Friedrich Bollnow hat die phänomenologische Einsicht des *Aus-gehens* vom leibkörperlichen Hier und Jetzt und des Sich-Richtens-auf in seinen Untersuchungen über „Mensch und Raum" (2004 [1963]) für eine entsprechende Abgrenzung verschiedener Typen des „ge-lebten" (ebd.: 18) als

---

[133] Denn dieser Raum ergreift leiblich, was sich am Beispiel des Klimas verdeutlichen lässt: Es „bleibt dem Menschen nicht gegenüber, sondern zieht ihn in sich hinein, […] so daß nichts im leiblich spürbaren Befinden des Menschen dem Klima entzogen bleibt" (Schmitz 2005b [1967]: 51).

[134] Eine analoge Abstraktion lässt sich für die Zeit annehmen (dazu u. a. Schmitz 2014b; Lindemann 2014).

„erlebten Raum" (ebd.: 19) vom abstrakten, geometrischen und mathematischen Raum genutzt. Gesellschaftliche Differenzierung wird so zu einer Art Bewegungs- und Orientierungsgeschichte des leiblich erfahrenen und verkörperten Menschen, in der die ursprüngliche Erfahrung der Verbundenheit von Selbst und Welt und die Erfahrung zeitlicher Dauer durch die Orientierung an einem allgemeinen System „digitale[r] Raumzeit" (Lindemann 2014: 191) ersetzt werden. Diese gilt Gesa Lindemann als „eines der wichtigen strukturierenden Prinzipien der modernen Gesellschaft" (ebd.) und sie zeichnet sich durch die „Abwesenheit selbstbezogener Zentrierungen" (ebd.) aus. Folglich verläuft Orientierung unter diesen Bedingungen immer weniger vom leibkörperlichen Nullpunkt *aus-gehend*. Zwar fände, so Lindemann weiter, „Erleben von Welt [.] immer gegenwärtig statt und entfaltet vom aktuellen Hier aus je spezifische erfüllte Bezüge zur Zukunft und Vergangenheit" (ebd.). All dies gebe es in der digitalen Raumzeit aber nicht: „Es gibt Punkte in einem vierdimensionalen (einschließlich der Zeit) Raum, die in ihrem Verhältnis zueinander berechnet werden können" (ebd.), sodass schließlich „alle Punkte wechselseitig durch ihre Relation zu anderen Punkten bestimmt" (ebd.) sind.

Dennoch verschwindet die Bedeutung des Leibkörpers für das Zurechtfinden in der Welt in diesem Abstraktionsprozess nicht. Die genannten Autor*innen betonen, dass die relativ-relationalen Orientierungsweisen auf ihn angewiesen bleiben, was allerdings zu Spannungsverhältnissen führen könne. Ausgehend vom Leibkörper als Nullpunkt und Mitte des erlebten Raums konzipiert Bollnow z. B. eine ‚Theorie des guten Wohnens', das den modernen Gefahren „der heimatlosen Geworfenheit in einen feindlichen Raum" (Bollnow 2004: 309) auf der einen Seite und dem „falsche[n] Wohnen im Sinn der ängstlichen Versteifung im Gehäuse" (ebd.) auf der anderen Seite ein Gefühl der Geborgenheit um die eigene Mitte im Raum entgegensetzen soll. Ihm zufolge wird dieses Gefühl durch die Balancierung von Möglichkeiten des Fortgehens und Zurückkehrens befördert und kann einen Beitrag leisten, Gegensätze zwischen einem heimatlichen Eigenen und einem unheimlichen Fremden zu verringern (vgl. ebd.: 55ff; 125ff).[135] Schmitz betont das pathologische Moment einer rein ortsräumlichen Orientierung ohne leibliches Befinden und leibliche Erfahrung (vgl. Schmitz 2005b [1967]: 58ff) und auch, dass die Verabsolutierung des perzeptiven Körperschemas zu einer Unkoordiniertheit von Bewegungen führt.[136] In ihrer Konzeptualisierung

---

[135] „Beide in polarer Spannung aufeinander bezogenen Seiten sind gleich notwendig, und auf dem Gleichgewicht der beiden Seiten, der Arbeit in dem Außenraum der Welt und der Ruhe in dem Innenraum des Hauses, beruht die innere Gesundheit des Menschen" (Bollnow 2004: 138).

[136] Das motorische Körperschema „hat seinen Sitz im Leib, da es ja schon im bloßen Spüren ausgeübt wird und eine hinzukommende Orientierung an Zeugnissen des Sehens und Tastens (einschließlich des perzeptiven Körperschemas) die Flüssigkeit der Bewegung bloß hemmt und unterbricht" (Schmitz 2011: 22). Weitere Beispiele für solche „Leistungen im Rahmen des eigenen

der mehrdimensionalen Ordnung des Sozialen hat Lindemann an die Raum- und Zeit-typen von Schmitz angeschlossen. Sie weist einerseits auf die Verschachtelung leib-körperlicher und abstrakter Ordnungen hin, andererseits aber auch auf die Ambivalen-zen, die sich gerade aus der notwendigen Überlagerung dieser verschiedenen Weltzu-gänge ergeben. Ihre These ist, dass gesellschaftliche Ordnungen, „um dauerhaft beste-hen zu können, passender Raum- und Zeitstrukturen" (Lindemann 2014: 316) bedür-fen. Vor diesem Hintergrund arbeitet sie u. a. die Relevanz der Zentralperspektive als leibliche Richtung vom Hier-Jetzt für individualisierende (moderne) Ordnungen her-aus. Diese impliziert ein spannungsreiches „Verhältnis zwischen leiblichem Rich-tungsraum und mathematischem Raum" (ebd.: 317).[137] Der Erfahrungsraum wird in einer Art und Weise restrukturiert, die „den Bezug zu einem umgebenden ungeglieder-ten Weiteraum in seiner Bedeutung herabsetzt" (ebd.: 318).

Fassen wir das Gesagte bis zu diesem Punkt zusammen, so zeigt sich eine zuneh-mende Abstraktion von leibkörperlichen Orientierungsformen im Verlauf von Moder-nisierung. Diese Abstraktion erreicht mit der Durchsetzung dessen, was Lindemann die digitale Raumzeit nennt, ihren vorläufigen Höhepunkt, denn wenn alles „wechsel-seitig durch [.] Relationen […] bestimmt" (Lindemann 2014: 191) ist, ist keine Mitte mehr zu haben.[138] Eine vollkommen relativ-relationale Welt wäre also nicht nur un-übersichtlich-postmodern, sondern vor allem eins, nämlich „‚hier-los'" (Anders 1980: 329).

In der digital-globalen Moderne wird

„der leiblich-räumliche Standpunkt buchstäblich gleichgültig [.]. Das Hier schrumpft zusammen zu einem Maschinenfortsatz oder einer Kommandozentrale: Hier ist dort, wo die Taste sich befindet, die ich auswähle, oder der Knopf, den ich drücke" (Waldenfels 2009: 96),

und die mich beständig weiterleiten und in Verbindung halten. Mit der fortschreiten-den Digitalisierung des Raums (und der Zeit) holen wir Dortiges, Anderes und ur-sprünglich Fernes aber nicht nur ins eigene Haus, wie Vilém Flusser noch meinte (vgl.

Leibes und des Körpers" (ebd.) wären die blitzschnelle Reaktion auf einen Insektenstich oder die Abwendung eines Sturzes (vgl. ebd.).

[137] Das liegt daran, dass die Zentralperspektive einerseits eines Standpunktes bedarf, von dem sie *aus-geht*, und insofern einen Richtungsraum akzentuiert, „der das handelnde Subjekt ins Zentrum stellt, welches die Ordnung des Raumes um sich herum entfaltet. Andererseits ermöglicht aber die Zentralperspektive einen mathematisierbaren Raum" (Lindemann 2014: 317), in dem körper-liche Selbste relative Orte markieren und sich entsprechend orientieren.

[138] Im radikalen Relationismus können die Relata „keinen ontologischen Primat gegenüber der Rela-tion beanspruchen, zum Beispiel lässt sich nicht sagen, es existierten ‚Individuen' oder ‚Grup-pen', die später in Konfigurationen gesetzt werden. Vielmehr entsteht die Identität der Relata […] erst durch den relationalen Zusammenhang, aus dem sie hervorgehen" (Marchart 2013: 53).

Flusser 2005: 143ff). Es schmiegt sich an die körperliche Bewegung von Stelle zu Stelle und Ort zu Ort an (dazu auch Gertenbach/Mönkeberg 2016). Nicht erst in der digital-globalen Welt, dort jedoch in zunehmendem Maße, legen wir überall Bestimmungs- und Verweisungspunkte ab, durch die jedes Ding und jeder Ort als Stelle in Raum und Zeit mit einer (post-)traditionalen, historischen, erlebnisreichen oder was auch immer Bedeutung und somit als Referenz aufgeladen werden. Werden so sämtliche Identifizierungen ihren situativen Kontexten entrissen, sind die Erfahrbarkeit der Welt und Möglichkeiten der Orientierung in ihr von der Bestimmtheit des Anderen durchzogen und der Unmöglichkeit von Identität als etwas, das jenseits dieser bestimmenden Verbindungsarbeit mit sich gleich sein könnte. Diese verbindliche Raumerschließung bedeutet nicht nur die Vernichtung einer offenen, unbestimmten Weite (dazu Schivelbusch 1977: 35ff; Rosa 2005). Da die Ausweitung der Wirk(lichkeits)zone darüber hinaus mit der Stillstellung des (Leib-)Körpers erkauft ist, schneidet sie ihn (weiter) vom gelebten Raum ab und erzeugt im Gegenzug immaterielle Innen- oder transzendierende Jenseitsräume. Dieser Zusammenhang zeigt sich bereits an der Erfindung von Tele- und Mikroskop (dazu Zander 2015), nimmt seinen Weg über die Eisenbahn, die Körper wie Pakete durch die Gegend schickt (vgl. Schivelbusch 1977: 40), nur um sie im Bewegungsstopp und Abriss des Panoramablicks als neurotische Überraschungspakete wieder freizusetzen. Der weitere Fortschritt setzt die Körper ins Auto oder zum Fernsehen auf die Couch und fokussiert eine Erfahrungseinstellung im Blick nach vorne; die Körper werden im Flugzeug angeschnallt und im Spaceshuttle über den Horizont geschossen bis sie (wieder) über sich selbst gebeugt ins Digitale gekrümmt werden. Verwirklicht sich so endlich das Ideal eines körperlosen Beobachters, „der sich durch eine Welt der Objekte bewegt, die wie auf einem Bildschirm an ihm vorübergleiten" (Crawford 2016: 125), brauchen wir keinen körperlichen Leib mehr, der „zum Träger der Orientierungspunkte Null wird, des Hier und Jetzt, von dem das reine Ich den Raum und die ganze Sinnenwelt anschaut" (Husserl 1952: 56) – oder? Wir müssen dieses ‚Hier' freihalten und zu jenem „blinden Fleck" (Waldenfels 2009: 69) machen, an den sich anderes binden kann – eben auch und vor allem die Standortangabe – aber bitte bloß nicht (be-)setzen. In einer solchen Welt hätte man selbst vielleicht nicht gleicht ein „Nicht-Ort" (Augé 2014) zu ‚sein', zumindest aber „relative Orte" (Schmitz 2005a [1964]: 207). Der absolute Ort des Leibes hingegen, „der sich aus einer Weite, die gleichsam seinen Hintergrund bildet, betont abhebt" (ebd.: 208), wird überflossen.[139]

---

[139] Homme eguit? Bauman beschreibt uns zumindest mit einem Hang zum Abfallbehälter (dazu Bauman 2005a: 202ff) und Paul Virilio setzt auf die Analogie (?) der Gehbehinderung (dazu Virilio 2001: 29f.): „Es läßt sich einfach nicht übersehen, in welchem Maße die neuen Funktechniken […] in nächster Zeit nicht nur das Wesen der Lebenswelt des Menschen, seines *territorialen*

Ein solches Arrangement bleibt (folglich) solange recht unproblematisch, wie sich nicht irgendetwas irgendwie absolut abhebt; *man* in Verbindung bleibt und es also weitergeht. Weil dieser Fortschritt aber mit der Stillstellung des Körpers erkauft ist, liegt die Kehrseite der weltumspannenden Vernetzungsprozesse im potentiellen „Hereinbrechen aller Äußerlichkeit" (Baudrillard 1987: 22). Die Weiteerschließung wird nicht nur zur Weitevernichtung, sondern zeichnet sich zudem durch einen unheimlichen Hang zur Fern- bis Allnähe aus (dazu auch Virilio 2001). Sobald der Verbindungssog nicht mehr durch Gegenbewegungen – im wahrsten Sinne des Wortes – ausgeglichen wird, mag sich also ein „tiefgreifendes Gefühl des Eingesperrtseins" (ebd.: 63) einstellen – gerade weil der absolut-relativen Relation nur relativ und der Allverbundenheit nur mit weiteren Verbindungen beizukommen ist.[140] Fallen diese weg, bekommen wir es mit etwas zu tun, das Schmitz als ‚reine Weiteangst' beschrieben hat. Diese Angst ist weniger die Folge maßloser Offenheit, sondern dadurch gekennzeichnet, dass der Ausweg versperrt ist – weswegen sie sich löst, sobald die Richtung auf etwas möglich wird (vgl. Schmitz 2005b [1967]: 138f.).[141] Sie ist weniger die Angst der Multioptionalität des Sinns, sondern die Angst der „Null-Option" (Offe 1986). In ihr scheint gerade das verhindert, was die relative Relationierung des Sinns vorange-

---

Körpers, von Grund auf verändern werden, sondern vor allem das Wesen des Individuums und seines *animalischen Körpers*, denn die Raumordnung auf der Grundlage großer materieller Infrastrukturen (Straßen, Schienennetze usw.) weicht zunehmend der beinahe immateriellen Umweltkontrolle (Satelliten, Glasfaserkabel), die den menschlichen Körper schließlich in einen *Terminal* verwandelt und dem Menschen zu einem interaktiven Wesen macht, das Sender und Empfänger zugleich ist" (ebd.: 21f., Herv. i. O.).

[140] Oder mit Praktiken der Entnetzung, die aber Praktiken der bestimmten Vernetzung sind (dazu Stäheli 2013b). Bei Waldenfels heißt es im Anschluss an Virilio: „Eine Globalisierung, die durch keine lokalen Gegenkräfte ausgeglichen würde, könnte eine kosmopolitische Klaustrophobie auslösen, in der das Schaudern vor den unendlichen Räumen nach innen umschlägt" (Waldenfels 2009: 109f.).

[141] Weiteangst gründet in der Erfahrung einer Zersetzung des Gefühls der leiblichen Verbundenheit mit dem Raum. Eine unartikulierte, überbordende und letztlich maßlose Weite tritt in den extremen Gegensatz zur Enge am absoluten Ort des Leibes, die sich gleichsam unverbunden radikalisiert. Eine solche Angst geht mit Orientierungslosigkeit und einem Gefühl der Isolation, Verlorenheit und Fremdheit einher, weil maßlose Weite keine Richtung oder Perspektivsetzung auf etwas zulässt (vgl. Schmitz 2005b [1967]: 136f.). Im Anschluss an Hartmut Rosa ließe sich eine solche Erfahrung auch als die Erfahrung einer vollkommenen Resonanzwüste beschreiben (vgl. Rosa 2016: 517ff.). Weiteangst ist jedoch weniger Angst vor der Offenheit selbst, sondern eine Bedrängung durch diese: Platzangst, „die einen Menschen [...] angesichts maßloser wirkender Weite des Raumes befällt, [ist, S. M.] gewissermaßen nur eine andere Art von Klaustrophobie" (Schmitz 2005b [1967]: 139). Das gilt nach Schmitz für die Angst als Erfahrung primitiver Gegenwart überhaupt, weswegen auch „die Rede so einleuchtend [ist, S. M], daß wir in der Angst uns selber zu entfliehen suchen [...]: Indem der Geängstigte von der Gegenwart weggedrängt, strebt er danach, sich vom eigenen Ich, das in diese eingeschmolzen ist, loßzureißen" (ebd. 2005a [1964]: 197). In der Angst versuchen wir also uns selbst zu entfliehen, weil wir wegwollen aus der Enge, zu der wir geworden sind (vgl. ebd. 2005b [1967]: 11).

trieben hatte: das *Aus-gehen* von, die *Ex-istenz*, die die Bestimmung von *etwas als etwas* zwecks Orientierung möglich und nötig macht.

Ich möchte eher diesen klaustrophobischen Gedanken für die Frage nach dem Grund der Beratungsvoraussetzungen stark machen, als den einer anthropologisch überfordernden Orientierungslosigkeit durch eine postmodern anmutende maßlose Offenheit. Zwar ist davon auszugehen, dass die Moderne mit dem Bewusstsein beginnt, „daß das, was ist auch anders sein könnte" (Gross 1999: 117). Diese Radikalisierung des „Möglichkeitssinns" (ebd.: 19) betrifft ratsuchende Menschen aber weniger in Form einer kognitiv-sinnhaften Überforderung durch Kontingenz: Das „raum-zeitliche Dispositiv des Fortschritts" (ebd.: 71) geht sie leibkörperlich an und treibt sie in eine Enge, aus der sie sich mittels ihrer Fixierungen bereits zu lösen trachten. Meine These ist also, dass die Ratsuchenden weniger an einer Erfahrung reiner, unheimlicher Weite, sondern an einer „Raumvernichtung" (Rosa 2000: 187) und einem Mangel an Weite leiden. Dieses *Übermaß an Nähe* beruht – und das ist ein wesentlicher Aspekt dieses ganzen (Un-)Sinns (nicht nur) der Beratung – auf dem Verlust von Verbindungen, die als Richtungen immer schon aus der Enge der Angst hinausführen sollen: Als Erfahrung des Nichtweitergehens und des Zusammengeschrumpftwerdens stellt sich Ausweglosigkeit als Nebenfolge des Verbindungssogs ein, wenn die Möglichkeit der Verbindung, diese Möglichkeit der *Zu-richtung* und des Aus- und Fluchtwegs, verloren geht. Alle interviewten Ratsuchenden geraten in ihrem Leben in solche Situationen, in denen bisherige Bindungen wegbrechen oder gekappt werden, etwa durch Ausscheiden aus einer strukturierenden Institution wie der Schule, dem Verlassen der vertrauten Umgebung durch ein Studium, Städtewechsel oder den Verlust von Angehörigen. Wer mit der Verbindung aber jegliche Richtung und Orientierung verliert, wird nicht nur beständig mit sich selbst konfrontiert. Das Dasein gerät in einen Zustand der Entkopplung, in dem sich nichts Greifbares mehr abhebt, aber alles bedrohlich näherkommt. Es trifft wohl zu, dass es in einer vernetzen Welt immer schwerer wird, Verbindungen zu kappen (dazu Stäheli 2013b). Im Umkehrschluss kann sich durch den Verlust oder die Verhärtung einer Bindung, die als *Ver-bindung* in ein Netzwerk eingewoben ist, aber auch eine Art Laufmascheneffekt einstellen und Homo Faser wird aufgeribbelt. Diese Entkopplung kann in der merkwürdigen All(un-)verbundenheit des derealisierenden Zustands gipfeln oder Abmilderung eben dadurch erfahren, inwiefern schon ‚gängige' Verbindungen als Ursache-Wirkungs-Logiken bestehen, auf die sich diese Erfahrungen beziehen und im Fortgang aus der Enge lösen lassen. Wer sich auf ein indifferentes Verbundensein selbst versteift, fährt damit aber auch nicht besser: Sobald der Stecker gezogen wird, landet man nur wieder in der Enge der Entkopplung, was sich vor allem bei den Ratsuchenden der Seelsorge gezeigt hat.[142]

Mit der Dauer dieses Zustands erweist sich der eigene Körper als die wirklich letzte unkündbare Beziehung im Leben. Das mag einerseits an der Erfahrung der Angst selbst liegen, die für ihn sensibilisiert. Andererseits eröffnet sich im Rückgang auf diesen *Gegen-stand* eine Möglichkeit der Abhebung und damit zur Flucht. Diese Richtung auf und in den Körper ist weder nur der Ausdruck einer Komplexitätsreduktion (dazu Fuchs 2005), noch lediglich eine Art ,Fundamentalismus', den etwa Beck, Giddens oder Bauman der (reflexiven) (Post-)Moderne attestieren (dazu Beck 1983; Giddens 1996a; Baumann 2005b).[143] Im Rückgang auf den Körper eröffnet sich ein Rückgang auf das, was Alfred Schütz im Anschluss an George Herbert Meads „Philosophy of the present" (1932) und „Philosophy oft the act" (1938) die Wirk- und manipulative Zone der „Welt in aktueller Reichweite" (Schütz/Luckmann 1975: 54) genannt hat. Durch die Erfahrung physischen Widerstands bildet sie ihm zufolge den Kern der Wirklichkeit (vgl. ebd.: 58ff).[144] Wenn das aber so ist, sind die stillstellenden Voraussetzungen der Beratung nicht nur als psychologisch wirkmächtige fixe Ideen auf den Körper bezogen: Körpergrenzen selbst gründen, ebenso wie die Enge der Angst auf dem Einbruch des Plötzlich Neuen (vgl. u. a. Schmitz 2011: 2ff), bereits in der Erfahrung von Widerstand (vgl. Dilthey 1968). Folglich ist davon auszugehen, dass die Ratsuchenden im Sog der Verbindungen auch leibhaftig zusammengeschrumpft werden, sobald sie den Anschluss verlieren.

Unser Dasein ist räumlich. In ihm „liegt eine wesenhafte Tendenz auf Nähe" (Heidegger 2006 [1926]: 105, Herv. i. O.), auf „Ent-fernung" (ebd.). Gemäß dieser Räum-

---

[142] Aufkeimende Internetpathologien wie das so genannte ISO, eine Kombination aus Internet- und Mediensucht, schulvermeidemden Verhalten und Obesitas bzw. Übergewicht (vgl. Siegfried 2015), oder die Angst Offline zu sein (vgl. etwa Turkle 2012) bestätigen diesen Eindruck darüber hinaus.

[143] Bei Bauman heißt es dazu auch: „Der eigene Körper und der eigene Geist scheinen das einzig Dauerhafte und Verläßliche in der Unbeständigkeit zu sein; wer nach Sicherheit strebt, muß offenbar in Selbsterhaltung investieren. Alle Sorge gilt dann der Eigensicherung, der Integrität des eigenen Körpers und seiner exponierten Erweiterung: dem eigenen Haus, dem Eigentum, der Nachbarschaft. Unvermeidlich entwickelt man Mißtrauen gegenüber seiner Umgebung, vor allem gegenüber den Fremden [...]. Unsere kaum benennbaren, diffusen Einzel-Ängste erhalten in ihnen ein greifbares Objekt, auf das sie sich konzentrieren können – man weiß, woher die Gefahr kommt und muß sein Schicksal nicht länger wehrlos hinnehmen. Endlich kann man etwas dagegen tun" (Bauman 2014: 176).

[144] ... und ist wohl aber auch nicht mehr was sie einst war. So geht Schütz ebenfalls vom Leibkörper als Nullpunkt der Orientierung aus (dazu Schütz/Luckmann 1975: 54), wobei sich analog zur oben beschriebenen Abstraktion nicht nur für die weitere räumliche Aufschichtung der Lebenswelt eine zunehmende Leibesferne attestieren lässt. Mit den technologischen Verbindungsmedien stellt sich darüber hinaus ein qualitativer „Sprung in der Reichweite der Erfahrung und eine Erweiterung der Wirkzone" (ebd.: 60) ein.

lichkeit ist es „zunächst nie hier, sondern dort, aus welchem Dort es auf sein Hier zu-rückkommt und das wiederum nur in der Weise, daß es sein besorgendes Sein zu ... aus dem Dortzuhandenen her auslegt" (ebd.: 107f.). In der ängstlichen Fixierung kommt diese Bewegung zum Erliegen. Der Nullpunkt, der Platz der „Abwesenheit [.], in der wir sind" (Lacan 2010: 66), ist besetzt, sodass jener „Mangel zu mangeln be-ginnt" (ebd.: 58), der den Fortgang ermöglicht. In diesem Zustand der Entkopplung wird die Zweiheit des Leibkörpers, diese Möglichkeit der *Ex-istenz*, die dafür sorgt, nie nur identisch, nie nur im Hier oder nur im Dort, sondern in der Bewegung zu sein, aufgebrochen und ein ‚Territorium des Selbst' (Goffman 1982) verteidigt, das nötig scheint, um (erneut) die Flucht in die Verbindung ergreifen zu können.[145] Aber um ins Dort zu kommen, um aus- und in die Weite zu gehen, brauchen wir ein letztlich unbe-setztes Hier, und sei es eben nur, um sich seiner zu entledigen und wegzukommen aus dieser Enge der Angst, zu der das Selbst geworden ist (dazu u. a. Schmitz 2005b [1967]: 11). Folglich überschattet sie – die Enge des Hier, die der Körper ist, der ex-pandiert – die Erfahrung, bis anderes gefunden wurde, das die Gefahr bannt und (zu-rück) in die Weite der Verbindung führt.

6.2 Die Grenzen der Beratung

Entkopplung ‚on the next level'

Vielleicht steckt in *Lucys* Spinnenangst doch mehr Wahrheit, als man sich einzugeste-hen getraut, denn wer in einem Netz gefangen ist, kann nicht fliehen. Die Entwirrung bedarf eines Fluchtpunkts und Fokus', auf den sich die Regungen konzentrieren kön-nen, sie bedarf des Anderen. Nach dem Ausschluss des Körpers ist dieses Andere zu-nächst ebenjene Einsicht *„Oh dann, dann bin ich wohl das Problem"* (S07). Einerseits ist sie eine *„spürbare Gewissheit"* (Gugutzer 2002: 102, Herv. i. O.), die durch die Angst gegeben wird. Andererseits, und infolge der fliehenden Ich-Fixierung, ist sie die Konsequenz, dass nichts übriggeblieben ist, an das es sich sonst halten ließe. Kurzum: In Zeiten der ausschließlichen Verbindlichkeit entdeckt sich das Selbst (als Problem) in der Flucht vor der Enge der Unverbundenheit, die ihm seine Gewissheit ver-schafft.[146] (Objekt-)Subjekt-sein beruht auf einer Selbsteinsichtigkeit durch Selbstdis-tanzierung, die in der Beratung weiter vorangetrieben wird.

---

[145]   Siehe zum Aufbrechen der konstitutiven Zweiheit von Leib und Körper auch Gugutzer 2005.

[146]   Warum weiß jemand eigentlich, dass es um ihn selbst geht? Nach Schmitz ist dieses Sich-finden Teil des Phänomens der primitiven Gegenwart: Der plötzliche Einbruch von Neuem zerreißt Dauer und exponiert eine Gegenwart „in der absoluter Ort (Enge des Leibes), absoluter Augen-blick (das Plötzliche), absolute Identität (dieses selbst zu sein, verschieden von dem, was vorbei ist) und Subjektivität (selbst betroffen, in Anspruch genommen zu sein) zusammenfallen; ich füge

In diesem Sinne konnte im vierten Kapitel auf eine *Deindividualisierung durch Beratung* aufmerksam gemacht werden. Diese nimmt von der Psychotherapie zum Coaching zur Seelsorge zu und steht mit dem Grad der ängstlichen und ich-fixierten Entkopplung der Ratsuchenden im Beratungsvorfeld in Zusammenhang. Über die Untersuchungsfelder hinweg hat sich Beratung als eine Arbeit der Verbindung und Kopplung des Selbst erwiesen. Mit der Übersetzung von psychischer Störung, Potenzial und durch die Erfahrung der Verbundenheit führt sie zu neuen Selbstverständnissen und durchbricht den Stillstand und die Ausweglosigkeit. Als Vorgang des Erfahrungs- und Sich-selbst-Begreifens changiert diese Verbindungsarbeit zwischen einem analytischen und psychologischen Verstehen, einer produktiven Wendung des Stillstands und dem Ergriffenwerden. In allen Fällen werden die Erfahrungen des Nichtweitergehens (weiter) in eine ‚verbindliche' Distanz gebracht: Wie? Es lag doch nicht an mir? – *„ Will Gott das von mir"* (S06)? Das Resultat ist entweder die Psychologisierung, Potenzialisierung oder das Ergriffenwerden des Selbst.

Die Diagnose der Deindividualisierung wurde in der Zusammenfassung des fünften Kapitels zunächst daran festgemacht, inwiefern psychische Störung, Potenzial oder der Kosmos der Gemeinschaft nach der Beratung an den Ratsuchenden ‚kleben' bleiben und Einfluss auf die Lebensführung nehmen. Für die Psychotherapie ergab sich das Bild eines Weges durch die Störung, auf dem diese so weit hinter sich gebracht werden muss, dass ein alltagstaugliches Selbstkonzept erreicht wird. Im Vergleich damit verfügt das Potenzial über eine stärkere Bindekraft, denn nachdem die Ratsuchenden auf es aufmerksam geworden sind, sollen sie es pflegen und sich von den Möglichkeiten seiner Verwirklichung leiten lassen. Dieser Eindruck einer variierenden Bindekraft der Beratungsgegenstände hat sich im Blick auf die Episteme von Krankheit und Gesundheit bestätigt. So erscheint die Störung als ein vorübergehender Zustand, während das Potenzial mit einer zukunftsbindenden Kraft ausgestattet ist, die sich um es bündelnde Expertise allerdings auch eine soziale Durchlässigkeit des Sub-

---

das in der Wucht des Betroffenseins hervortretende Sein (die Wirklichkeit) hinzu und erhalte, was ich seit 1964 die *primitive Gegenwart* nenne. Ohne diesen Einschnitt wäre keine Identität, das Geschehen wäre in Weite und Dauer ergossen, in einem gleitenden Übergang, in dem sich nichts fassen lässt" (Schmitz 2011: 74, Herv. i. O.). Primitive Gegenwart ist nicht nur das Individuationsprinzip, das dem Menschen die spürbare Gewissheit verschafft, dass er da ist und dass es im Leben um ihn geht. Sie ist auch „principium indivuationis" (ebd. 2005a [1964]: 224), weil wir dieser (ängstlichen) Enge durch die Richtung auf etwas in der Entfaltung der Gegenwart immer schon zu entkommen trachten; in die Weite des Raums (Gegensatz des Hier), die Vergangenheit und Zukunft der Zeit (Gegensatz des Jetzt), Daseinsgewissheit und Illusion (Dasein), mit der Bestimmung von etwas als etwas (Dieses) und/oder der Gewissheit, gemeint oder nicht gemeint zu sein (Ich/Subjekt) (vgl. ebd.:197ff). Solange wir am Leben sind, ist Schmitz zufolge eine vollkommene Primation bzw. Privation der Gegenwart genauso unmöglich wie die vollkommene Entfaltung.

jekts propagiert. Das ist ein Indikator dafür, dass die Bindung von Individuum und Gesellschaft, die von den Beratungsgegenständen ausgeht, beim Potenzial höher ist als bei der psychischen Störung.

Insofern das ergriffene Selbst der Seelsorge in seiner Hingabe an die vergemeinschaftende Glaubenserfahrung jedoch ein ‚völlig Anderer' wird, konnte das fünfte Kapitel als entscheidenden Faktor dieser Deindividualisierung den Einbezug des Körpers und der leiblichen Erfahrung in der Beratungspraxis herausarbeiten; nicht mehr im Sinne der Fixierung in der körperlich-expandieren Enge der Gefahr, sondern als verbindliche Praxis und leibliche Weitung. Es konnte gezeigt werden, dass sich diesbezügliche Unterschiede im Untersuchungsfeld darauf zurückführen lassen, inwiefern im Beratungsprozess an der Körpergrenze der Innen- und Außenraum des Selbst (weiter) variiert und das Körperselbst entgrenzt und überschritten wird. Ist die Psychoanalyse durch die Stillstellung und den Ausschluss des Körpers gekennzeichnet und spannt eine psychologische Weite im Innenraum des Subjekts auf, treibt die Verhaltenstherapie Ratsuchende aus dieser individualistischen Tiefe heraus. Coaching situiert das Selbst nicht nur stärker im (ökonomisch) Sozialen, auch der Weg dorthin ist in höherem Maße durch die leibliche Affizierung der Ratsuchenden geprägt. Dadurch wird die – letztlich psychologisierende – Körpergrenze des Selbst stärker überschritten. Mit ihrem Angebot, den Ratsuchenden die Angst vor der Isolation durch die Inkorporation in die posttraditionalen Glaubensmilieus zu nehmen, steigert die Seelsorge diese Logik ins Extrem.

Auf der Grundlage dieser *Dimensionen der Deindividualisierung – erstens* die Bindung von Selbstverständnis und Lebensführung an die Gegenstände der Beratung, *zweitens* die soziale Verbindlichkeit des beratenen Selbst sowie *drittens* die Berücksichtigung des Körpers und der Einsatz von Strategien der leiblichen Weitung und Selbstentgrenzung in der Beratungspraxis – lassen sich *Formen misslingender Beratung* konturieren. Sie kommen zustande, wenn sich Ratsuchende, nach der Angst und der Einsicht in den Problemstatus des Ich, ausschließlich auf die Selbstverständlichkeiten der Beratung fixieren. In der Psychotherapie steht dafür paradigmatisch der Fall *Lucy*: Gerade indem die Beratung bei ihr nicht ans Ziel kommt, mündet sie in einer Unterwerfung unter das psychologische Narrativ, was Lucy von Therapie zu Therapie treibt und den Zustand der Flucht verstetigt. Eine nun psychopathologisierte Angst wird zum Maßstab der Lebensführung, was sich u. a. darin äußert, dass der Studienort aufgrund des Vorhandenseins einer Spezialeinrichtung gewählt wird, von der Lucy sich Hilfe erhofft. Ihre Bewegungsmöglichkeiten sind entsprechend gerichtet und eingeschränkt. Solche *sekundären Fixierungen* auf etwas, das die Angst nehmen und den Zustand der Isolation durchbrechen soll, kennzeichnen auch die Bildung so genannter ‚therapeutischer Schicksals- oder Leidensgemeinschaften' (dazu Illouz 2003: 256,

2007: 85).[147] Nicht nur *Lucy*, sondern auch *Sabrina* betont die besondere Bedeutung von Selbsthilfegruppen, deren Mitglieder sich mittels ihres Leidens immer auch vergemeinschaften. Wenn sich damit neue Abhängigkeiten einstellen und eine alles überschattende *Psychopathologisierung des Selbst* einsetzt, in der psychisches Leiden „konstitutiv für die eigene Identität" (Illouz 2007: 83) und die Lebensführung wird, laufen diese Leidensgemeinschaften nicht nur Gefahr, jene Distanz (wieder) zu verlieren, „die es uns ermöglicht, über die Welt zu reden" (ebd. 2003: 258).[148] Wir haben es auch mit einer Form von Beratung zu tun, die nur ihre eigenen Voraussetzungen erfüllt: die Feststellung des psychischen Leidens und der psychischen Störung.

Analog dazu besteht die Gefahr misslingender Beratung im Coaching in einer *ausschließlichen Selbstökonomisierung*, die Ratsuchende dem Potenzialitätsregime unterwirft. Damit kann sich die Suche nach dem ,richtigen Platz' derart verstetigen, dass diese Menschen beständig mit der Einsicht in die eigene Unzulänglichkeit konfrontiert werden, was sich in gravierendster Form bei *Zoe* zeigt. Außerdem findet nicht nur in ihrem Fall, sondern bei allen Interviewten infolge des Coachings eine berufliche Umorientierung statt, in der die Fronten gewechselt werden. Hier verdeutlichen sich weitere selbstreproduzierende Effekte dieses Beratungsformats, die der kybernetischen Grundausrichtung Folge leisten: Es wird nicht nur beständig aus dem Kapital geschlagen, was beseitigt werden soll, nämlich das Scheitern am Arbeitsmarkt als Scheitern an sich selbst. Darüber hinaus ist anzunehmen, dass sich in der Weitergabe der potenziellen Logik – man könnte auch sagen: *Ansteckung* – eher Stagnationseffekte denn Innovationen einstellen (dazu auch Hänzi 2015). Das Ergebnis kann eine Art Potenzialkonformismus sein, in dem das eigene Leben nur noch von diesem Datum der Selbstvermessung bewegt wird.[149] Dieses Totlaufen der Synergie um ihrer selbst willen wirkt sich nicht nur negativ auf die Produktivität von Unternehmen aus. Mit der propagierten Durchlässigkeit des Subjekts nimmt die soziale Durchlässigkeit ab, was

---

[147] Den Begriff der Schicksalsgemeinschaft verwendet Illouz im Anschluss an die ,fate communties' David Helds (dazu u. a. Held 1997). Solche Gemeinschaften übergreifen traditionelle politische Demarkationslinien und lassen „konventionelle Trennungslinien wie Klassen, ethnische oder nationale Unterschiede außer Acht" (Illouz 2003: 256).

[148] „If it is accepted that we live in a world of overlapping communities of fate, where, in other words, the trajectories of each and every country are more tightly entwined than ever before, then new types of boundary problem follow. [...] Overlapping spheres of influence, interference and interest create dilemmas at the centre of democratic thought" (Held 1997: 9f.). Illouz diskutiert derartige Effekte durch Rückgang auf Hannah Arendts Warnungen vor einer ,Politik des Mitleids' (dazu Arendt 2001, 2015). So fehle dem Mitleiden genau jene „Distanz, innerhalb derer der Diskurs über die Welt ungestört fließen kann" (Illouz 2003: 258), da es auf einer „unmittelbaren Identifikation mit dem Leiden basiert" (ebd.). Illouz These ist also, dass Leid und Mitleid gerade nicht zu einem Diskurs über die Welt einladen (vgl. ebd.), sondern dazu führen, dass man sich ihr gegenüber verschließt.

[149] Siehe in ähnlicher Hinsicht zum Thema Lifelogging Gertenbach/Mönkeberg 2016.

sich an der unter 5.2.1 angesprochenen „Reessenzialisierung" (ebd.: 228) des Subjekts und der damit einhergehenden „Naturalisierung bestehender sozialer Ungleichheits- verhältnisse" (Traue 2010: 192) verdeutlicht.

Mit dem Einbezug nicht nur des Körpers, sondern auch der Leiblichkeit in die Be- ratung, d. h. nicht nur durch Habitusarbeit und Einübung strategischer Selbstdarstel- lung, sondern durch den Einsatz affizierender Praktiken der leiblichen Weitung und Selbstüberschreitung, scheinen also Potentiale sozialer Schließung verbunden zu sein. Dies hat sich vor allem in der Rekonstruktion der Praxis der Seelsorge gezeigt. Als ‚gefährlich' im Sinne einer neuen Fixierung durch Beratung erscheinen dabei weniger die Vorgänge der leiblichen Weitung per se, die menschliches Bewusstsein lediglich mit dem Gefühl der Allverbundenheit und einem entsprechenden „Weg-sein" (Schmitz 2011: 15) quittieren mag. Allerdings kann die Geborgenheit des Selbst infolge einer Übersteigerung der leiblichen Weitung und Selbstentgrenzung in eine neue Unheim- lichkeit umschlagen, sobald die Verbundenheitserfahrung in eine ausschließliche Ge- meinschaftlichkeit „aushakt" (ebd.).[150] Wenn die Glaubensgemeinschaft zur Mitte, zum Hier und letztlich selbst zu einem kollektiven Körper wird, mag es zu einem „Umschlagen der Berührungsfurcht" (Canetti 1981: 14) kommen, das jetzt die Gefahr des Fremden teilt und gleichsam verhärtet. Dann schließt sich die „auf der Gleichge- stimmtheit der Seelen" (Plessner 2013 [1924]: 44) beruhende Gemeinschaft „kreishaft gegen ein unbestimmtes Milieu" (ebd.: 48) in eine Sphäre der Geborgenheit ab und findet ihren „wesensnotwendigen Gegenspieler" (ebd.), den Hintergrund, von dem sie sich abheben und auf den sie sich fixieren kann, in allem Anderen, das nicht (mehr) dazugehört.[151] Während der unter 6.1 diskutierte Verbindungsimperativ eine Distanz- losigkeit erzeugt, die „nach *unten* abschließt" (ebd.: 53, Herv. i. O.), weil er „von der individuellen Lebenswirklichkeit scheidet" (ebd.), indem er vom Leibkörper abstra- hiert, schließt sich diese Gemeinschaft wie die gefährliche Gewissheit in den Bera- tungsvoraussetzungen „nach *außen*" (ebd., Herv. i. O.) und erhält das am Leben, was

---

[150] Diese Quittierungen und Aushakungen, die in ihr Gegenteil umschlagen können, werden im An- schluss an Schmitz durch die Funktionsweise der leiblichen Dynamik und des vitalen Antriebs verständlich. In der alltäglich unaufgeregten Lebensführung wirken Weite und Enge als Schwel- lung und Spannung im Verbund, und nur „in diesem Verbund gibt es Antrieb" (Schmitz 2011: 15). Die Überreizung eines Pols erklärt Bewegungslosigkeiten wie die Angst als Spannung (En- ge) oder Zustände der Versunkenheit als Schwellung (Weite), bei denen entweder privative Isola- tion oder privative Auflösung der körperlichen Selbstgrenze gegeben ist (dazu insg. auch ebd. 1965).

[151] „Paradox gesagt: wäre auch nur einen Augenblick das urchristliche Ideal, der ekstatische Ge- fühlskommunismus allverbindender Liebe zwischen allen Menschen verwirklicht, so hätte die Menschheit den äußersten Gegenpol dessen erreicht, was sie wollte. Ohne Öffentlichkeitshinter- grund, gegen den sie sich absetzt, gibt es keine abgeschlossene Gemeinschaft. Licht braucht Fins- ternis, um zu sein" (Plessner 2013 [1924]: 56).

ihr den Anlass gegeben hatte. Dies kann bis zur völligen Aufgabe der Person nicht nur im Zustand der Ekstase, sondern – und infolge der unter 5.3.2 beschriebenen zweiten Strategie leiblicher Weitung als antagonistisch-einseitiger Einleibung – in die Unterwerfung unter einen Meister oder die Abhängigkeit von einem ‚Mann auf der Bühne‘ (vgl. 4.3) führen (dazu auch Plessner 2013 [1924]: 46ff).

Selbstpathologisierung, Selbstökonomisierung und Selbstunterwerfung – die beschriebenen Beratungsfolgen stellen misslingende Formen der Beratung dar, sofern sie das erzeugen, was sie ursprünglich lösen sollten: eine Enge und Fixierung der Ratsuchenden ‚on the next level‘. Für den Beratungsmarkt können diese sekundären Fixierungen durchaus produktiv sein, wenn sie zu weiteren Beratungen Anlass geben. Schlägt in damit einhergehenden Vorgängen einer ausschließlichen Vergemeinschaftung das „Schaudern vor den unendlichen Räumen“ (Waldenfels 2009: 109f.) nicht mehr nach innen, sondern im kollektiven Körper nach außen um, provozieren diese sekundären Formen der Entkopplung gesellschaftliche Effekte. Ihr Problem ist weniger eine ausufernde Psychologisierung durch Beratung, sondern eine ausschließliche, auf Affektion beruhende Kollektivierung, in der wir es mit exkludierenden Inklusionsformaten zu tun bekommen, die sich (weiter) vor einer gefährlichen Welt verschließen (dazu auch Bauman 2014) – worüber wiederum beraten werden kann. Bindungen, die sich vor dem Hintergrund des Verbindungsimperativs der Gegenwart als im wahrsten Sinne des Wortes ‚tragfähig‘ und daher ‚beratungsresistent‘ erweisen könnten, hätten folglich nicht nur nicht einseitig psychologisierend oder ausschließlich leiblich-affizierend, sondern vor allem angstfrei zu sein. Sie scheinen verwirklichbar, wenn es gelingt den Bruch zwischen Eigenem und Fremdem, der jeder Erfahrung innewohnt (vgl. Waldenfels 2002), im Prozess ihres Begreifens nicht in der einen oder anderen Hinsicht zu überdecken, sondern sich dem Anderen gegenüber in der Erfahrung zu öffnen, dass alles Eigene immer schon Elemente des Fremden in sich trägt (vgl. ebd. 1990). Dies erfordert und fördert Formen des Zusammenlebens im Sinne „*eigentlicher Gemeinsamkeit*“ (Schmitz 1980: 164, Herv. i. O.). Sie überdecken nicht den „Zwiespalt zwischen Zusammengehören und Fremdheit“ (ebd.: 164) oder trachten danach, ihn aufzuheben, sondern gewähren der konstitutiven Leerstelle des Sinns, die sich im Ereignis des Stopps genauso wie in der Erfahrung der Angst offenbart, Raum, der Raum für einen Dialog „diesseits von Autonomie und Heteronomie“ (Waldenfels 1990: 78) sein kann. Der Zwiespalt zwischen Eigenem und Fremdem ist nicht nur die Quelle der Angst und Entkopplung des Selbst (dazu auch Schmitz 1980: 164), sondern auch einer authentischen Liebe, die das Bewusstsein der Trennung voraussetzt (vgl. Schmitz 1980: 164ff). Diese ‚Diastase der Erfahrung‘ (dazu Waldenfels 2002: 173ff), die die leibkörperliche *Ex-istenz* prägt, kann in eigentlicher Gemeinsamkeit eingewoben werden, ohne sie zum Verschwinden zu bringen; in uneigentlicher Gemeinsamkeit wird sie „nach außen projiziert [.], sei es durch Furcht oder [.] Feindseligkeit" (ebd.: 164). Vor dem Hintergrund des Verbindungsimperativs und solange mit dem Fortschritt „das Phantasma des reibungslosen voraussehbaren Ablaufs" (Fischer-Homberger 2009: 70) gepflegt wird, scheint die Anerkennung einer solch unbesetzten Stelle und Stelle des Unbesetzten schwerer denn je. Allerdings legt eine zunehmend selbstlose Welt, die das Selbst immer mehr mit sich konfrontiert, auch ebendiese Möglichkeit einer Öffnung nahe.

6.3 Stopp?

In der vorliegenden Studie wurde der Versuch unternommen, eine Antwort auf die Frage nach dem Grund und dem Ziel der Beratung zu geben und damit den Gesamtzusammenhang des Beratungsphänomens zu rekonstruieren. Dazu hat sich das zweite Kapitel einer Beschreibung des soziologischen Forschungsstandes zum Themenfeld angenommen. Dort konnte gezeigt werden, wie in der ‚gängigen' diskursanalytischen, wissenssoziologischen und systemtheoretischen Beratungsforschung beständig die eigenen Voraussetzungen reproduziert werden und dass ein Ausweg aus dieser rekursiven Misere darin zu liegen scheint, selbst zum Ratgeber zu werden. Meine These war, dass diese (un-)behaglichen Schleifen zustande kommen, weil diese Forschung nicht zum Grund der Beratung vorstößt; zudem stellt die Erkundung der konkreten Beratungspraxis ein Forschungsdesiderat dar. Unter dem Anspruch, diese Lücken zu füllen, wurde im dritten Kapitel das Forschungsdesign der Studie vorgestellt und gezeigt, wie sich mittels einer phänomenologischen Revision und der rekonstruktiven Gegenanalyse des Beratungsphänomens beides bewerkstelligen lässt: die Erkundung des ‚Wie' der Beratung als einer Konstruktionsweise des Selbst und ihres ‚Warum', des Grundes dieser Konstruktion. Mit diesem Zugriff konnten über die Studie hinweg zwei Fragen als roter Faden verfolgt werden: Wie werden wir subjektivierungsfähig und wie werden wir subjektiviert?

Der ersten Frage hat sich das vierte Kapitel gewidmet. Dort wurden der weitverbreiteten Vorstellung über formende Diskurse, Dispositive, Narrative, Semantiken u. a. m. die leibhaftigen Erfahrungen des Nichtweitergehens entgegengesetzt, an denen ratsuchende Menschen leiden. Verschiedene Situationen einer beratungsveranlassenden Ausweglosigkeit ließen sich auf verschieden starke Formen der Fixierung und Entkopplung des Selbst zurückführen. Vor diesem Hintergrund wurde eine erste Ordnung der Untersuchungsfelder sichtbar. Daran anschließend konnte das fünfte Kapitel der Frage nach dem ‚Wie' der Subjektivierung durch Beratung nachgehen. Es wurde gezeigt, dass die verschiedenen Beratungsformate auf der Entkopplung des Selbst in Form eines Steigerungsverhältnisses aufbauen. In den drei Untersuchungsfeldern wird

Beratung als eine erfahrungsbegreifende Arbeit der Verbindung, Kopplung und letztlich der Deindividualisierung des Selbst betrieben. Diese nimmt von der Psychotherapie zum Coaching zur Seelsorge zu.

Indem in den Beratungsanlässen und der Beratungspraxis die besondere Bedeutung des Leibkörpers aufgezeigt wurde, konnten Vorgänge der Subjektivierung über
die Studie hinweg vom Kopf auf die Füße gestellt werden. So wurden die Erfahrungen
der Beratung zum Vorschein gebracht, die die Begriffe und Konzepte der ‚gängigen'
soziologischen Beratungsforschung übersehen, und gezeigt, dass Beratung kein will-
kürlicher Vorgang ist. Nicht nur idealiter, sondern in der Praxis selbst antwortet sie auf
spezifische Erfahrungsqualitäten, auf deren Grundlage Beratende Maßstäbe ihrer Professionalität und Ratsuchende ihren Weg durch den Beratungsdschungel finden. Dennoch lässt sich ein hoher Grad an Hybridität zwischen den Untersuchungsfeldern verzeichnen. Dieser verweist nicht nur auf Konkurrenzverhältnisse, institutionelle Kämpfe oder Kämpfe um die Deutungshoheit des Subjekts, sondern kommt durch vielfältige
Austauschprozesse zustande und gibt den verschiedenen an der Beratung beteiligten
Professionen ein Potential zum Dialog an die Hand.

Mit diesem Ergebnis einer durchaus funktionierenden – und wenn nicht, so zumindest als Abweichung thematisierten – Sortierung durch die Erfahrung, kann ein
Kriterium gelingender Beratung in der *Ent-sprechung* der Gegenstände der Beratung
und der beratungsveranlassenden Erfahrungen ausgemacht werden. Genau das wurde
im fünften Kapitel gezeigt, als Beratung als Verbindungsarbeit konturiert wurde und
das Hauptaugenmerk auf der Übersetzung der Beratungsgegenstände als *Gegen-stände*
der Erfahrungen des Nichtweitergehens und der Ausweglosigkeit lag. Verallgemeinernd lässt sich sagen, dass sich *gelingende Beratung* als eine Arbeit im rekonstruie-
renden Dialog mit der Erfahrung und letztlich als eine Phänomenologie in der Praxis
zu erweisen hat. Sie muss das Phänomen an der Erfahrung zur Sprache und in den
Be-griff bringen, anstatt es mit seiner Hilfe zu (de-)konstruieren. Wenn man nicht immer weiter beraten will, ist es hingegen weniger ratsam, marktorientiert modische Begriffe und Konzepte zu verteilen oder eine einseitige Unterwerfung des Subjekts zu
betreiben: Entweder fruchtet dies erst gar nicht oder führt in neue Feststellungen und
Fixierungen. In dieser Hinsicht wären eine empirische Erkundung angeordneter oder
verordneter Beratungen und die Untersuchung von Beratungsformaten mit einem stärker thematischen Fokus als weitere Kontrastfolien sicherlich aufschlussreich. Für die
in dieser Studie untersuchten Fälle gilt jedoch, dass die Vereindeutigung einer Ursache
der Erfahrungen des Nichtweitergehens und der Ausweglosigkeit mittels Sprache sowie die Vorzeichnung einer Richtung, die die Gegenstände der Beratung bieten, auf
die Erfahrung antworten muss, die zur Beratung veranlasst.

Mit der Analyse des Beratungsgrundes unter 6.1 und der Diskussion der Grenzen der Beratung unter 6.2 hat sich ein weiteres Kriterium gelingender Beratung abgezeichnet. Dort wurde herausgearbeitet, dass die ängstliche Fixierung der Ratsuchenden in einer relativistischen Abstraktion von leibkörperlichen Orientierungsweisen gründet. Mit dem übersteigerten Bezug auf eine leiblich fundierte Selbstüberschreitung und affizierende Öffnung des Subjekts betreiben misslingende Formen der Beratung dahingegen eine Art Deabstraktion, die in sekundäre (geteilte) Entkopplungen führt. In beiden Fällen verhärtet sich die Grenze zwischen einem als schützenswert erachteten Eigenen und einem unheimlich-gefährlichen Fremden. Gelingende Beratung hätte folglich für die Produktion von Selbstverständnissen Sorge zu tragen, die nicht eine Seite dieser Unterscheidung akzentuieren, sondern Ratsuchenden das Rüstzeug zu einem Dialog an die Hand geben, der diese Grenze „*überschreitet ohne sie zu überwinden*" (Waldenfels 1990: 26, Herv. i. O.).

Solche heterogenen Dialoge und Dialoge des Heterogenen müssen nicht auf die Individualberatung beschränkt bleiben; sie eignen sich auch für inner- und interdisziplinäre Gespräche, die nicht nur über die gängigen Grenzen der soziologischen Beratungsforschung hinwegführen können. Sofern sich die Wiederentdeckung der Erfahrung in den misslingenden Formen der Beratung aber als genauso gefährlich-ansteckend, bewegungshemmend und einengend erweist wie jene Fixierung auf sie, die der relativistischen Abstraktion entspringt, wäre dabei nicht nur dem vergessenen Akteur des Leibkörpers, der Tätigkeit des Materiellen oder gar dem Leben selbst ein *Recht auf Sprache* zu gewähren.[152] Ebenso wäre den immateriellen *Gegen-ständen* der Erfahrung, den Begriffen und Konzepten, in denen sie ihren sagbaren und fortgehenden Ausdruck finden kann, ein *Recht auf Existenz* zuzugestehen. Mit Jean Baudrillard gesprochen liegt es darin, dass sie eben dieses bezeichnen dürfen, das *für sie* beständig verschwindet (dazu Baudrillard 2008). Nicht gerecht wird man ihnen, wenn man derart an ihnen festhält, dass sie sich selbst in ihr etwas und Forschung als Wissenschaft in ein Territorium des Sagbaren verwandelt, das seinen Fortbestand dadurch sichert, dass die Erfahrung als unheimlich Unsagbares stehenbleibt.[153] Einer Soziologie, die Erfah-

---

[152] Siehe zur Berücksichtigung des Leibes im aktuellen soziologischen Diskurs schon oben Fußnote 131. Mit den beiden letzten Formulierungen spiele ich auf weitere aktuelle Entwicklungen im Sinne einer materiellen und vitalen Wende an. Siehe dazu u. a. und exemplarisch zum einen Latour 2001: 86ff, 2010; Dolphijn et al. 2012; Barad 2017; zum anderen Delitz 2014; Fischer 2014; Delitz et al. 2016 sowie in kritischer Abgrenzung Eßbach 2016.

[153] Ein entsprechender Hinweis auf Forschung anhand offener Begriffe findet sich auch in den Ansätzen, die in der vorausgegangenen Fußnote genannt wurden; vor allem in Latours prominentem Grundsatz, den Akteuren zu folgen (dazu Latour 2010). Schon Foucaults Arbeiten lassen sich aber durchweg als ein Plädoyer gegen derartige Verkrustungen lesen (dazu etwa Foucault 1981: 9ff, 1991; systematisierend Schroer 2017: 341ff); bei Karen Barad sind schließlich „Materie und Bedeutung wechselseitig artikuliert" (Barad 2017: 41). Gerade in neueren Ansätzen, die sich ge-

rungswissenschaft sein will, täte ein Dialog mit der Phänomenologie also genauso gut wie umgekehrt. Möglich wird auch er als beständiger Bau einer Brücke über den konstitutiven Spalt des Un-Sinns zwischen Fremdem und Eigenem und Erfahrung und Begriff: als Gratwanderung zwischen Sein lassen und Analyse.

gen einen (sozialen und in der Regel sprachbasierten) Konstruktivismus richten, liegt der Fokus aber eher auf dem Materiellen (dazu auch Folkers 2013). So heißt es bei Barad paradigmatisch: „Der Sprache wurde zuviel Macht eingeräumt. […] Es geht um die Sprache. Es geht um den Diskurs. Es geht um die Kultur. In einer wichtigen Iinsicht ist das einzige, worum es anscheinend nicht mehr geht, die Materie" (ebd.: 7). Mir geht es hingegen darum, auf die ‚Gefährlichkeit' hinzuweisen, die sich aus einer (ausschließlichen) Fokussierung auf diese andere Seite, aus einer ‚Verflüchtigung des Begriffs im Realen' (Baudrillard 2008: 9ff) ergeben würde, in welcher der Glaube an die ‚harte' Wahrheit der Wirklichkeit gerade jenes ‚Tätigsein der Materie' (Barad 2017: 40ff, 83ff, 97) vereitelte, das durch die wechselseitige Verstrickung von Diskurs und Materie in die „Dynamik der Intraaktivität" (ebd.: 98) gegeben ist. Die Diskussion der misslingenden Formen der Beratung zeigt dies an: Was den Leib betrifft, so zeichnet sich ein entsprechender Bruch der Zweiheit des Leibkörpers ab. Er führt nicht in eine Vergegenständlichung des Körpers, sondern lässt den Leib in einer Art und Weise in die Welt ‚auslaufen', die Anderes verdrängt und letztlich die Materialität verkennt. Ohne Körper weitet sich der Leib „aus bis zu den kosmischen Maßen eines Weltleibes, der keine Ordnung braucht, weil er sie verkörpert, und der kein Fremdes außer sich hat, weil er [..] alles […] ist" (Waldenfels 1998: 191). Damit würde sicherlich nicht nur „die Leibphilosophie in eine Lebensphilosophie umschlagen, die ihre Voraussetzungen nicht mehr aus dem Selbstgespür herzuleiten vermöchte" (ebd.), sondern der Begriff erneut mit der Erfahrung verwechselt, anstatt den Übergang zu suchen. Was wäre die Folge? Eine (un-)behagliche Schleife.

Literatur

Ackerknecht, Erwin H. (1967): Kurze Geschichte der Psychiatrie, Stuttgart: Enke.

Ackerknecht, Erwin H. (1970): Therapie von den Primitiven bis zum 20. Jahrhundert, Stuttgart: Enke.

Adorno, Theodor W. (1972): „Zum Verhältnis von Soziologie und Psychologie", in: Rolf Tiedemann (Hg.): Theodor W. Adorno. Gesammelte Schriften Bd. 8: Soziologische Schriften 1, Frankfurt a. M., S. 42–85.

Adorno, Theodor W. (1980): Gesammelte Schriften Bd. 4: Minima Moralia. Reflexionen aus dem beschädigten Leben, hrsg. von Klaus Schulz, Gretel Adorno, Rolf Tiedemann und Susan Buck-Morss, Frankfurt a. M.: Suhrkamp.

Alheit, Peter (1999): Grounded Theory. Ein alternativer methodologischer Rahmen für qualitative Forschungsprozesse, Göttingen, http://www.fallarchiv.uni-kassel.de/w p-content/uploads/2010/07/alheit_grounded_theory_ofas.pdf (Zugriff 8. Dezember 2016).

APA (American Psychiatric Assoziation) (2013): Diagnostic and Statistical Manual of Mental Disorders, fifth Edition, DSM-5, Washington D.C./London: American Publishing.

Amering, Michaela / Schmolke, Margit (2009): „Recovery and Resilience", in: Ihsan M. Salloum und Juan E. Mezzich (Hg.): Psychiatric Diagnosis: Challenges and Prospects, West Sussex: John Wiley & Sons Ltd., S. 49–60.

Anders, Günther (1980) [1956]: Die Antiquiertheit des Menschen. Bd. 2: Über die Zerstörung des Lebens im Zeitalter der dritten industriellen Revolution, München: Beck.

Anhorn, Roland / Balzereit, Marcus (Hg.) (2016): Handbuch Therapeutisierung und Soziale Arbeit, Berlin: Springer VS.

Antonovsky, Aron (1979): Health, Stress and Coping, San Francisco: Jossey-Bass.

Antonovsky, Aron (1987): Unravelling the Mystery of Health. How people manage stress and stay well, San Francisco: Jossey-Bass.

Antonovsky, Aaron (1997): Salutogenese. Zur Entmystifizierung der Gesundheit, Tübingen: DGVT.

Arendt, Hannah (2001) [1989]: Menschen in finsteren Zeiten, München/Zürich: Piper.

Arendt, Hannah (2015) [1963]: Über die Revolution, München/Berlin/Zürich: Piper.

Augé, Marc (2014): Nicht-Orte, 4. Aufl., München: Beck.

Baecker, Dirk (2005): Die Beratung der Gesellschaft, Vortrag, publikationen.ub.uni-frankfurt.de/files/23220/2005_baecker_Beratung_der_Gesellschaft.pdf (Zugriff 5. April 2014).

© Springer Fachmedien Wiesbaden GmbH, ein Teil von Springer Nature 2019
S. Mönkeberg, *Der (Un-)Sinn der Beratung*,
https://doi.org/10.1007/978-3-658-27945-5

Baecker, Dirk (2007): Studien zur nächsten Gesellschaft. Frankfurt a. M.: Suhrkamp.

Baetghe, Martin (1991): „Arbeit, Vergesellschaftung, Identität. Zur zunehmenden normativen Subjektivierung der Arbeit", in: Soziale Welt, Jg. 42 (1), S. 6–19.

Bandler, Richard (1995): Veränderung des subjektiven Erlebens. Fortgeschrittene Methoden des NLP, Paderborn: Junfermann.

Bandura, Albert (1979): Sozial-kognitive Lerntheorie, Stuttgart: Klett-Cotta.

Bandura, Albert (Hg.) (1995): Self-efficacy in Changing Societies, Cambridge: Cambridge University Press.

Barad, Karen (2017): Agentieller Realismus. Über die Bedeutung materiell-diskursiver Praktiken, Berlin: Suhrkamp.

Bataille, Georges (1985): Die Aufhebung der Ökonomie, München: Matthes und Seitz.

Bateson, Gregory (1985): Ökologie des Geistes. Anthropologische, psychologische, biologische und epistemologische Perspektiven, Frankfurt a. M.: Suhrkamp.

Baudrillard, Jean (1987): Das Andere selbst, Wien: Passagen-Verl.

Baudrillard, Jean (1991): Die fatalen Strategien, München: Matthes und Seitz.

Baudrillard, Jean (2008): Warum ist nicht alles schon verschwunden? Berlin: Matthes und Seitz.

Bauman, Zygmunt (2005a): „Politischer Körper und Staatskörper in der flüssig-modernen Konsumentengesellschaft", in: Markus Schroer (Hg.): Soziologie des Körpers, Frankfurt a. M.: Suhrkamp, S. 189–214.

Bauman, Zygmunt (2005b): Moderne und Ambivalenz. Das Ende der Eindeutigkeit, Hamburg: Hamburger Edition.

Bauman, Zygmunt (2007): Flaneure, Spieler und Touristen. Essays zu postmodernen Lebensformen, Hamburg: Hamburger Edition.

Bauman, Zygmunt (2008): Flüchtige Zeiten. Leben in der Ungewissheit, Hamburg: Hamburger Edition.

Bauman, Zygmunt (2014): Gemeinschaften. Auf der Suche nach Sicherheit in einer bedrohlichen Welt, 3. Aufl., Frankfurt a. M.: Suhrkamp.

Beck, Ulrich (1983): „Jenseits von Klasse und Schicht. Soziale Ungleichheiten, gesellschaftliche Individualisierungsprozesse und die Entstehung neuer sozialer Formationen und Identitäten", in: Soziale Ungleichheiten. Sonderband 2 der Sozialen Welt, S. 35–74.

Beck, Ulrich (1986): Risikogesellschaft. Auf dem Weg in eine andere Moderne, Frankfurt a. M.: Suhrkamp.

Beck, Ulrich (1994): „Jenseits von Stand und Klasse?", in: Ulrich Beck und Elisabeth Beck-Gernsheim (Hg.): Riskante Freiheiten. Individualisierung in modernen Gesellschaften, Frankfurt a. M.: Suhrkamp, S. 43–60.

Beck, Ulrich (1995): „Was meint ‚eigenes Leben'?", in: Ulrich Beck, Wilhelm Vossenkuhl und Ulf Erdmann Ziegler (Hg.): Eigenes Leben. Ausflüge in die unbekannte Gesellschaft, in der wir leben, München: Beck, S. 9–15.

Beck, Ulrich; Bonß, Wolfgang (1984): „Soziologie und Modernisierung. Zur Ortsbestimmung der Verwendungsforschung", in: Soziale Welt, Jg. 35 (4) S. 381–406.

Beck, Ulrich / Giddens, Anthony / Lash, Scott (Hg.) (1996): Reflexive Modernisierung. Eine Kontroverse, Frankfurt a. M.: Suhrkamp.

Becker, Howard S. (1973): Außenseiter. Zur Soziologie abweichenden Verhaltens, Frankfurt a. M.: Fischer.

Becker, Jens / Gulyas, Jennifer (2012): „Armut und Scham - über die emotionale Verarbeitung sozialer Ungleichheit", in: Zeitschrift für Sozialreform, Jg. 58 (1), S. 83–99.

Beese, Friedrich (1974): Der Neurotiker und die Gesellschaft, München: R. Piper und Co.

Berger, Peter L. / Luckmann, Thomas (2007) [1977]: Die gesellschaftliche Konstruktion der Wirklichkeit, 21. Aufl., Frankfurt a. M.: Fischer.

Berger, Peter L. / Berger, Brigitte / Kellner, Hansfried / Müller, Gert H. (1975): Das Unbehagen in der Modernität, Frankfurt a. M.: Campus.

Binswanger, Ludwig (1992) [1956]: „Drei Formen missglückten Daseins. Verstiegenheit, Verschrobenheit, Maniertheit", in: Max Herzog (Hg.): Ludwig Binswanger. Formen mißglückten Daseins, Heidelberg: Asanger, S. 233–418.

Blankenburg, Wolfgang (1994): „Einführung", in: Max Herzog (Hg.): Weltentwürfe. Ludwig Binswangers phänomenologische Psychologie, Berlin/New York: W. de Gruyter, S. XV–XXXI.

Blumenberg, Hans (2006): Arbeit am Mythos, Frankfurt a. M.: Suhrkamp.

Bogner, Alexander / Littig, Beate / Menz, Wolfgang (Hg.) (2005): Das Experteninterview. Theorie, Methode, Anwendung, Wiesbaden: VS.

Böhme, Gernot (2003): Leibsein als Aufgabe. Leibphilosophie in pragmatischer Hinsicht, Zug: Die Graue Edition.

Bohn, Cornelia / Hahn, Alois (1999): „Selbstbeschreibung und Selbstthematisierung. Facetten der Identität in der modernen Gesellschaft", in: Herbert Willems und Alois Hahn (Hg.): Identität und Moderne, Frankfurt a. M.: Suhrkamp, S. 33–61.

Bohn, Simon (2017): Die Ordnung des Selbst. Subjektivierung im Kontext von Krise und psychosozialer Beratung, Bielefeld: transcript.

Bohnsack, Ralf (2003a): Rekonstruktive Sozialforschung. Einführung in qualitative Methoden, Opladen: Leske und Budrich.

Bohnsack, Ralf (2003b): „Dokumentarische Methode und sozialwissenschaftliche Hermeneutik", in: Zeitschrift für Erziehungswissenschaften, Jg. 6 (4), S. 550–570.

Bollnow, Otto Friedrich (2004) [1963]: Mensch und Raum, Stuttgart: Kohlhammer.

Boltanski, Luc / Chiapello, Ève (2006): Der neue Geist des Kapitalismus, Konstanz: UVK.

Bonelli, Raphael M. (2007): „Der Faktor der Religiosität bei psychischen Störungen", in: Martin Grabe und Friedemann Alsdorf (Hg.): Helfen, das Sinn macht. 1. Lese-Symposium der Akademie für Psychotherapie und Seelsorge, Kassel: Oncken, S. 7–27.

Böning, Uwe (2005): „Coaching: Der Siegeszug eines Personalentwicklungs-Instruments. Eine 15-Jahres-Bilanz", in: Christopher Rauen (Hg.): Handbuch Coaching, Göttingen/Wien: Hogrefe, S. 21–54.

Böning, Uwe / Fritschle, Brigitte (2005): Coaching fürs Business. Was Coaches, Personaler und Manager über Coaching wissen müssen, Bonn: ManagerSeminare.

Bourdieu, Pierre (1987): Sozialer Sinn. Kritik der theoretischen Vernunft, Frankfurt a. M.: Suhrkamp.

Bourdieu, Pierre (1992a): Rede und Antwort, Frankfurt a. M.: Suhrkamp.

Bourdieu, Pierre (1992b): Die feinen Unterschiede. Kritik der gesellschaftlichen Urteilskraft, Frankfurt a. M.: Suhrkamp.

Bourdieu, Pierre (1998): Gegenfeuer. Wortmeldungen im Dienste des Widerstands gegen die neoliberale Invasion, Konstanz: UVK.

Bourdieu, Pierre / Wacquant, Loïc J. D. (1996): Reflexive Anthropologie, Frankfurt a. M.: Suhrkamp.

Breuer, Franz (2010): Reflexive Grounded Theory. Eine Einführung für die Forschungspraxis, Wiesbaden: VS.

Brinkmann, Ulrich / Dörre, Klaus / Röbenack, Silke (2006): Prekäre Arbeit. Ursachen, Ausmaß, soziale Folgen und subjektive Verarbeitungsformen unsicherer Beschäftigungsverhältnisse, Bonn: Friedrich-Ebert-Stiftung.

Brinkmann, Ulrich / Dörre, Klaus (2006): „Die neue Unternehmerkultur. Zum Leitbild des ‚Intrapreneurs' und seinen Implikationen", in: Ulrich Brinkmann, Karoline Krenn und Sebastian Schief (Hg.): Endspiel des Kooperativen Kapitalismus? Institutioneller Wandel unter den Bedingungen des marktzentrierten Paradigmas. Festschrift für Paul Windolf, Wiesbaden: VS, S. 136–168.

Bröckling, Ulrich (2000): „Totale Mobilmachung. Menschenführung im Qualitäts- und Selbstmanagement", in: Ulrich Bröckling, Susanne Krasmann und Thomas Lemke (Hg.): Gouvernementalität der Gegenwart. Studien zur Ökonomisierung des Sozialen, Frankfurt a. M.: Suhrkamp, S. 131–167.

Bröckling, Ulrich (2007): Das unternehmerische Selbst. Soziologie einer Subjektivierungsform, Frankfurt a. M.: Suhrkamp.

Bröckling, Ulrich (2008): „Enthusiasten, Ironiker, Melancholiker. Vom Umgang mit der unternehmerischen Anrufung", in: Mittelweg 36, Zeitschrift des Hamburger Instituts für Sozialforschung, Jg. 17 (4), S. 80–86.

Bröckling, Ulrich (2012): „Der Ruf des Polizisten. Die Regierung des Selbst und ihre Widerstände", in: Reiner Keller, Werner Schneider und Willy Viehöver (Hg.): Diskurs – Macht – Subjekt. Theorie und Empirie von Subjektivierung in der Diskursforschung, Wiesbaden: Springer VS, S. 131–144.

Bröckling, Ulrich (2013): „In der Optimierungsfalle. Zur Soziologie der Wettbewerbsgesellschaft", in: Supervision: Mensch, Arbeit, Organisation, Jg. 31 (4), S. 4–11.

Bröckling, Ulrich (2017): Gute Hirten führen sanft. Über Menschenregierungskünste, Frankfurt a. M.: Suhrkamp.

Bröckling, Ulrich / Krasmann, Susanne / Lemke, Thomas (Hg.) (2000): Gouvernementalität der Gegenwart. Studien zur Ökonomisierung des Sozialen, Frankfurt a. M.: Suhrkamp.

Brunnett, Regina (2009): Die Hegemonie symbolischer Gesundheit. Eine Studie zum Mehrwert von Gesundheit im Postfordismus, Bielefeld: transcript.

Bruns, Georg (2001): „Psychoanalyse, moderne Medizin und das Verschwinden des Subjekts", in: Sybille Drews (Hg.): Symptom – Konflikt – Struktur. Rückkehr einer alten Debatte: Psychoanalyse im Spannungsfeld zwischen Störungsdefizit und krankem Individuum, Bad Homburg: Geber und Reusch, S. 17–38.

Bucher, Anton A. (2007): „Vor Burnout schützen. Psychologische Aspekte und Effekte von Spiritualität", in: Michael Langer (Hg.): Zum Leben führen. Handbuch religionspädagogischer Spiritualität, München: Dt. Katecheten-Verein, S. 64–76.

Bude, Heinz (1985): „Die individuelle Allgemeinheit des Falls", in: Hans-Werner Franz (Hg.): 22. Deutscher Soziologentag. Beiträge der Sektions- und Ad-hoc-Gruppen, Opladen: Westdeutscher Verlag, S. 84–86.

Bude, Heinz (2014): Gesellschaft der Angst, Hamburg: Hamburger Edition.

Bühler, Karl (1982): Sprachtheorie: Die Darstellungsfunktion der Sprache, Stuttgart: Fischer.

Burkart, Günter (Hg.) (2006): Die Ausweitung der Bekenntniskultur – neue Formen der Selbstthematisierung? Wiesbaden: VS.

Burroughs, William Seward (2000): Naked lunch. Roman, Reinbek bei Hamburg: Rowohlt.

Butler, Judith (2003): Kritik der ethischen Gewalt, Frankfurt a. M.: Suhrkamp.

Canetti, Elias (1981) [1960]: Masse und Macht, Frankfurt a. M.: Fischer.

Canguilhem, Georges (1974): Das Normale und das Pathologische, München: C. Hanser.

Castel, Françoise / Castel, Robert / Lovell, Anne (1982): Psychiatrisierung des Alltags. Produktion und Vermarktung der Psychowaren in den USA, Frankfurt a. M.: Suhrkamp.

Castel, Robert (1988): „Die flüchtigen Therapien", in: Hanns-Georg Brose und Bruno Hildenbrand (Hg.): Vom Ende des Individuums zur Individualität ohne Ende, Opladen: Leske und Budrich, S. 153–160.

Castel, Robert (2012): Die Krise der Arbeit. Neue Unsicherheiten und die Zukunft des Individuums, Hamburg: Hamburger Edition.

Castel, Robert / Dörre, Klaus (2009): Prekarität, Abstieg, Ausgrenzung. Die soziale Frage am Beginn des 21. Jahrhunderts, Frankfurt a. M.: Campus.

Chambers, G. Elizabeth / Foulon, Mark / Handfield-Jones, Helen / Hankin, Steven M. / Michaels, Edward G. (1998): „The war for talent. Tell me again: why would someone really good want to join your company? And how will you keep them for more than a few years? Yes, money does matter", in: The McKinsey Quarterly: The Online Journal of McKinsey & Co (3), http://www.executivesondemand. net/managementsourcing/images/stories/artigos_pdf/gestao/The_war_for_talent.p df (Zugriff 18. September 2014).

Crawford, Matthew B. (2016): Die Wiedergewinnung des Wirklichen. Eine Philosophie des Ichs im Zeitalter der Zerstreuung, Berlin: Ullstein.

Daniel, Anna / Garling, Stephanie / Hillebrandt, Frank / Wienold, Hanns (2014): „Zu diesem Heft. Religionen in Bewegung", in: Anna Daniel, Stephanie Garling, Frank Hillebrandt und Hanns Wienold (Hg.): Religionen in Bewegung, Münster: Westfälisches Dampfboot, S. 143–147.

Deleuze, Gilles (2010) [1990]: „Postskriptum über die Kontrollgesellschaft", in: Christoph Menke und Juliane Rebentisch (Hg.): Kreation und Depression. Freiheit im gegenwärtigen Kapitalismus. Berlin: Kadmos, S. 11–17.

Delitz, Heike (2014): „Eines Tages wird das Jahrhundert vielleicht bergsonianisch sein", in: Joachim Fischer und Stephan Moebius (Hg.): Kultursoziologie im 21. Jahrhundert, Wiesbaden: Springer VS, S. 43–55.

Delitz, Heike / Seyfert, Robert / Nungesser, Frithjof (2016): „Was ist ‚Lebenssoziologie‘? Das Leben als Subjekt und Objekt soziologischer Theorie", in: Stephan Lessenich (Hg.): Routinen der Krise – Krise der Routinen. Verhandlungen des 37. Kongresses der Deutschen Gesellschaft für Soziologie in Trier 2016, S. 390–399.

Dellwing, Michael (2010): „Wie wäre es, an psychische Krankheiten zu glauben? Wege zu einer neuen soziologischen Betrachtungsweise psychischer Störungen", in: Österreichische Zeitschrift für Soziologie, Jg. 35 (1), S. 40–58.

Dellwing, Michael / Harbusch, Martin (Hg.) (2013): Krankheitskonstruktionen und Krankheitstreiberei, Wiesbaden: Springer Fachmedien.

DGSv (Deutsche Gesellschaft für Supervision e. V.) (2012): Fachinformation Beratung zwischen Fördern und Fordern. Supervision und Coaching im Jobcenter, Kassel: Kassel Univ. Press.

Devereux, George (1984): Angst und Methode in den Verhaltenswissenschaften, Frankfurt a. M.: Suhrkamp.

Devereux, Georges (1974): Normal und Anormal. Aufsätze zur allgemeinen Ethnopsychiatrie, Frankfurt a. M.: Suhrkamp.

Dilthey, Wilhelm (1968) [1924]: „Beiträge zur Lösung der Frage vom Ursprung unseres Glaubens an die Realität der Aussenwelt und seinem Recht", in: Joachim-Ernst Meyer (Hg.): Depersonalisation, Darmstadt: Wissenschaftliche Buchgesellschaft, S. 1–45.

Dittmar, Jasmin (2013): „Die neuere Kritik an der modernen Psychiatrie im öffentlichen und wissenschaftlichen Diskurs", in: Michael Dellwing und Martin Harbusch (Hg.): Krankheitskonstruktionen und Krankheitstreiberei, Wiesbaden: Springer Fachmedien, S. 25–52.

Doidge, Norman (2008): Neustart im Kopf. Wie sich unser Gehirn selbst repariert, Frankfurt a. M./New York: Campus.

Dolphijn, Rick / van der Tuin, Iris (2012): New Materialism: Interviews and Cartographies: Open Humanities Press.

Dörre, Klaus (2009): „Die neue Landnahme. Dynamiken und Grenzen des Finanzmarktkapitalismus", in: Klaus Dörre, Stephan Lessenich und Hartmut Rosa (Hg.): Soziologie – Kapitalismus – Kritik. Eine Debatte, Frankfurt a. M.: Suhrkamp, S. 21-86.

Durkheim, Émile (2005) [1957]: Professional ethics and civic morals, London/New York: Routledge.

Durkheim, Émile (2007) [1912]: Die elementaren Formen des religiösen Lebens, Frankfurt a. M./Leipzig: Verl. der Weltreligionen.

Duttweiler, Stefanie (2004): „Beratung", in: Ulrich Bröckling, Susanne Krasmann und Thomas Lemke (Hg.): Glossar der Gegenwart, Frankfurt a.m.: Suhrkamp, S. 23–29.

Duttweiler, Stefanie / Gugutzer, Robert / Passoth, Jan-Hendrik / Strübing, Jörg (Hg.) (2016): Leben nach Zahlen. Self-Tracking als Optimierungsprojekt? Bielefeld: transcript.

Eggenberger, Oswald / Schmid, Georg Otto / Schmid, Georg (2003) [1969]: Kirchen, Sekten, Religionen. Religiöse Gemeinschaften, weltanschauliche Gruppierungen und Psycho-Organisationen im deutschen Sprachraum. Ein Handbuch. Zürich: TVZ.

Egger, Josef W. (2012): „Menschenbildannahmen in der verhaltenstherapeutischen Psychotherapie", in: Hilarion Petzold (Hg.): Die Menschenbilder in der Psychotherapie. Interdisziplinäre Perspektiven und die Modelle der Therapieschulen, Wien: Krammer, S. 447–480.

Ehrenberg, Alain (2008): Das erschöpfte Selbst. Depression und Gesellschaft in der Gegenwart, Frankfurt a. M.: Suhrkamp.

Eickelpasch, Rolf / Rademacher, Claudia (2004): Identität, Bielefeld: transcript.

Eickhoff, Hajo (1994): „Die Sedativierung im Sitzen", in: Dietmar Kamper und Christoph Wulf (Hg.): Anthropologie nach dem Tode des Menschen, Frankfurt a. M.: Suhrkamp, S. 216–231.

Elias, Norbert (1981): Über den Prozeß der Zivilisation. Soziogenetische und psychogenetische Untersuchungen. Bd 1: Wandlungen des Verhaltens in den weltlichen Oberschichten des Abendlandes. Frankfurt a. M.: Suhrkamp.

Elias, Norbert (2001) [1987]: Die Gesellschaft der Individuen, Frankfurt a. M.: Suhrkamp.

Erfurt Sandhu, Philine (2014): „‚Er muss diesen Beruf gerne machen, mit Leib und Seele'. Hyperinklusion als Erfolgskriterium für oberste Führungskräfte in einem internationalen Beratungsunternehmen", in: Denis Hänzi, Hildegard Matthies und Dagmar Simon (Hg.): Erfolg. Konstellationen und Paradoxien einer gesellschaftlichen Leitorientierung. Leviathan Sonderband 29, Jg. 42, Baden Baden: Nomos, S.176–193.

Erickson, Milton H. (1984): „Hypnotic Psychotherapy", in: The Medical Clinics of North America, S. 571–583.

Erickson, Milton H. / Rossi, Ernest L. (1981): Hypnotherapie. Aufbau, Beispiele, Forschungen, München: Pfeiffer.

Essen, Siegfried (2006): „Systematische Therapie und Spiritualität. Von der Notwendigkeit szenischer Theologie", in: Karl Baier (Hg.): Handbuch Spiritualität. Zugänge, Traditionen, interreligiöse Prozesse, Darmstadt: Wissenschaftliche Buchgesellschaft, S. 112–126.

Eßbach, Wolfgang (2016): „‚Des Menschen Tage sind wie Gras'. Ein Dissens über Wachstum in der Philosophischen Anthropologie", in: Stephan Lessenich (Hg.): Routinen der Krise – Krise der Routinen. Verhandlungen des 37. Kongresses der Deutschen Gesellschaft für Soziologie in Trier 2016, S. 390–399.

Eßlinger, Eva / Schlechtriemen, Tobias / Schweitzer, Doris / Zons, Alexander (Hg.) (2010): Die Figur des Dritten. Ein Paradigma der Kulturwissenschaften, Frankfurt a. M.: Suhrkamp.

Evers, Adalbert / Nowotny, Helga (1987): Über den Umgang mit Unsicherheit. Die Entdeckung der Gestaltbarkeit von Gesellschaft, Frankfurt a. M.: Suhrkamp.

Ferber von, Christian / Ferber von, Liselotte (1978): Der kranke Mensch in der Gesellschaft, Reinbeck bei Hamburg: Rowohlt.

Fiedler, Adelheid (2013): Gott im Coaching? Zur Annäherung von religiöser Seelsorge und säkularer Beratung. Eine Bestandsaufnahme, Kassel: Univ. Press.

Fischer, Joachim (2010): „Tertiarität / Der Dritte. Soziologie als Schlüsseldisziplin", in: Thomas Bedorf (Hg.): Theorien des Dritten. Innovationen in Soziologie und Sozialphilosophie, München: Fink, S. 131–160.

Fischer, Joachim (2014): „Kommentar zu Heike Delitz", in: Joachim Fischer und Stephan Moebius (Hg.): Kultursoziologie im 21. Jahrhundert, Wiesbaden: Springer VS, S. 52–55.

Fischer-Homberger, Esther (2004) [1975]: Die traumatische Neurose. Vom somatischen zum sozialen Leiden, Gießen: Psychosozial-Verl.

Fischer-Homberger, Esther (2009): „Der Eisenbahnunfall von 1842 auf der Paris-Versailles-Linie", in: Christian Kassung (Hg.): Die Unordnung der Dinge. Eine Wissens- und Mediengeschichte des Unfalls, Bielefeld: transcript, S. 49–88.

Flick, Sabine (2014): „Burnout durcharbeiten. Die Behandlung von Burnout in Psychotherapien", in: Martina Löw (Hg.): Vielfalt und Zusammenhalt. Verhandlungen des 36. Kongresses der Deutschen Gesellschaft für Soziologie in Bochum und Dortmund 2012, Frankfurt a. M./New York: Campus, S. 1–13 (CD-ROM).

Flusser, Vilém (2005): Medienkultur, Frankfurt a. M.: Fischer.

Folkers, Andreas (2013): Was ist neu am neuen Materialimus? Von der Praxis zum Ereignis, in Tobias Goll, Daniel Keil und Thomas Telios (Hg.): Critical Matter. Diskussionen eines neuen Materialismus, Münster: Edition Assemblage, S. 16–33.

Foucault, Michel (1969): Wahnsinn und Gesellschaft. Eine Geschichte des Wahns im Zeitalter der Vernunft, Frankfurt a. M.: Suhrkamp.

Foucault, Michel (1973): Psychologie und Geisteskrankheit, Frankfurt a. M.: Suhrkamp.

Foucault, Michel (1977): Überwachen und Strafen. Die Geburt des Gefängnisses, Frankfurt a. M.: Suhrkamp.

Foucault, Michel (1981): Archäologie des Wissens, Frankfurt a. M.: Suhrkamp.

Foucault, Michel (1983): Der Wille zum Wissen, Frankfurt a. M.: Suhrkamp.

Foucault, Michel (1991): „Nietzsche, die Genealogie, die Historie", in Ders.: Von der Subversion des Wissens, hrsg. von Walter Seitter. Frankfurt a. M.: Suhrkamp, S. 69–90.

Foucault, Michel (1994): „Warum ich die Macht untersuche: Die Frage des Subjekts", in: Hubert L. Dreyfus und Paul Rabinow (Hg.): Michel Foucault. Jenseits von Strukturalismus und Hermeneutik, Weinheim: Beltz, Athenäum, S. 241–261.

Foucault, Michel (1995): Die Sorge um sich, Frankfurt a. M.: Suhrkamp.

Foucault, Michel (2005): „Subjektivität und Wahrheit", in Ders.: Schriften in vier Bänden. Dits et Ecrits. Bd. IV 1980–1988, hrsg. von Daniel Defert, Frankfurt a. M.: Suhrkamp, S. 258–264.

Frances, Allen (2013): Saving normal. An insider's revolt against out-of-control psychiatric diagnosis, New York: William Morrow.

Franke, Alexa / Broda, Michael (Hg.) (1993): Psychosomatische Gesundheit. Versuch einer Abkehr vom Pathogenese-Konzept, Tübingen: DGVT.

Franz, Matthias / Karger, André (Hg.) (2011): Neue Männer - muss das sein? Risiken und Perspektiven der heutigen Männerrolle: Vandenhoeck & Ruprecht.

Freidson, Elliott (1979): Der Ärztebestand. Berufs- und wissenschaftssoziologische Durchleuchtung einer Profession, Stuttgart: Ferdinand Enke.

Freud, Sigmund (1917): „Eine Schwierigkeit der Psychoanalyse", in: Zeitschrift für Anwendung der Psychoanalyse auf die Geisteswissenschaften, Jg. 4, S. 1–7.

Freud, Sigmund (1975) [1913]: „Zur Einleitung der Behandlung. Weitere Ratschläge zur Technik der Psychoanalyse I", in: Alexander von Mitscherlich, Angela Richards und James Strachey (Hg.): Sigmund Freud. Schriften zur Behandlungstechnik, Frankfurt a. M.: Fischer, S. 181–203.

Freud, Sigmund (1976) [1924]: „Der Realitätsverlust bei Neurose und Psychose, in Ders.: Gesammelte Werke Bd. 13. Jenseits des Lustprinzips / Massenpsychologie und Ich-Analyse / Das Ich und das ES, hrsg. von Anna Freud, Frankfurt a. M.: Fischer, S. 363–368.

Freud, Sigmund (1981) [1914]: „Erinnern, Wiederholen und Durcharbeiten", in Ders.: Werke aus den Jahren 1913–1917, hrsg. von Anna Freud. Frankfurt a. M.: Fischer, S. 125–136.

Freud, Sigmund (2003a) [1939]: „Der Mann Moses und die monotheistische Religion. Drei Abhandlungen", in: Alexander Mitscherlich, Angela Richards und James Strachey (Hg.): Fragen der Gesellschaft. Ursprünge der Religion. Frankfurt a. M: Fischer, S. 455–576.

Freud, Sigmund (2003b) [1927]: „Die Zukunft einer Illusion", in: Alexander Mitscherlich, Angela Richards und James Strachey (Hg.): Fragen der Gesellschaft. Ursprünge der Religion, Frankfurt a. M.: Fischer, S. 135–190.

Freud, Sigmund (2013) [1919]: Das Unheimliche. Kleine Schriften II. Kapitel 29, http://gutenberg.spiegel.de/buch/kleine-schriften-ii-7122/29 (Zugriff 15. April 2014).

Frey, Michael (2009): Autonomie und Aneignung in der Arbeit. Eine soziologische Untersuchung zur Vermarktlichung und Subjektivierung von Arbeit, München: R. Hampp.

Fuchs, Peter (1999): „Moderne Identität – im Blick auf das europäische Mittelalter", in: Herbert Willems und Alois Hahn (Hg.): Identität und Moderne, Frankfurt a. M.: Suhrkamp, S. 273–297.

Fuchs, Peter (2002): „Hofnarren und Organisationsberater. Zur Funktion der Narretei, des Hofnarrentums und der Organisationsberatung", in: OrganisationsEntwicklung, Jg. 3 (2), S. 4–15.

Fuchs, Peter (2004): „Die Moral des Systems sozialer Arbeit – systematisch", in: Roland Merten und Albert Scherr (Hg.): Inklusion und Exklusion in der sozialen Arbeit, Wiesbaden: VS, S. 17–32.

Fuchs, Peter (2005): „Die Form des Körpers", in: Markus Schroer (Hg.): Soziologie des Körpers, Frankfurt a. M.: Suhrkamp, S. 48–72.

Fuchs, Peter (2010): Das System SELBST. Eine Studie zur Frage: Wer liebt wen, wenn jemand sagt: ‚Ich liebe Dich!'? Weilerswist: Velbrück.

Fuchs, Peter / Mahler, Enrico (2000): „Form und Funktion von Beratung", in: Soziale Systeme, Jg. 6 (2), S. 349–368.

Fuchs, Peter / Schneider, Dietrich (1995): „Das Hauptmann-von-Köpenik-Syndrom. Überlegungen zur Zukunft funktionaler Differenzierung", in: Soziale Systeme, Jg. 1 (2), S. 203–224.

Fuchs, Thomas / Iwer, Lucas / Micali, Stefano (2018): Das überforderte Subjekt. Zeitdiagnosen einer beschleunigten Gesellschaft, Berlin: Suhrkamp.

Fürstenau, Peter (1972): „Probleme der vergleichenden Psychotherapieforschung", in: Claus H. Bachmann (Hg.): Psychoanalyse und Verhaltenstherapie, Frankfurt a. M.: Fischer, S. 18–57.

Garfinkel, Harold (1981): „Das Alltagswissen über soziale und innerhalb sozialer Strukturen", in: Arbeitsgruppe Bielefelder Soziologen (Hg.): Alltagswissen, Interaktion und gesellschaftliche Wirklichkeit 1 + 2, Opladen: Westdeutscher Verlag, S. 189–262.

Gebhard, Winfried (2008): „Gemeinschaft ohne Gemeinschaft. Über situative Event-Vergemeinschaftungen", in: Ronald Hitzler, Anne Honer und Michaela Pfadenhauer (Hg.): Posttraditionale Gemeinschaften. Theoretische und ethnografische Erkundungen, Wiesbaden: VS, S. 202–212.

Geertz, Clifford (1987): Dichte Beschreibung. Beiträge zum Verstehen kultureller Systeme, Frankfurt a. M.: Suhrkamp.

Gergen, Kenneth J. / Kaye, John (1992): „Beyond Narrative in the Negotiation of Therapeutic Meaning", in: Kenneth J. Gergen und Sheila Mc Namee (Hg.): Therapy as Social Construction, London: Sage, S. 166–185.

Gerl-Falkovitz, Hanna-Barbara (2014): „Heimat im Glauben. Gelungenes Leben: über religiöse Glücksvorstellungen", in: Joachim Klose (Hg.): Heimatschichten. Anthropologische Grundlegung eines Weltverhältnisses, Wiesbaden: Springer VS, S. 389–405.

Gertenbach, Lars (2012): „Governmentality Studies. Die Regierung der Gesellschaft im Spannungsfeld zwischen Ökonomie, Staat und Subjekt", in: Stephan Moebius (Hg.): Kultur. Von den Cultural Studies bis zu den Visual Studies. Eine Einführung, Bielefeld: transcript, S. 108–127.

Gertenbach, Lars / Mönkeberg, Sarah (2016): „Lifelogging und vitaler Normalismus. Kultursoziologische Betrachtungen zur Neukonfiguration von Körper und Selbst", in: Stefan Selke (Hg.): Lifelogging. Digitale Selbstvermessung und Lebensprotokollierung zwischen disruptiver Technologie und kulturellem Wandel, Wiesbaden: Springer VS, S. 25–43.

Giddens, Anthony (1995): Konsequenzen der Moderne, Frankfurt a. M.: Suhrkamp.

Giddens, Anthony (1996a): „Leben in der posttraditionalen Gesellschaft", in: Ulrich Beck/Anthony Giddens/Scott Lash (Hg.): Reflexive Modernisierung. Eine Kontroverse, Frankfurt a. M.: Suhrkamp, S. 113–184.

Giddens, Anthony (1996b): „Risiko, Vertrauen, Reflexivität", in: Ulrich Beck/Anthony Giddens/Scott Lash (Hg.): Reflexive Modernisierung. Eine Kontroverse, Frankfurt a. M.: Suhrkamp, S. 316–337.

Giddens, Anthony (1997): Die Konstitution der Gesellschaft. Grundzüge einer Theorie der Strukturierung, Frankfurt a. M./New York: Campus.

Glaser, Barney G. / Strauss, Anselm (1998): Grounded Theory. Strategien qualitativer Forschung, Bern: H. Huber.

Göbel, Markus / Schmidt, Johannes F. K. (1998): „Inklusion/Exklusion. Karriere, Probleme und Differenzierungen eines systemtheoretischen Begriffpaares", in: Soziale Systeme, Jg. 4 (1), S. 87–117.

Goffman, Erving (1961a): „Die moralische Karriere des Geisteskranken", in Ders.: Asyle. Über die soziale Situation psychiatrischer Patienten und anderer Insassen, Frankfurt a. M.: Suhrkamp, S. 125–167.

Goffman, Erving (1961b): „Über die Merkmale totaler Institutionen", in Ders.: Asyle. Über die soziale Situation psychiatrischer Patienten und anderer Insassen, Frankfurt a. M.: Suhrkamp, S. 13–123.

Goffman, Erving (1975): Stigma. Über Techniken der Bewältigung beschädigter Identität. Frankfurt a. M.: Suhrkamp.

Goffman, Erving (1982): Das Individuum im öffentlichen Austausch. Mikrostudien zur öffentlichen Ordnung. Frankfurt a. M.: Suhrkamp.

Goffman, Erving (1986): „Techniken der Imagepflege. Eine Analyse ritueller Elemente in sozialer Interaktion", in: Ders.: Interaktionsrituale. Über Verhalten in direkter Kommunikation, Frankfurt a. M.: Suhrkamp, S. 10–53.

Goffman, Erving (2009) [1959]: Wir alle spielen Theater. Die Selbstdarstellung im Alltag, München: Piper.

Goleman, Daniel (1996): Emotionale Intelligenz, München: Hanser.

Gotschall, Karin / Voß, G. Günter (Hg.) (2003): Entgrenzung von Arbeit und Leben. Zum Wandel der Beziehung von Erwerbstätigkeit und Privatsphäre im Alltag, München/Mering: R. Hampp.

Grochowiak, Klaus (1995): Das NLP-Practitioner-Handbuch. Lernen Sie Skills und Fähigkeiten für NLP-Practitioner auf höchstem Niveau! Paderborn: Junfermann.

Groenemeyer, Axel (2008): „Eine schwierige Beziehung – Psychische Störungen als Thema soziologischer Analyse", in: Soziale Probleme, Jg. 19 (2), S. 113–135.

Gross, Peter (1999): Ich-Jagd. Ein Essay, Frankfurt a. M.: Suhrkamp.

Großmaß, Ruth (1997): „Paradoxien und Möglichkeiten Psychosozialer Beratung", in: Frank Nestmann (Hg.): Beratung. Bausteine für eine interdisziplinäre Wissenschaft und Praxis, Tübingen: Deutsche Gesellschaft für Verhaltenstherapie, S. 111–136.

Gugutzer, Robert (2002): Leib, Körper und Identität. Eine phänomenologisch-soziologische Untersuchung zur personalen Identität, Wiesbaden: Westdt. Verl.

Gugutzer, Robert (2005): „Der Körper als Identitätsmedium: Eßstörungen", in: Markus Schroer (Hg.): Soziologie des Körpers, Frankfurt a. M.: Suhrkamp, S. 323–355.

Gugutzer, Robert (2012): Verkörperungen des Sozialen. Neophänomenologische Grundlagen und soziologische Analysen, Bielefeld: transcript.

Gugutzer, Robert (2015): Soziologie des Körpers, Bielefeld: transcript.

Gugutzer, Robert (2017): „Leib und Situation. Zum Theorie- und Forschungsprogramm der Neophänomenologischen Soziologie", in: Zeitschrift für Soziologie, Jg. 46 (3), S. 147–166.

Gugutzer, Robert / Klein, Gabriele / Meuser, Michael (Hg.) (2016): Handbuch Körpersoziologie, Wiesbaden: Springer VS.

Haase, Jürgen (2010): „Raum der Performativität. ‚Augenblicksstätten' im Situationsraum des Sozialen", in: Geographische Zeitschrift, Jg. 98, S. 65–82.

Hahn, Alois (1987): „Identität und Selbstthematisierung", in: Alois Hahn und Volker Kapp (Hg.): Selbstthematisierung und Selbstzeugnis. Bekenntnis und Geständnis, Frankfurt a. M.: Suhrkamp, S. 9–24.

Hahn, Alois (2000): Konstruktionen des Selbst, der Welt und der Geschichte, Frankfurt a. M.: Suhrkamp.

Hahn, Alois / Kapp, Volker (Hg.) (1987): Selbstthematisierung und Selbstzeugnis. Bekenntnis und Geständnis, Frankfurt a. M.: Suhrkamp.

Hahn, Alois / Willems, Herbert / Winter, Rainer (1991): „Beichte und Therapie als Formen der Sinngebung", in: Gerd Jüttemann, Michael Sonntag und Christoph Wulf (Hg.): Die Seele. Ihre Geschichte im Abendland, Weinheim: Psychologie Verlags Union, S. 493–511.

Hänzi, Denis (2015): „Verheißungsvolle Potenziale. Ein neues Ideal der zukunftssichernden (Selbst-)Investion?", in: Berliner Journal für Soziologie, Jg. 25 (1-2), S. 215–236.

Haubl, Rolf (2013): „Burnout. Diskurs und Metaphorik", in: Sighard Neckel und Greta Wagner (Hg.): Leistung und Erschöpfung. Burnout in der Wettbewerbsgesellschaft, Berlin: Suhrkamp, S. 165–178.

Hautzinger, Martin (2011): „Grundüberzeugungen ändern", in: Michael Linden und Martin Hautzinger (Hg.): Verhaltenstherapiemanual. Berlin/Heidelberg: Springer, S. 159–162.

Hebb, Donald O. (2002) [1949]: The organization of behavior. A neuropsychological theory, Mahwah: L. Erlbaum Associates.

Heidegger, Martin (2006) [1926]: Sein und Zeit, 19. Aufl., Tübingen: M. Niemeyer.

Heidegger, Martin (2014) [1952]: „Bauen, Wohnen, Denken", in: Handwerkheft IV, hrsg. von der Professur Dietmar Eberle, ETH Zürich, S. 102–110, http://www.eberle.arch.ethz.ch/cms/uploads/files/publikationen/140409_IV_TEXTE.pdf (Zugriff 14. April 2014).

Heiden, Mathias (2014): Arbeitskonflikte. Verborgene Auseinandersetzungen um Arbeit, Überlastung und Prekarität, Berlin: edition sigma.

Heiden, Mathias / Jürgens, Kerstin (2013): Kräftemessen. Betriebe und Beschäftigte im Reproduktionskonflikt. Berlin: edition sigma.

Heim, Gerhard (1999): „Pierre Janet (1859–1974). ,Médecin-philosohe', Psychologe und Psychotherapeut", in: Nervenarzt, Jg. 70 (11), S. 1019–1024.

Heinz, Andreas (2014): Der Begriff der psychischen Krankheit, Frankfurt a. M.: Suhrkamp.

Held, David (1997): Democracy and globalization. MPIfG working paper. No 97/5, http://www.mpifg.de/pu/workpap/wp97-5/wp97-5.html (Zugriff 17. Januar 2018).

Herms, Eilert (2001): „Vorwort", in: Ders. (Hg.): Menschenbild und Menschenwürde, Gütersloh: Chr. Kaiser, S. 9–18.

Hitzler, Ronald (1998): „Posttraditionale Vergemeinschaftung. Über neue Formen der Sozialbindung", in: Berliner Debatte INITIAL, Jg. 9 (1), S. 81–89.

Hoffmann, Sven O. / Rudolf, Gerd / Strau, Bernhard (2008): „Unerwünschte und schädliche Wirkungen von Psychotherapie", in: Psychotherapeut, Jg. 53 (1), S. 4–16.

Holzhey, Helmut (1979): „Transzendenz", in: Heinrich H. Balmer und Gion Condrau (Hg.): Die Psychologie des 20. Jahrhunderts. Band XV. Transzendenz, Imagination und Kreativität, Zürich: Kindler, S. 7–24.

Holzinger, Markus (2007): Kontingenz in der Gegenwartsgesellschaft. Dimensionen eines Leitbegriffs moderner Sozialtheorie, Bielefeld: transcript.

Honneth, Axel (2003): Unsichtbarkeit. Stationen einer Theorie der Intersubjektivität. Frankfurt a. M.: Suhrkamp.

Horn, Eva (2009): „Schwärme – Kollektive ohne Zentrum. Einleitung", in: Lucas Marco Gisi und Eva Horn (Hg.): Schwärme – Kollektive ohne Zentrum. Eine Wissensgeschichte zwischen Leben und Information, Bielefeld: transcript, S. 7–26.

Hoye, William J. (2007): „Der Glaube als zweite Natur", in: Michael Faßnacht, Hermann Flothkötter und Bernhard Nacke (Hg.): Im Wandel bleibt der Kern. Reflexionen – Ansätze – Ankerpunkte, Münster: dialogverlag, S. 33–45.

Hunter, E. C. M. / Sierra, M. / David, A. S. (2004): „The epidemiology of depersonalisation and derealisation. A systematic review", in: Social psychiatry and psychiatric epidemiology, Jg. 39 (1), S. 9–18.

Hurrelmann, Klaus (2006): Gesundheitssoziologie. Eine Einführung in sozialwissenschaftliche Theorien von Krankheitsprävention und Gesundheitsförderung, 6. völlig überarbeitete Aufl., Weinheim/München: Juventa.

Husserl, Edmund (1952): Ideen zu einer reinen Phänomenologie und Phänomenologischen Philosophie. Zweites Buch: Phänomenologische Untersuchungen zur Konstitution, Tübingen: M. Niemeyer.

Huxley, Aldous (1994) [1932]: Brave New World, London: Flamingo.

Illouz, Eva (2003): „Vom Erdbeben in Lissabon zu Oprah Winfrey: Leiden als Identität im Zeitalter der Globalisierung", in: Ulrich Beck, Natan Sznaider und Rainer Winter (Hg.): Globales Amerika? Die kulturellen Folgen der Globalisierung, Bielefeld: transcript, S.239–262.

Illouz, Eva (2007): Gefühle in Zeiten des Kapitalismus. Frankfurter Adorno-Vorlesungen 2004, Frankfurt a. M.: Suhrkamp.

Jaggi, Arnold (1836): Aus der Geschichte der letzten hundert Jahre. Ein Lesebuch für Schule und Haus, Bern.

James, William (2014) [1902]: Die Vielfalt religiöser Erfahrung. Eine Studie über die menschliche Natur, Berlin: Verl. der Weltreligionen.

Janet, Pierre (1889): L'automatisme psychologique. Essai de psychologie expérimentale sur les formes de l'activité humaine, Paris: Alcan.

Janet, Pierre (1894): Der Geisteszustand der Hysterischen. Die psychischen Stigmata, Leipzig/Wien: Franz Deuticke.

Janet, Pierre (1919): Les médications psychologiques, Paris: Flammarion.

Jaspers, Karl (1973) [1923]: Allgemeine Psychopathologie, 9. unveränderte Aufl., Berlin/Heidelberg/New York: Springer.

Jürgens, Kerstin (2010): „Deutschland in der Reproduktionskrise", in: Leviathan, Jg. 38 (4), S. 559–587.

Kamper, Dietmar / Wulf, Christoph (1984): „Blickwende. Die Sinne des Körpers im Konkurs der Geschichte", in Dies. (Hg.): Das Schwinden der Sinne, Frankfurt a. M.: Suhrkamp, S. 9–17.

Kaufmann, Franz-Xaver (1973): Sicherheit als soziologisches und sozialpolitisches Problem. Untersuchungen zu einer Wertidee hochdifferenzierter Gesellschaften, Stuttgart: Enke.

Kaufmann, Franz-Xaver (1989): Religion und Modernität. Sozialwissenschaftliche Perspektiven, Tübingen, J. C. B. Mohr.

Kaufmann, Jean-Claude (2005): Die Erfindung des Ich. Eine Theorie der Identität, Konstanz: UVK.

Keupp, Heinrich / Kraiker, Christoph (1977): „Die Kontroverse zwischen Verhaltenstherapie und Psychoanalyse", in: Hans Zeier (Hg.): Die Psychologie des 20. Jahrhunderts. Band IV: Pawlow und die Folgen, Zürich: Kindler, S. 666–712.

Kleeman, Frank / Matuschek, Ingo / Voß, G. Günther (2002): „Subjektivierung von Arbeit. Ein Überblick zum Stand der Diskussion", in: Manfred Moldaschl und G. Günter Voß (Hg.): Subjektivierung von Arbeit, München: R. Hampp, S. 57–114.

Klein, Gabriele (2005): „Das Theater des Körpers. Zur Performanz des Körperlichen", in: Markus Schroer (Hg.): Soziologie des Körpers, Frankfurt a. M.: Suhrkamp, S. 73–91.

Knoblauch, Hubert (2006): „Soziologie der Spiritualität", in: Karl Baier (Hg.): Handbuch Spiritualität. Zugänge, Traditionen, interreligiöse Prozesse, Darmstadt: Wissenschaftliche Buchgesellschaft, S. 91–111.

Knoblauch, Hubert (2009): Populäre Religion. Auf dem Weg in eine spirituelle Gesellschaft, Frankfurt a. M.: Campus.

Köllner, Volker (2004): „Gibt es ein Selbst in der Verhaltenstherapie?", in: PiD – Psychotherapie im Dialog, Jg. 5 (3), S. 231–235.

Koschorke, Albrecht (2010): „Ein neues Paradigma in den Kulturwissenschaften", in: Eva Eßlinger, Tobias Schlechtriemen, Doris Schweitzer und Alexander Zons

(Hg.): Die Figur des Dritten. Ein Paradigma der Kulturwissenschaften, Frankfurt a. M.: Suhrkamp, S.7–31.

Kranz, Olaf (2010): „Die Vermittlung von System und Lebenswelt als Bezugsproblem der Professionen – was die Professionssoziologie von der Theologie über Professionen lernen kann", in: Michael N. Ebertz und Rainer Schützeichel (Hg.): Sinnstiftung als Beruf, Wiesbaden: Springer Fachmedien, S. 89–122.

Krasmann, Susanne (2004): „Synergie", in: Ulrich Bröckling, Susanne Krasmann und Thomas Lemke (Hg.): Glossar der Gegenwart, Frankfurt a. M.: Suhrkamp, S. 251–256.

Krücken, Georg / Serrano-Velarde, Kathia (2016): „Der Berater als Fremder. Eine soziologische Studie zur Managementberatung in Universitäten", in: Kölner Zeitschrift für Soziologie, Jg. 68 (1), S. 29–51.

Küsters, Ivonne (2006): Narrative Interviews. Grundlagen und Anwendungen, Wiesbaden: VS.

Lacan, Jaques (2010): Das Seminar, Buch X. Die Angst. 1963–1963, Wien: Verlag Turia und Kant.

Lambert, Michael J. / Barley, Dean E. (2001): „Research summary on the therapeutic relationship and psychotherapy outcome", in: Psychotherapy: Theory, Research, Practice, Training, Jg. 38 (4), S. 357–361.

Latour, Bruno (2001): Das Parlament der Dinge. Für eine politische Ökologie, Frankfurt a. M.: Suhrkamp.

Latour, Bruno (2010): Eine neue Soziologie für eine neue Gesellschaft. Einführung in die Akteur-Netzwerk-Theorie, Berlin: Suhrkamp.

Latour, Bruno (2014): Existenzweisen. Eine Anthropologie der Modernen, Berlin: Suhrkamp.

Lazarus, Richard S. (1966): Psychological stress and the coping process, New York: McGraw-Hill.

Lazarus, Richard S. / Folkman, Susan (1984): Stress, appraisal, and coping, New York: Springer Pub. Co.

Lebiger-Vogel, Judith (2011): ‚Gute Psychotherapie'. Verhaltenstherapie und Psychoanalyse im soziokulturellen Kontext, Göttingen: Vandenhoeck & Ruprecht.

Lechner, Odilio (2007): „Auf dem Weg. Pilgerschaft und Wallfahrt", in: Michael Langer (Hg.): Zum Leben führen. Handbuch religionspädagogischer Spiritualität, München: Dt. Katecheten-Verein, S. 234–240.

Lemmer, R. (1988): „Coaching. Ein Hofnarr für den Chef", Wirtschaftswoche, 16, S. 64–66.

Lessenich, Stephan (2008): Die Neuerfindung des Sozialen. Der Sozialstaat im flexiblen Kapitalismus, Bielefeld: transcript.

Leuzinger-Bohleber, Marianne / Bürgin, Dieter (2004): „Generelle Einleitung", in: Marianne Leuzinger-Bohleber, Heinrich Deserno und Stephan Hau (Hg.): Psychoanalyse als Profession und Wissenschaft. Die psychoanalytische Methode in Zeiten wissenschaftlicher Pluralität, Stuttgart: Kohlhammer, S. 3–11.

Lewis, Bradley (2000): „Psychiatry and Postmodern Theory", in: Journal of Medical Humanities, Jg. 21 (2), S.71–84.

Lewis, Bradley (2006): Moving Beyond Prozac, DSM, and the New Psychiatry. The Birth of Postpsychiatry, Ann Arbor: University of Michigan Press.

Lieb, Hans (1995): Verhaltenstherapie, Systemtheorie und die Kontrolle des menschlichen Verhaltens. Ein Beitrag zur Paradigmendiskussion, Regensburg: S. Roderer.

Lindemann, Gesa (2014): Weltzugänge. Die mehrdimensionale Ordnung des Sozialen, Weilerswist: Velbrück.

Lindemann, Gesa (2016): „Leiblichkeit und Körper", in: Robert Gugutzer, Gabriele Klein und Michael Meuser (Hg.): Handbuch Körpersoziologie, S. 57–66.

Linden, Michael / Hautzinger, Martin (Hg.) (2011): Verhaltenstherapiemanual, Berlin/Heidelberg: Springer.

Lohr, Karin / Nickel, Hildegard (2005): Subjektivierung von Arbeit. Riskante Chancen, Münster: Westfälisches Dampfboot.

Luckmann, Thomas (1991): Die unsichtbare Religion, Frankfurt a. M.: Suhrkamp.

Luckmann, Thomas (2002): „Veränderungen von Religion und Moral im modernen Europa", in: Berliner Journal für Soziologie, Jg. 12 (3), S. 285–293.

Luhmann, Niklas (1984): Soziale Systeme. Grundriß einer allgemeinen Theorie, Frankfurt a. M.: Suhrkamp.

Luhmann, Niklas (1989): „Kommunikationssperren in der Unternehmensberatung", in: Niklas Luhmann und Peter Fuchs (Hg.): Reden und Schweigen, Frankfurt a. M.: Suhrkamp, S. 209–227.

Luhmann, Niklas (1992): Beobachtungen der Moderne, Opladen: Westdeutscher Verlag.

Luhmann, Niklas (1993): „Individuum, Individualität, Individualismus", in Ders.: Gesellschaftsstruktur und Semantik. Studien zur Wissenssoziologie der modernen Gesellschaft, Bd. 3, Frankfurt a. M.: Suhrkamp, S. 149–258.

Luhmann, Niklas (1995): „Inklusion und Exklusion", in Ders.: Soziologische Aufklärung 6: Die Soziologie und der Mensch, Opladen: Westdeutscher Verlag, S. 237–264.

Luhmann, Niklas (1997): Die Gesellschaft der Gesellschaft, 2 Bde., Frankfurt a. M.: Suhrkamp.

Luhmann, Niklas (2000a): Die Religion der Gesellschaft, Frankfurt a. M.: Suhrkamp.

Luhmann, Niklas (2000b) [1968]: Vertrauen. Ein Mechanismus der Reduktion sozialer Komplexität, Stuttgart: Lucius und Lucius.

Luhmann, Niklas (2004): Ökologische Kommunikation. Kann die moderne Gesellschaft sich auf ökologische Gefährdungen einstellen? Wiesbaden: Springer Fachmedien.

Luhmann, Niklas (2005): „Risiko und Gefahr", in Ders.: Soziologische Aufklärung 5: Konstruktivistische Perspektiven, Wiesbaden: VS, S. 126–162.

Luhmann, Niklas (2008): „Gibt es in unserer Gesellschaft noch unverzichtbare Normen?", in Ders.: Die Moral der Gesellschaft, hrsg. von Detlef Horster, Frankfurt a. M.: Suhrkamp, S. 228–252.

Maasen, Sabine / Elberfeld, Jens / Eitler, Pascal / Tändler, Maik (Hg.) (2011): Das beratene Selbst. Zur Genealogie der Therapeutisierung in den ‚langen' Siebzigern, Bielefeld: transcript.

Maffesoli, Michel (1986): Der Schatten des Dionysos. Zu einer Soziologie des Orgiasmus, Frankfurt a. M.: Syndikat.

Makropoulos, Michael (1997): Modernität und Kontingenz, München: Fink.

Marchart, Oliver (2013): Das unmögliche Objekt. Eine postfundamentalistische Theorie der Gesellschaft, Frankfurt a. M.: Suhrkamp.

Margraf, Jürgen (2003): „Verhaltenstherapie und Gesellschaft", in: Verhaltenstherapie, Jg. 13 (2), S. 93–95.

Mauss, Marcel (2011) [1925]: Die Gabe. Form und Funktion des Austauschs in archaischen Gesellschaften, Frankfurt a. M.: Suhrkamp.

Mead, George Herbert (1932): Philosophy of the Present, Chicago: Open Court.

Mead, George Herbert (1938): Philosophy of the act, Chicago: University of Chicago.

Merleau-Ponty, Maurice (1986): Das Sichtbare und das Unsichtbare, München: Wilhelm Fink.

Meuser, Michael / Nagel, Ulrike (2009): „Das Experteninterview – konzeptionelle Grundlagen und methodische Anlage", in: Susanne Pickel, Gert Pickel, Hans-Joachim Lauth und Detlef Jahn (Hg.): Methoden der vergleichenden Politik- und Sozialwissenschaft, Wiesbaden: VS, S. 465–479.

Meyer, Joachim-Ernst (Hg.) (1968): Depersonalisation, Darmstadt: Wissenschaftliche Buchgesellschaft.

Meyer, Joachim-Ernst (2004) [1936]: „Studien zur Depersonalisation. Über die Abgrenzung der Depersonalisation und Derealisation von schizophrenen Ichstörungen", in: European Neurology, Jg. 132 (4), S. 221–232.

Meyer-Blanck, Michael (2009): „Theologische Implikationen der Seelsorge", in: Wilfried Engemann (Hg.): Handbuch der Seelsorge. Grundlagen und Profile, Leipzig: Evangelische Verlagsanstalt, S. 19–33.

Michaels, Ed / Handfield-Jones, Helen / Axelrod, Beth (2001): The war for talent. Boston, Mass.: Harvard Business School Press.

Minkowski, Eugène (1933): Les temps vécu. Études phénoménologiques et psychopathologiques, Paris: Payot.

Mittag, Martina (2002): „Cyberidentitäten. Von resonierenden und räsonierenden Subjekten", in: Jürgen Straub und Joachim Renn (Hg.): Transitorische Identität. Der Prozesscharakter des modernen Selbst, Frankfurt a. M./New York: Campus, S. 441–457.

Mohl, Alexa (1994): Der Zauberlehrling. Das NLP-Lern- und Übungsbuch, Paderborn: Junfermann.

Moldaschl, Manfred / Voß, G. Günter (Hg.) (2002): Subjektivierung von Arbeit, München: R. Hampp.

Morschhäuser, Martina / Ochs, Peter / Huber, Achim (2008): Demographiebewusstes Personalmanagement. Strategien und Beispiele für die betriebliche Praxis, Gütersloh: Verl. Bertelsmann-Stiftung.

Münsterberg, Hugo (1912): „Psychologie und Pathologie", in: Zeitschrift für Pathopsychologie, Jg. 1, (1), S. 50–66.

Musil, Robert (1979): Der Mann ohne Eigenschaften. Roman, Reinbeck bei Hamburg: Rowohlt.

Nagler, Kerstin / Reichertz, Jo (1986): „Kontaktanzeigen – auf der Suche nach dem anderen, den man nicht kennen will", in: Stefan Aufenanger und Margit Lenssen (Hg.): Handlung und Sinnstruktur. Bedeutung und Anwendung der objektiven Hermeneutik, München: Kindt, S. 84–122.

Nauer, Doris (2001): Seelsorgekonzepte im Widerstreit. Ein Kompendium, Stuttgart: Kohlhammer.

Nauer, Doris (2007): Seelsorge. Sorge um die Seele, Stuttgart: Kohlhammer.

Neckel, Sighard (2005): „Emotion by design", in: Berliner Journal für Soziologie, Jg. 15 (3), S. 419–430.

Neckel, Sighard (2009): „Soziologie der Scham", in: Alfred Schäfer und Christiane Thompson (Hg.): Scham, Paderborn: Schöningh, S. 103–118.

Neckel, Sighard/Wagner, Greta (Hg.) (2013): Leistung und Erschöpfung. Burnout in der Wettbewerbsgesellschaft, Berlin: Suhrkamp.

Neckel, Sighard (2014): „Die Pflicht zum Erfolg. Genealogie einer Handlungsorientierung", in: Denis Hänzi, Hildegard Matthies und Dagmar Simon (Hg.): Erfolg. Konstellationen und Paradoxien einer gesellschaftlichen Leitorientierung. Leviathan Sonderband 29, Jg. 42, Baden Baden: Nomos, S. 29–44.

Neumeyer, Michael (1992): Heimat. Zu Geschichte und Begriff eines Phänomens, Kiel: Selbstverlag des Geographischen Instituts der Universität Kiel.

Nothdurft, Werner / Reitemeier, Ulrich / Schröder, Peter (1994): Beratungsgespräche. Analyse asymmetrischer Dialoge, Tübingen: G. Narr.

Odiorne, George S. (1989): Strategic management of human resources, San Francisco: Jossey-Bass.

Oevermann, Ulrich (1996): „Theoretische Skizze einer revidierten Theorie professionellen Handelns", in: Arno Combe und Werner Helsper (Hg.): Pädagogische Professionalität. Untersuchungen zum Typus pädagogischen Handelns, Frankfurt a. M.: Suhrkamp, S. 70–182.

Offe, Claus (1986): „Die Utopie der Null-Option. Modernität und Modernisierung als politische Gütekriterien", in: Peter Koslowski, Robert Spaemann und Reinhard Löw (Hg.): Moderne oder Postmoderne? Zur Signatur des gegenwärtigen Zeitalters, Weinheim: VCH, S. 143–172.

Oosterbaan, Martijn (2014): „Religion, Popular Culture and the City. Pentecostalism, Carnival and Carioca Fink in Rio de Janeiro", in: Jochen Becker, Kathrin Klingan, Stephan Lanz und Kathrin Wildner (Hg.): Global Prayers. Contemporary Manifestations of the Religious in the City, Zürich: MetroZones, S. 448–462.

Opitz, Sven (2004): Gouvernementalität im Postfordismus. Macht, Wissen und Techniken des Selbst im Feld unternehmerischer Rationalität, Hamburg: Argument.

Parsons, Talcott (1954): „The Professions and Social Structure", in Ders.: Essays in Sociological Theory, rev. edition, New York: The Free Press, S. 34–49.

Payk, Theo R. (2007): Psychopathologie. Vom Symptom zur Diagnose, Heidelberg: Springer.

Pfadenhauer, Michaela (2003): Professionalität. Eine wissenssoziologische Rekonstruktion institutionalisierter Kompetenzdarstellungskompetenz, Opladen: Leske und Budrich.

Pfeffer, Simone (2010): Krankheit und Biographie. Bewältigung von chronischer Krankheit und Lebensorientierung, Wiesbaden: VS.

Plessner, Helmuth (1975) [1928]: Die Stufen des Organischen und der Mensch. Einleitung in die philosophische Anthropologie. Berlin/New York: Walter de Gruyter.

Plessner, Helmuth (2013) [1924]: Grenzen der Gemeinschaft. Eine Kritik des sozialen Radikalismus. Frankfurt a. M.: Suhrkamp.

Pohl-Patalong, Uta (1996): Seelsorge zwischen Individuum und Gesellschaft. Elemente zu einer Neukonzeption der Seelsorgetheorie, Stuttgart/Berlin/Köln: Kohlhammer.

Pohl-Patalong, Uta (2009): „Gesellschaftliche Kontexte der Seelsorge", in: Wilfried Engemann (Hg.): Handbuch der Seelsorge. Grundlagen und Profile, Leipzig: Evangelische Verlagsanstalt, S.63–84.

Pollack, Detlef (2009): Rückkehr des Religiösen? Studien zum religiösen Wandel in Deutschland und Europa II, Tübingen: Mohr Siebeck.

Pongratz, Hans J./Voß, G. Günter (2003): Arbeitskraftunternehmer. Erwerbsorientierungen in entgrenzten Arbeitsformen, Berlin: edition sigma.

Postler, Jürgen (Hg.) (1985): Traditionalismus, Verunsicherung, Veränderung. Männerrolle im Wandel? Bielefeld: Kleine.

Rabinow, Paul (2004): Anthropologie der Vernunft. Studien zu Wissenschaft und Lebensführung. Frankfurt a. M.: Suhrkamp.

Radkau, Joachim (1998): Das Zeitalter der Nervosität. Deutschland zwischen Bismarck und Hitler. München: Hanser.

Raffetseder, Eva-Maria/Schaupp/Simon/Staab, Philipp (2017): „Kybernetik und Kontrolle. Algorithmische Arbeitssteuerung und betriebliche Herrschaft", in: PROKLA – Zeitschrift für kritische Sozialwissenschaft, Jg. 47 (2), S. 229–247.

Rath, Claus-Dieter (1984): „Die öffentliche Netzhaut: Das fernsehende Auge", in: Dietmar Kamper und Christoph Wulf (Hg.): Das Schwinden der Sinne, Frankfurt a. M.: Suhrkamp, S.59–74.

Reckwitz, Andreas (2006): Das hybride Subjekt. Eine Theorie der Subjektkulturen von der bürgerlichen Moderne zur Postmoderne, Weilerswist: Velbrück.

Reckwitz, Andreas (2012): Die Erfindung der Kreativität. Zum Prozess gesellschaftlicher Ästhetisierung, Berlin: Suhrkamp.

Rehberg, Karl-Siegbert (2014): „Heimat mit Haut und Haaren? Ein Sehnsuchtsbegriff gegen die Heimatlosigkeit der Moderne", in: Joachim Klose (Hg.): Heimatschichten. Anthropologische Grundlegung eines Weltverhältnisses, Wiesbaden: Springer VS, S. 165–179.

Reichertz, Jo (1993): „Abduktives Schließen und Typen(re)konstruktion", in: Thomas Jung und Stefan Müller-Doohm (Hg.): Wirklichkeit im Deutungsprozess. Verstehen und Methoden in den Kultur- und Sozialwissenschaften, Frankfurt a. M.: Suhrkamp, S. 258–282.

Reichertz, Jo (2007): „Abduktion", in: Thorsten Bonacker und Andreas Reckwitz (Hg.): Kulturen der Moderne. Soziologische Perspektiven der Gegenwart, Frankfurt a. M./New York: Campus, S. 11–14.

Reiss, Steven (2009): Das Reiss Profile. Die 16 Lebensmotive. Welche Werte und Bedürfnisse unserem Verhalten zugrunde liegen, Offenbach: GABAL Verlag.

Riesebrodt, Martin (2001): Die Rückkehr der Religionen. Fundamentalismus und der ‚Kampf der Kulturen', München: Beck.

Röcke, Anja (2017): „(Selbst)Optimierung. Eine soziologische Bestandsaufnahme", in: Berliner Journal für Soziologie, online, S. 1–17, https://link.springer.com/content/pdf/10.1007%2Fs11609-017-0338-2.pdf (Zugriff 17. Januar 2018).

Rosa, Hartmut (2000): „Gegenwartsschrumpfung, Raumvernichtung, Selbstauflösung? Vom Leben in der Beschleunigungsgesellschaft", in: Joachim Engelhardt und Claus Urban (Hg.): Wirklichkeit im Zeitalter ihres Verschwindens, Münster/ Hamburg/London: LIT, S. 183–199.

Rosa, Hartmut (2005): Beschleunigung. Die Veränderung der Zeitstrukturen in der Moderne, Frankfurt a. M.: Suhrkamp.

Rosa, Hartmut (2016): Resonanz. Eine Soziologie der Weltbeziehung, Berlin: Suhrkamp.

Rüger, Ulrich (1986): „Angst", in: Christian Müller; A. E. Adams (Hg.): Lexikon der Psychiatrie. Gesammelte Abhandlungen der gebräuchlichsten psychiatrischen Begriffe, Berlin/New York: Springer, S. 43–48.

Salloum, Ihsan M./Mezzich, Juan E. (Hg.) (2009): Psychiatric Diagnosis: Challenges and Prospects, West Sussex: John Wiley & Sons.

Sander, Hans-Joachim (2014): „Religion am Thirdspace von Beheimatung. Eine heterotope Herausforderung", in: Joachim Klose (Hg.): Heimatschichten. Anthropologische Grundlegung eines Weltverhältnisses, Wiesbaden: Springer VS, S. 367– 387.

Schachtner, Christina (1999): Ärztliche Praxis. Die gestaltende Kraft der Metapher, Frankfurt a. M.: Suhrkamp.

Schaeffer, Doris (Hg.) (2009): Bewältigung chronischer Krankheit im Lebenslauf, Bern: Huber.

Schändlinger, Robert (1998): Erfahrungsbilder. Visuelle Soziologie und dokumentarischer Film, Konstanz: UVK.

Scharfetter, Christian (2011): Spurensuche in der Psychopathologie – Tracing Constituents of Psychopathology, Sternenfels: Wissenschaft und Praxis.

Schaupp, Simon (2016): Digitale Selbstüberwachung. Self-Tracking im kybernetischen Kapitalismus, Heidelberg: GWR.

Scheff, Thomas J. (1980) [1966]: Das Ettikett „Geisteskrankheit". Soziale Interaktion und psychische Störung, Frankfurt a. M.: Suhrkamp.

Scheff, Thomas J. (2003): „Shame in Self and Society", in: Symbolic Interaction, Jg. 26 (2), S. 239–262.

Schimank, Uwe (2002): Das zwiespältige Individuum. Zum Person-Gesellschafts-Arrangement in der Moderne, Opladen: Leske und Budrich.

Schimank, Uwe (2005): Die Entscheidungsgesellschaft. Komplexität und Rationalität der Moderne, Wiesbaden: VS.

Schipani, Daniel S. (2012): „Seelsorge und Beratung als (psychologische und) spirituelle Disziplin", in: Gesellschaft für interkulturelle Seelsorge und Beratung e. V.

(Hg.): In der Kraft des Heiligen Geistes. Selbstverständnis und Praxis charismatischer und pfingstlicher Seelsorge, Düsseldorf: SIPCC, S. 41–54.

Schivelbusch, Wolfgang (1977): Geschichte der Eisenbahnreise. Zur Industrialisierung von Raum und Zeit im 19. Jahrhundert, München/Wien: Hanser.

Schmid, Peter F. (2003): „Menschengerechte Förderung und Herausforderung. Die Bedeutung der Pastoralpsychologie für die Seelsorge, die Theologie und die Psychologie", in: Diakonia, Jg. 34, S. 234–239.

Schmitz, Hermann (1965): Der Leib. System der Philosophie Bd. 2/1, Bonn: H. Bouvier und Co.

Schmitz, Hermann (1980): Die Aufhebung der Gegenwart. System der Philosophie Bd. 5, Bonn: H. Bouvier und Co.

Schmitz, Hermann (1995): Das Göttliche und der Raum. System der Philosophie Bd. 3/4, Bonn: H. Bouvier und Co.

Schmitz, Hermann (2002): „Was ist ein Phänomen?", in Ders.: Begriffene Erfahrung. Beiträge zur antireduktionistischen Phänomenologie, mit Beiträgen von Gabriele Marx und Andrea Moldzio, Rostock: I. Koch, S. 13–22.

Schmitz, Hermann (2005a) [1964]: Die Gegenwart. System der Philosophie Bd. 1, Bonn: H. Bouvier und Co.

Schmitz, Hermann (2005b) [1967]: Der leibliche Raum. System der Philosophie, Bd. 3/1, Bonn: H. Bouvier und Co.

Schmitz, Hermann (2011): Der Leib, Berlin/Boston: De Gruyter.

Schmitz, Hermann (2014a): Atmosphären, Freiburg/München: Karl Alber.

Schmitz, Hermann (2014b): Phänomenologie der Zeit, Freiburg/München: Karl Alber.

Schreyögg, Astrid (2005): „Konflikt-Coaching", in: Christopher Rauen (Hg.): Handbuch Coaching, Göttingen/Wien: Hogrefe, S. 213–226.

Schroer, Jutta Anna (2010): „Der Berater", in: Stephan Moebius und Markus Schroer (Hg.): Diven, Hacker, Spekulanten. Sozialfiguren der Gegenwart, Berlin: Suhrkamp, S. 26–37.

Schroer, Markus (2005): „Zur Soziologie des Körpers", in Ders. (Hg.): Soziologie des Körpers, Frankfurt a. M.: Suhrkamp, S. 7–47.

Schroer, Markus (2017): Soziologische Theorien. Von den Klassikern bis zur Gegenwart, Paderborn: UTB.

Schütz, Alfred/Luckmann, Thomas (1975): Strukturen der Lebenswelt, Neuwied: Luchterhand.

Schütze, Fritz (1983): „Biographieforschung und narratives Interview", in: Neue Praxis. Kritische Zeitschrift für Sozialarbeit und Sozialpädagogik, Jg. 13, S. 283–293.

Schützeichel, Rainer (2004): „Skizzen zu einer Soziologie der Beratung", in: Rainer Schützeichel und Thomas Brüsemeister (Hg.): Die beratene Gesellschaft. Zur gesellschaftlichen Bedeutung von Beratung, Wiesbaden: VS, S. 273–285.

Schützeichel, Rainer (2010): „Kontingenzarbeit. Über den Funktionsbereich der psycho-sozialen Beratung", in: Michael N. Ebertz und Rainer Schützeichel (Hg.): Sinnstiftung als Beruf, Wiesbaden: Springer Fachmedien, S. 129–144.

Selke, Stefan (Hg.) (2016): Lifelogging. Digitale Selbstvermessung und Lebensprotokollierung zwischen disruptiver Technologie und kulturellem Wandel, Wiesbaden: Springer VS.

Senf, Wolfgang/Broda, Michael (2012): „Was ist Psychotherapie", in Dies. (Hg.): Praxis der Psychotherapie. Ein integratives Lehrbuch, Stuttgart/New York: Thieme, S. 2–8.

Sennett, Richard (2000): Der flexible Mensch. Die Kultur des neuen Kapitalismus, München: Goldmann.

Siegfried, Wolfgang (2015): „Mediensucht, Schulverweigerug und Adipositas. Gibt es ein ISO-Syndrom?", in: Adipositas – Ursachen, Folgeerkrankungen, Therapie, Jg. 9 (3), S. 129–134.

Simmel, Georg (1891): „Über die Kreuzung socialer Kreise", in: Gustav Schmoller (Hg.): Über sociale Differenzierung. Sociologische und psychologische Untersuchungen, Leipzig: Duncker und Humblot, S. 110–116.

Simmel, Georg (1983a) [1917]: „Das Gebiet der Soziologie", in Ders: Schriften zur Soziologie, hrsg. von Heinz-Jürgen Dahme und Otthein Rammstedt, Frankfurt a. M.: Suhrkamp, S. 37–50.

Simmel, Georg (1983b) [1911]: „Der Begriff und die Tragödie der Kultur", in Ders.: Philosophische Kultur. Über das Abenteuer, die Geschlechter und Krise der Moderne. Gesammelte Essais, Berlin: Klaus Wagenbach, S. 183–207.

Simmel, Georg (1983c) [1908]: „Exkurs über das Problem: Wie ist Gesellschaft möglich?", in Ders.: Schriften zur Soziologie, hrsg. von Heinz-Jürgen Dahme und Otthein Rammstedt, Frankfurt a. M.: Suhrkamp, S. 275–292.

Simmel, Georg (1983d) [1901]: „Zur Psychologie der Scham", in Ders.: Schriften zur Soziologie, hrsg. von Heinz-Jürgen Dahme und Otthein Rammstedt, Frankfurt a. M.: Suhrkamp, S. 140–150.

Simmel, Georg (2006) [1903]: Die Großstädte und das Geistesleben, Frankfurt a. M.: Suhrkamp.

Specht, Wilhelm (1912): „Zur Einführung. Über den Wert der pathologischen Methode in der Psychologie und die Notwendigkeit der Fundierung der Psychiatrie auf einer Pathopsychologie", in: Zeitschrift für Pathopsychologie, Jg. 1 (1), S. 4–49.

Spencer-Brown, George (1997): Laws of form, Lübeck: Bohmeier.

Stäheli, Urs (2013a): „Die Angst vor der Gemeinschaft. Figuren des Schüchternen", in: Merkur, Jg. 67 (773), S. 928–940.

Stäheli, Urs (2013b): „Entnetzt Euch! Praktiken und Ästhetiken der Anschlusslosigkeit", in: Mittelweg 36, Zeitschrift des Hamburger Instituts für Sozialforschung, Jg. 22 (4), S.3–28.

Stichweh, Rudof (1992): „Professionalisierung, Ausdifferenzierung von Funktionssystemen, Inklusion", in: Bernd Dewe, Wilfried Ferchhoff und Frank-Olaf Radtke (Hg.): Erziehen als Profession. Zur Logik professionellen Handelns in pädagogischen Feldern, Opladen: Leske und Budrich, S. 36–48.

Stiemert, Sigrid/Straus, Florian (1991): „Qualitative Beratungsforschung", in: Uwe Flick, Ernst von Kardoff, Heiner Keupp, Lutz von Rosenstiel und Stephan Wolff (Hg.): Handbuch Qualitative Sozialforschung. Grundlagen, Konzepte, Methoden und Anwendungen, München: Psychologie Verlags Union, S. 323–326.

Stollberg, Gunnar (2012): „Gesundheit und Krankheit als soziales Problem", in: Günter Albrecht und Axel Groenemeyer (Hg.): Handbuch soziale Probleme, 2. überarbeitete Aufl., Wiesbaden: Springer VS, S. 624–667.

Strauss, Anselm (1974): Spiegel und Masken. Die Suche nach Identität, Frankfurt a. M.: Suhrkamp.

Strauss, Anselm (1998): Grundlagen qualitativer Sozialforschung, München: Wilhelm Fink.

Strotzka, Hans (1978): „Was ist Psychotherapie", in: Ders. (Hg.): Psychotherapie, Grundlagen, Verfahren, Indikationen, 2. Aufl., München/Wien/Baltimore: Urban und Schwarzenberg, S. 3–6.

Tarde, Gabriel (2009a) [1898]: Die sozialen Gesetze. Skizze einer Soziologie, hrsg. von Arno Bammé, Marburg: Metropolis.

Tarde, Gabriel (2009b) [1890]: Die Gesetze der Nachahmung, Frankfurt a. M.: Suhrkamp.

Tarde, Gabriel (2009c) [1893]: Monadologie und Soziologie, Frankfurt a.M.: Suhrkamp.

Taylor, Charles (1995): Das Unbehagen an der Moderne, Frankfurt a. M.: Suhrkamp.

Thatcher, Margaret (1978): „Interview for Catholic Herald (1). The Thatcher philosophy", Catholic Herald, http://www.margaretthatcher.org/document/103793 (Zugriff 17. Mai 2014).

Thurneysen, Eduard (1965): Die Lehre von der Seelsorge, Zürich: EVZ.

Tiefel, Sandra (2004): Beratung und Reflexion. Eine qualitative Studie zu professionellem Beratungshandeln in der Moderne, Wiesbaden: VS.

Traue, Boris (2010): Das Subjekt der Beratung. Zur Soziologie einer Psycho-Technik, Bielefeld: transcript.

Tryon, Georgiana (2011): „Gedankenstopp", in: Michael Linden und Martin Hautzinger (Hg.): Verhaltenstherapiemanual, Berlin/Heidelberg: Springer, S. 155–157.

Turkle, Sherry (2012): Verloren unter 100 Freunden. Wie wir in der digitalen Welt seelisch verkümmern, München: C. Bertelsmann.

Virilio, Paul (1992): Rasender Stillstand. Essay, München: Carl Hanser.

Virilio, Paul (2001): Fluchtgeschwindigkeit. Essay, Frankfurt a. M.: Fischer.

Vogel, Ralf T. (2005): Verhaltenstherapie in psychodynamischen Behandlungen. Theorie und Praxismanual für eine integrative Psychodynamik in ambulanter und stationärer Psychotherapie, Stuttgart: Kohlhammer.

Voß, G. Günter (1994): „Das Ende der Teilung von ‚Arbeit und Leben'? An der Schwelle zu einem neuen gesellschaftlichen Verhältnis von Betriebs- und Lebensführung", in: Niels Beckenbach und Walter van Treeck (Hg.): Umbrüche gesellschaftlicher Arbeit, Göttingen: Schwartz, S. 269–294.

Voß, G. Günter / Pongratz, Hans J. (1998): „Der Arbeitskraftunternehmer. Eine neue Grundform der Ware Arbeitskraft?", in: Kölner Zeitschrift für Soziologie, Jg. 50 (1), S. 131–158.

Voswinkel, Stephan (2013): „Paradoxien der Entgrenzungen von Arbeit", in: Hans-Georg Soeffner (Hg.): Transnationale Vergesellschaftungen. Verhandlungen des 35. Kongresses der Deutschen Gesellschaft für Soziologie in Frankfurt am Main 2010, Wiesbaden: Springer VS, S. 919–929.

Voswinkel, Stephan / Wagner, Gabriele (2013): „Vermessung der Anerkennung. Die Bearbeitung unsicherer Anerkennung in Organisationen", in: Axel Honneth, Ophelia Lindemann und Stephan Voswinkel (Hg.): Strukturwandel der Anerkennung. Paradoxien sozialer Integration in der Gegenwart, Frankfurt a. M.: Campus, S. 75–120.

Wacker, Marie-Theres / Rieger-Goertz, Stefanie (Hg.) (2006): Mannsbilder. Kritische Männerforschung und theologische Frauenforschung im Gespräch, Berlin: LIT.

Waldenfels, Bernhard (1990): Der Stachel des Fremden, Frankfurt a. M.: Suhrkamp.

Waldenfels, Bernhard (1998): Grenzen der Normalisierung. Studien zur Phänomenologie des Fremden 2, Frankfurt a. M.: Suhrkamp.

Waldenfels, Bernhard (2002): Bruchlinien der Erfahrung. Phänomenologie. Psychoanalyse. Phänomenotechnik, Frankfurt a. M.: Suhrkamp.

Waldenfels, Bernhard (2009): Ortsverschiebungen, Zeitverschiebungen. Modi leibhaftiger Erfahrung. Frankfurt a. M.: Suhrkamp.

Waldenfels, Bernhard (2016): Das leibliche Selbst. Vorlesungen zur Phänomenologie des Leibes,6. Aufl., Frankfurt a. M.: Suhrkamp.

Wandruszka, Boris (2009): Philosophie des Leidens. Zur Seinsstruktur des pathischen Leids. München/Freiburg: Karl Alber.

Weber, Max (1980) [1922]: Wirtschaft und Gesellschaft. Grundriß der verstehenden Soziologie, besorgt von Johannes Winkelmann, Tübingen: Mohr.

Weber, Max (1986) [1905]: „Die Protestantische Ethik und der Geist des Kapitalismus", in Ders.: Gesammelte Aufsätze zur Religionssoziologie, Thübingen: Mohr.

Weber, Max (2002) [1919]: „Wissenschaft als Beruf", in Ders.: Schriften 1894–1922, hrsg. von Dirk Kaesler, Stuttgart: Kröner, S. 474–511.

WHO (Weltgesundheitsorganisation) (2008): Internationale Klassifikation psychischer Störungen. ICD-10 Kapitel V(F). Klinisch-diagnostische Leitlinien, übersetzt und hrsg. von H. Dilling, W. Mombour und M. H. Schmidt, Bern: Hans Huber.

Wenz, Gunter (1988): „Neuzeitliches Christentum als Religion der Individualität? Einige Bemerkungen zur Geschichte protestantischer Theologie im 19. Jahrhundert", in: Manfred Frank und Anselm Haverkamp (Hg.): Individualität (Poetik und Hermeneutik XIII), München: Wilhelm Fink, S. 123–160.

Wermke, Matthias / Klosa, Annette / Kunkel-Razum, Kathrin / Scholze-Stubenrecht, Werner (Hg.) (1998–2002): Das Herkunftswörterbuch. Etymologie der deutschen Sprache, Duden Bd. 7, Mannheim: Dudenverlag.

Werner, Emmy (1982): Vulnerable but Invincible. A longitudinal study of resilient children and youth, New York: McGraw Hill.

Werner, Emmy / Smith, Ruth S. (1977): Kauai's children come of age, Honolulu: University Press of Hawaii.

Wienold, Hanns (2014): „Geglaubt wird überall. Religion auf Reisen", in: Anna Daniel, Stephanie Garling, Frank Hillebrandt und Hanns Wienold (Hg.): Religionen in Bewegung, Münster: Westfälisches Dampfboot, S. 148–186.

Willems, Herbert / Pranz, Sebastian (2006): „Vom Beichtstuhl zum Chatroom. Strukturwandlungen institutioneller Selbstthematisierung", in: Günter Burkart (Hg.): Die Ausweitung der Bekenntniskultur – neue Formen der Selbstthematisierung? Wiesbaden: VS, S. 73–103.

Wimmer, Rudolf (2004): Organisation und Beratung. Systemtheoretische Perspektiven für die Praxis, Heidelberg: Carl Auer.

Winkler, Klaus (2000): Seelsorge, Berlin: De Gruyter.

Wolff, Kurt. H. (1968): Hingebung und Begriff. Soziologische Essays, Neuwied: Luchterhand.

Wolff, Matthias C. (2012): „Pfingstkirche in Deutschland. Eine charismatische Landschaft", in: Gesellschaft für interkulturelle Seelsorge und Beratung e.V. (Hg.): In der Kraft des Heiligen Geistes. Selbstverständnis und Praxis charismatischer und pfingstlicher Seelsorge, Düsseldorf: SIPCC, S. 3–10.

Zander, Helmut (2015): „Höhere Erkenntnis. Die Erfindung des Fernrohrs und die Konstruktion erweiterter Wahrnehmungsfähigkeiten zwischen dem 17. und dem

20. Jahrhundert", in: Marcus Hahn und Erhard Schüttpelz (Hg.): Trancemedien und neue Medien um 1900, Bielefeld: transcript, S. 17–55.

Onlinequellen

(I1) http://www.spiegel.de/panorama/germanwings-absturz-airlines-verschaerfen-cockpit-regeln-a-1025817.html (Zugriff 20. April 2015).

(I2) http://www.tagesschau.de/ausland/interview-andreas-spaeth-101.html (Zugriff 17. April 2015).

(I3) http://www.spiegel.de/panorama/germanwings-absturz-nur-ein-pilot-war-beim-absturz-im-cockpit-a-1025626.html (Zugriff 20. April 2015).

(I4) http://www.telegraph.co.uk/news/aviation/11498132/Germanwings-Airbus-A320-tragedy-cockpit-recordings-reveal-co-pilot-Andreas-Lubitz-crashed-plane-deliberately.html (Zugriff am 17. April 2015).

(I5) (http://www.spiegel.de/panorama/germanwings-absturz-co-pilot-soll-unglueck-herbeigefuehrt-haben-a-1025743.html (Zugriff 17. April 2015).

(I6) http://www.huffingtonpost.de/2015/03/26/agression-krankheit-suizid-psychologe_n_6947752.html (Zugriff 27.April 2015).

(I7) http://www.spiegel.de/panorama/justiz/germanwings-fakten-ueber-co-pilot-andreas-l-a-1025760.html (Zugriff 17. April 2015).

(I8) http://www.spiegel.de/panorama/justiz/germanwings-fakten-ueber-co-pilot-andreas-l-a-1025760.html (Zugriff 14. Juli 2015).

(I9) http://www.spiegel.de/panorama/germanwings-absturz-das-heimliche-leid-des-co-piloten-a-1025985.html (Zugriff 20. April 2015).

(I10) http://www.spiegel.de/panorama/justiz/germanwings-absturz-co-pilot-vor-jahren-wegen-suizidgefahr-in-behandlung-a-1026218.html (Zugriff 20. April 2015).

(I11) http://www.stern.de/panorama/germanwings-absturz--die-letzte-mail-von-andreas-lubitz-an-seinen-therapeuten-6733092.html (Zugriff 05. März 2016).

(I12) https://rp-online.de/panorama/deutschland/germanwings-andreas-lubitz-schrieb-brief-an-psychiater_aid-18039641 (Zugriff 05. März 2016).

(I13) http://www.spiegel.de/wissenschaft/mensch/germanwings-psychische-probleme-werden-in-der-branche-verdraengt-a-1025983.html (Zugriff 20. April 2015).

(I14) http://www.spiegel.de/panorama/germanwings-absturz-uno-fordert-medizinische-spezialtests-a-1025828.html (Zugriff 20. April 2015).

(I15) https://www.faz.net/aktuell/wirtschaft/unternehmen/konsequenz-aus-lubitz-absturz-die-2-personen-regel-fuers-cockpit-war-schon-immer-sinnlos-14991786.html (Zugriff 01. März 2019).

© Springer Fachmedien Wiesbaden GmbH, ein Teil von Springer Nature 2019
S. Mönkeberg, *Der (Un-)Sinn der Beratung*,
https://doi.org/10.1007/978-3-658-27945-5

(I16) http://www.spiegel.de/politik/deutschland/fleischhauer-uaber-alternative-medien-4u9525-andreas-lubitz-a-1027302.html (Zugriff 20. April 2015).

(I17) http://gesellschaft-fuer-resilienz.de/resiliente-unternehmen-gibt-es-die/ (Zugriff 09. November 2016).

(I18) http://gesellschaft-fuer-resilienz.de/schoener-scheitern-kann-resilienz-helfen/#more-1230 (Zugriff 09. November 2016).

(I19) http://dogs-magazin.de/erziehung/ausbilden/schicksal-resilienz-bei-hund-und-mensch/ (Zugriff 09. November 2016).

(I20) http://www.deutschlandfunk.de/depressionen-deutlich-mehr-stationaere-behandlungen.2850.de.html?drn:news_id=739992 (Zugriff 05. Mai 2017).

(I21) http://www.spektrum.de/lexikon/physik/masse/9458 (Zugriff 15. Juni 2014).

(I22) http://www.wissen.de/lexikon/hygiene (Zugriff 17. August 2014).

(I23) http://www.hochsensibel.org/ (Zugriff 15. August 2015).

(I24) https://de.wikipedia.org/wiki/Inneres_Kind#cite_note-Auss.C3.B6hnung-1 (Zugriff 4. September 2016).

(I25) https://www.ekd.de/seelsorge/ (Zugriff 12. September 2016).

(I26) http://www.bayern-evangelisch.de/hilfe-und-begleitung/in-schwierigen-zeiten.php (Zugriff 12. September 2016)

(I27) https://www.schaermin.org/ (Zugriff 12. September 2016).

(I28) http://www.c-supervision.net/ (Zugriff 12. September 2016).

(I29) http://www.icl-institut.org/weiterbildungen/coaching-ausbildung/ (Zugriff 12. September 2016).

(I30) http://www.christliches-coaching.com/ (Zugriff 12.September 2016).

(I31) http://www.dbvc.de/der-verband/ueber-uns/definition-coaching.html (Zugriff 19. August 2015).